国家卫生健康委员会"十三五"规划教材

全国高等职业教育配套教材

供医学影像技术专业用

CT检查技术
实训与学习指导

主　编　樊先茂　张卫萍

副主编　暴云锋　姚建新　隗志锋

编　者（以姓氏笔画为序）

李　骋（复旦大学附属华东医院）

李锋坦（天津医科大学总医院）

闵　敏（雅安市名山区人民医院）

张卫萍（江西医学高等专科学校）

张春雨（甘肃卫生职业学院）

张雅萍（绍兴市人民医院）

赵慧慧（山东第一医科大学、山东省医学科学院）

姚建新（江苏联合职业技术学院南京卫生分院）

黄科峰（中国人民解放军联勤保障部队第991医院）

隗志锋（深圳爱康卓悦快验保门诊部）

韩　豆（江西医学高等专科学校）

樊先茂（雅安职业技术学院）

暴云锋（河北省人民医院）

人民卫生出版社
·北京·

图书在版编目（CIP）数据

CT 检查技术实训与学习指导/樊先茂，张卫萍主编
. —北京：人民卫生出版社，2022.5
ISBN 978-7-117-33012-1

Ⅰ.①C… Ⅱ.①樊…②张… Ⅲ.①计算机 X 线扫描
体层摄影-医学院校-教学参考资料 Ⅳ.①R814.42

中国版本图书馆 CIP 数据核字（2022）第 049946 号

人卫智网	www.ipmph.com	医学教育、学术、考试、健康， 购书智慧智能综合服务平台
人卫官网	www.pmph.com	人卫官方资讯发布平台

CT 检查技术实训与学习指导

CT Jiancha Jishu Shixun yu Xuexi Zhidao

主　　编：樊先茂　张卫萍
出版发行：人民卫生出版社（中继线 010-59780011）
地　　址：北京市朝阳区潘家园南里 19 号
邮　　编：100021
E - mail：pmph @ pmph.com
购书热线：010-59787592　010-59787584　010-65264830
印　　刷：三河市潮河印业有限公司
经　　销：新华书店
开　　本：787×1092　1/16　印张：14　插页：1
字　　数：377 千字
版　　次：2022 年 5 月第 1 版
印　　次：2022 年 7 月第 1 次印刷
标准书号：ISBN 978-7-117-33012-1
定　　价：48.00 元
打击盗版举报电话：010-59787491　E-mail：WQ @ pmph.com
质量问题联系电话：010-59787234　E-mail：zhiliang @ pmph.com
数字融合服务电话：4001118166　E-mail：zengzhi @ pmph.com

前　言

　　《CT检查技术实训与学习指导》是全国高等职业教育医学影像技术专业规划教材《CT检查技术》的配套教材。本书的编写遵循了职业教育规律,按照高等职业教育专业与行业企业对接、专业课程内容与执业标准对接、教学过程与生产过程对接、学历证书与职业资格证书对接、学历教育与终身学习衔接的要求,注重职业素质教育,加强技能培养,以适应培养高等职业教育专科层次高素质技术技能人才的需要。

　　《CT检查技术实训与学习指导》是医学影像技术专业进行技能实训教学的重要配套教学材料。本配套教材加强了教学内容与实际CT岗位工作的对接,注重医学影像技术职业岗位的技能培养。还遵循整体优化的原则,紧扣CT检查技术的教学内容,编写实训项目,参考了《放射师临床工作指南》、人民卫生出版社出版的《医学影像检查技术(第3版)》及《医学影像技术学:CT检查技术卷》等,淘汰了陈旧的内容。对于《CT检查技术》教材中已有的图片,本书避免了重复,并根据需要附有实训设备图、扫描体位图和显示影像图。本配套教材包括16个实训项目、41个实训操作、章节习题、模拟试题及参考答案,方便学生先做题,再对照参考答案进行自我评价。

　　教学过程中可根据各校人才培养方案的实际学时进行一定的调整,依据本校的实训条件开展实际操作训练或模拟仿真训练。教师可选择习题进行课堂学习后的反馈评价,模拟试题的题型、题量及内容难易度对接全国医用设备使用人员(CT技师)业务能力考评和国家职称考试要求,可用于测试学生课程结束后的学习效果。

　　编写过程中编写组成员通力合作,并得到了中华医学会影像技术分会专家及部分医院专家的指导,在此一并致谢!

　　由于水平所限,对于教材中存在的不足之处,恳请各位读者提出宝贵意见,修订时予以改进。

樊先茂　张卫萍

2022年4月

目　录

| 第一部分 | 实训项目 |

实训一 认识 CT 检查设备

【实训目的】

1. 掌握 CT 机的结构组成,CT 机房及控制室的布局。

2. 认识扫描架及床的运行操作、控制室扫描界面的扫描流程。

3. 认识各种辐射防护产品、放置方法与使用要求。

4. 熟悉紧急停止键、数据存储与转存。

5. 熟练使用 CT 机,为受检者提供优质服务,培养爱岗敬业的精神。

【实训准备】

1. CT 设备型号 普通 CT 机、多层螺旋 CT 机、双源 CT 机、能谱 CT 机等,根据校内实训室或医院的实际配置确定。

2. 相关器材 CT 图像后处理工作站、高压注射器、激光打印机、辐射防护用品、急救药品与器械、温度湿度计等。

3. 环境 学校 CT 实训室或医院 CT 检查室。

4. 受检者 计算机 X 线体层摄影全身体模或医院受检者。

【实训学时】

2 学时。

【实训步骤】

1. 参观 CT 机房 观察机房和控制室的布局,了解温度、湿度、防尘要求及防护措施等工作环境。

2. 认识设备 根据 CT 机型号熟悉其基本组成及其各部分的功能;认识扫描架及床运行的各种操作按钮;了解扫描界面的流程操作与参数选择;熟悉 CT 图像后处理工作站的组成及其功能;了解激光打印机维护,操作激光打印机的胶片装卸;了解高压注射器、抢救药品与器械。

3. 认识紧急停止键 观察紧急停止键安装位置,了解其用途与使用条件。

4. 认识数据存储 认识数据存储位置、了解光盘及数据转存方法,掌握相关要求。

5. 认识辐射防护用品 认识各种辐射防护用品,掌握其放置要求及使用方法。

6. 演示操作 按下列步骤进行 CT 机基本工作流程的演示操作。①开机;②球管训练;③空气校准;④清空磁盘;⑤点击显示系统的受检者信息或者新录入受检者信息,并核对;⑥对受检者摆位,操作扫描架及床运行,准确定位;⑦按扫描界面的扫描流程进行扫描,观察图像;⑧针对原始图像进行后处理;⑨图像排版与打印;⑩关机。

【实训记录】

1. 画出 CT 机结构及在机房和控制室的布局图。

2. 记录 CT 室正常温度与湿度值。

3. 记录辐射防护用品种类,正确说出放置要求与使用方法,说出需重点加强防护的情况。

4. 记录 CT 扫描的主要流程。

【实训报告】(填写实训报告单)

实训二　熟悉 CT 普通扫描的检查流程

【实训目的】

1. 掌握 CT 普通扫描前的准备内容。

2. 掌握 CT 普通扫描的操作步骤。

3. 通过与受检者沟通交流,提高履行职责的心理重视度。

【实训准备】

1. 器材　CT 机(或模拟仿真 CT 机、虚拟仿真 CT 操作系统)、图像后处理工作站、激光打印机、辐射防护用品、CT 检查申请单。

2. 环境　学校 CT 实训室或医院 CT 检查室。

3. 受检者　计算机 X 线体层摄影全身体模、经训练的标准化病人(standardized patient, SP)或医院受检者。

4. 分组　根据设备数量、学生人数及实训学时,确定分组组数。

【实训学时】

2 学时,分组进行。

【实训步骤】

以头颅普通扫描为例(也可设计其他部位及其他扫描方式)。

实训前核实 CT 设备开机、机房温湿度、球管预热、硬盘可用空间、激光打印机装入胶片等准备到位。

1. 接待受检者　根据 CT 检查申请单或 HIS 系统信息,仔细核对受检者姓名、性别、年龄、CT 检查号及检查部位等内容。阅读现病史及主要症状、体征,询问既往病史、近期相关检查结果,明确临床诊断倾向及本次检查目的等。

2. 解释说明　告知头颅 CT 普通扫描方案及注意事项,解释检查过程以求获得配合。告知受检者当可能出现异常情况时如何通过对讲系统或手势与操作人员联系。

3. 除去金属物品　交代受检者穿戴没有金属饰物的衣服,去除发卡、耳环、项链、义齿等金属物品。

4. 摆位及固定　根据授课计划的内容进度,此部分"摆位"由实训指导教师完成,主要内容是:受检者仰卧于扫描床上,头置于头托中,下颌内收,听眦线垂直于床面,两侧外耳孔与台面等距,操作扫描床相应按键,调整扫描床至适合高度,开启定位指示灯,移动检查床,使头颅位于扫描孔(扫描视野)内的预定位置,定位指示灯矢状定位线与头部正中矢状面重合,内水平定位线平颅顶,冠状定位线平外耳孔,关闭定位指示灯。

摆位完毕告知受检者检查所需时间,嘱其扫描过程中保持头部不动。

5. 防护措施　对颈部及以下使用防护用品。对必须留在扫描室陪同的家属,穿戴防护用品。关闭机房门。

6. 扫描操作 按扫描界面操作流程依次完成头颅定位像扫描及普通扫描的操作。

根据授课计划的内容进度,确定扫描序列、扫描范围、层厚、层间距等参数,按设备默认条件进行或由实训指导教师选择。扫描过程中提醒学生密切观察机房内受检者情况及设备运行情况,思想上做好异常情况下紧急处理的准备。

7. 放送受检者 扫描后阅读图像,若图像满意,不需加扫或补扫,放送受检者出机房门。告知领取或自助打印照片和诊断报告单的时间、地点。

8. 图像后处理 一般是根据临床诊断需求选择图像后处理的类型,本实训可根据机型默认的图像后处理类型选择一种让学生动手操作。

9. 图像排版与打印 打印范围包括颅顶至颅底各层,按解剖方向依次排列定位像、脑组织窗和骨窗图像,调节好窗宽窗位,调整每幅图像的大小、居中,确定打印照片数。根据不同机器配置情况可自动打印或手工打印。

10. 资料归档 将检查申请单送至诊断室或归还登记室登记,填写片袋,装入打印好的照片,等待装入诊断报告单。

【实训记录】

1. 记录实训全过程,画出检查流程示意图。

2. 写出头颅 CT 普通扫描前的准备内容。

3. 写出图像排版与打印原则。

【实训报告】（填写实训报告单）

实训三　扫描参数选择

实训操作 1　胸部 CT 常规扫描参数选择练习

【实训目的】

1. 通过实训加强对 CT 常规扫描概念的理解。

2. 熟练选择胸部 CT 常规扫描的基本参数。

3. 建立个性化扫描理念,提高对受检者的检查质量。

【实训准备】

1. 器材 CT 机(或模拟仿真 CT 机、虚拟仿真 CT 操作系统)、CT 图像后处理工作站、激光打印机、辐射防护用品。

2. 环境 学校 CT 实训室或医院 CT 检查室。

3. 受检者 计算机 X 线体层摄影全身体模或医院受检者。

【实训学时】

2 学时,分组进行。

【实训步骤】

复习 CT 平扫概念与相关扫描参数。

1. 完成扫描参数选择前的相关操作流程 录入受检者信息、接待受检者、解释说明、交代注意事项、去除胸部饰物和金属物品、使用防护用品、摆放体位、训练呼吸状态等。

2. 进行参数选择及扫描 进入扫描系统,确定受检者信息,依次点击胸部 CT 扫描、头先进、扫描序列,进入扫描列表界面,在实训指导教师的指导下,学生用鼠标选择相关参数。

（1）定位像扫描:一般胸部 CT 扫描定位像管电压为 120kV、管电流为 40mA,当受检者体型较瘦小时可适当缩小管电压。确定参数选择值无误后在深吸气后屏气下进行定位像扫描。

（2）正式扫描：根据定位图像确定扫描视野。螺旋扫描一般管电压 120kV、管电流 340mA、螺距 1.0，重建层厚 5.0~10.0mm，重建增量 5.0~10.0mm。指导学生根据检查需求进行参数调整，确定参数选择值无误后在深吸气后屏气下进行扫描。

（3）图像重建：为减少部分容积效应或对小病灶的观察，需进行 1~2mm 的薄层重建。

【实训记录】

1. 记录实训全过程。

2. 记录胸部定位像扫描的参数值。

3. 记录胸部扫描的参数值及薄层重建值。

【实训报告】（填写实训报告单）

实训操作 2　上腹部增强扫描参数选择见习

【实训目的】

1. 通过见习加强对 CT 增强扫描概念的理解。

2. 通过见习能够正确选择上腹部增强扫描的基本参数。

3. 建立个性化扫描理念，提高对受检者的检查质量。

【实训准备】

1. 器材　CT 机（或模拟仿真 CT 机、虚拟仿真 CT 操作系统）、高压注射器、CT 图像后处理工作站、激光打印机、辐射防护用品、对比剂。

2. 环境　医院 CT 检查室。

3. 受检者　医院受检者。

【实训学时】

根据医院增强的预约时间安排见习。

【实训步骤】

复习 CT 增强扫描概念与相关扫描参数。

1. 完成扫描参数选择前的相关操作流程　录入受检者信息、接待受检者、解释说明、腹部准备、过敏试验、交代注意事项、去除上腹部饰物和金属物品、使用防护用品、摆放体位、训练呼吸状态等。

2. 对比剂注射准备　连接高压注射器，注药入筒。

3. 进行参数选择及扫描　进入扫描系统，确定受检者信息，依次点击上腹部 CT 扫描、头先进、三期增强扫描序列，进入扫描列表界面，选择相关参数。

（1）定位像扫描：一般上腹部 CT 扫描定位像管电压为 120kV、管电流为 40mA，当受检者体型较瘦小时可适当缩小管电压。确定参数选择值无误后在深呼气下屏气进行定位像扫描。

（2）上腹部平扫：根据定位图像确定扫描范围和扫描视野。上腹部平扫一般管电压为 120kV、管电流为 200~400mA，层厚 5.00mm、层间距 5.00mm、螺距 1.0~1.5，转速 0.5~1.0s/周，重建野 30~40cm；螺旋扫描一般管电压为 120kV、管电流为 340mA、重建层厚 5.0~10mm、层间距 5.00mm、螺距 0.85（或相当）、重建野 36cm。确定参数选择值无误后在深呼气下屏气进行扫描。

（3）腹部增强扫描：一般管电压为 120kV、管电流为 200~400mA、层厚 5.00mm、层间距 5.00mm、螺距 1.0~1.5、重建野 30~40cm；肝脏设定三期增强扫描，动脉期、门脉期、平衡期分别于注射对比剂后延迟 20~30s、55~65s、100~120s 或使用对比剂追踪触发扫描技术进行扫描，胰腺设定双期增强扫描，动脉期、实质期分别于注射对比剂后 25~35s、60~70s 进行扫描；确定参数选择值无误后于深呼气下屏气进行扫描。

【实训记录】

1. 记录实训全过程。

2. 记录上腹部定位像扫描的参数值。

3. 记录上腹部平扫的参数值。

4. 记录上腹部增强扫描的参数值(含三期、双期增强扫描的延迟时间值)。

【实训报告】(填写实训报告单)

实训四　CT 图像后处理

实训操作 1　图像多平面重组技术处理

【实训目的】

1. 通过实训,加深对图像多平面重组(MPR)技术的理解。

2. 掌握 MPR 重组技术操作方法。

3. 通过实训,加强诊断性思维,培养为病人提供优质影像的服务理念。

【实训准备】

1. 器材　PACS 系统、图像存储光盘、影像工作站。

2. 环境　医院影像科图像后处理室、诊断工作站或学校信息化实训室。

【实训学时】

根据工作站设备台数及分组情况而定。

【实训步骤】

复习有关 MPR 的相关知识。

1. 选择病例图像信息　在图像处理工作站中调阅、选择病例图像,在不同分组训练中尽量选择不同部位的病例信息。

2. 进行薄层重建　在 1mm 的层厚内选择几个数据操作训练。

3. 选择 MPR 软件,依次进入操作流程。

(1)该程序一般显示四个窗口,分别为冠状位、矢状位、轴位和"待处理的 MPR"窗,四个窗口图像是联动的。以原始横断面图像的相关兴趣区为中心,点击"MPR 批处理"按键,按默认窗宽窗位值,从前向后或从左向右以 3mm 间距做出冠状位或矢状位处理图像。

(2)更换窗宽、窗位值,做冠状位或矢状位后处理图像训练。

(3)以兴趣区为中心旋转不同角度做斜矢状位、斜冠状位后处理图像训练。

(4)对后处理图像进行批量保存或单幅保存。

注:以上操作流程根据设备类型的不同作相应调整。

【实训记录】

1. 记录训练操作全过程。

2. 记录薄层重建的相关数据。

3. 记录 MPR 软件操作的相关数据。

4. 记录不同数据获得的 MPR 图像显示表现。

【实训报告】(填写实训报告单)

实训操作2 图像曲面重组技术处理

【实训目的】

1. 通过实训,加深对图像曲面重组(CPR)技术的理解。

2. 掌握 CPR 重组技术操作方法。

3. 通过实训,加强诊断性思维,培养为病人提供优质影像的服务理念。

【实训准备】

1. 器材 PACS 系统、图像存储光盘、影像工作站。

2. 环境 医院影像科图像后处理室、诊断工作站或学校信息化实训室。

【实训学时】

根据工作站设备台数及分组情况而定。

【实训步骤】

复习有关 CPR 的相关知识。

1. 选择病例图像信息 在图像处理工作站中调阅、选择病例图像,在不同分组训练中尽量选择不同部位的病例信息。

2. 进行薄层重建 在 1mm 的层厚内选择几个数据操作训练。

3. 选择 CPR 软件,依次进入操作流程。

(1) 该程序一般显示4个窗口,分别为冠状位、矢状位、轴位和"待处理的 CPR"窗,四个窗口图像是联动的。按默认窗宽窗位值,以冠状或矢状图像相关兴趣区的中心或边缘为点,依次移动该图像至下一层面,画出其移动路径,完成后保存"待处理 CPR"窗。

(2) 更换窗宽窗位值,做 CPR 后处理图像训练。

(3) 调整层面角度和厚度,选择最佳显示角度的图像保存。

4. 选择不同兴趣区,反复进行操作训练。

注:以上操作流程根据设备类型的不同作相应调整。

【实训记录】

1. 记录训练操作全过程。

2. 记录薄层重建的相关数据。

3. 记录 CPR 软件操作的相关数据。

4. 记录不同数据获得的 CPR 图像显示表现。

【实训报告】(填写实训报告单)

实训操作3 图像容积再现技术处理

【实训目的】

1. 通过实训,加深对图像容积再现(VR)技术的理解。

2. 掌握 VR 重组技术操作方法。

3. 通过实训,加强诊断性思维,培养为病人提供优质影像的服务理念。

【实训准备】

1. 器材 PACS 系统、图像存储光盘、影像工作站。

2. 环境 医院影像科图像后处理室、诊断工作站或学校信息化实训室。

【实训学时】

根据工作站设备台数及分组情况而定。

【实训步骤】

复习有关 VR 的相关知识。

1. 选择病例图像信息　在图像处理工作站中调阅、选择病例图像,在不同分组训练中尽量选择不同部位的病例信息。

2. 进行薄层重建　在 1mm 的层厚内选择几个数据操作训练。

3. 选择 3D 或 VR 软件,依次进入操作流程。

(1) 对薄层图像选择骨骼、血管、空腔脏器或软组织图像等预设模板。

(2) 利用 3D 包围盒、MPR 包围盒等先切割掉外部多余图像。

(3) 点击剪切、分割或去骨软件,旋转图像切割掉兴趣区外的图像,以前面观展示正面图像,以侧面观展示侧面图像。

(4) 选择显示图像 CT 值的上限和下限以及透明度,获得不同的后处理图像。

(5) 根据像素 CT 值不同赋予不同颜色,获得直观逼真的后处理图像。

(6) 旋转显示所获得的 VR 图像,选择图像进行单幅存储或批量存储。

4. 选择不同兴趣区,反复进行操作训练。

注:以上操作流程根据设备类型的不同作相应调整。

【实训记录】

1. 记录训练操作全过程。

2. 记录薄层重建的相关数据。

3. 记录 3D 或 VR 软件操作的相关数据。

4. 记录不同数据获得的 3D 或 VR 图像显示表现。

【实训报告】(填写实训报告单)

实训五　CT 检查防护用品使用练习

【实训目的】

1. 通过实训,加深对 CT 防护用品的认识。

2. 掌握 CT 防护用品的正确使用方法。

3. 通过实训,培养操作者关爱受检者、提升服务质量的思想。

【实训准备】

1. 器材　防护围裙、防护衣、防护帽及防护围脖等 CT 辐射防护用品。

2. 环境　学校 CT 实训室或医院 CT 检查室。

3. 受检者　标准化病人(学生扮演)或医院受检者。

【实训学时】

分组反复训练,2 学时。

【实训步骤】

复习 X 线损伤敏感器官、辐射防护的基本知识。

1. 认识防护用品　熟悉各种 CT 防护用品的技术参数、物理形态、放置方法,了解防护用品的制作方法。

2. 穿戴防护用品　学生轮流扮演操作者与受检者,互相穿戴各种防护用品,反复训练掌握穿戴方法。

3. 受检者卧位防护用品使用　采用全包裹法对 CT 扫描床上的标准化病人或医院受检者的

非检查部位施加防护用品,多部位使用,反复训练。

【实训记录】

1. 记录实训全过程。

2. 记录防护用品名称、规格及参数。

3. 写出第一类敏感器官名称。

4. 写出防护用品的穿戴方法及各部位防护用品的使用流程。

【实训报告】(填写实训报告单)

实训六　颅脑 CT 检查

实训操作 1　颅脑 CT 常规扫描

【实训目的】

1. 正确阅读检查申请单,确定颅脑 CT 常规扫描的适应证与禁忌证,交代注意事项。

2. 规范进行颅脑 CT 常规扫描操作。

3. 正确进行图像处理与后处理。

4. 正确进行图像排版及打印。

5. 培养操作者的沟通交流能力和责任感,取得颅脑扫描受检者的高度配合。

【实训准备】

1. 器材　CT 机(或模拟仿真 CT 机、虚拟仿真 CT 操作系统)、图像后处理工作站、激光打印机、防护用品、抢救器械。

2. 环境　学校 CT 实训室或医院 CT 检查室。

3. 受检者　计算机 X 线体层摄影全身体模或医院受检者。

【实训学时】

2 学时,分组进行。

【实训步骤】

1. 复习颅脑 CT 常规扫描相关理论知识,明确该实训操作的目的。

2. 接待受检者　在 HIS 和 PACS 系统中仔细阅读、核对受检者的临床 CT 检查申请单信息,分诊受检者至 CT 检查室。未建立网络信息系统的,需要核对纸质临床 CT 检查申请单,并扫描成电子申请单传输至 CT 检查室。对于在学校实训室利用 CT 全身体模进行实训的,可提前设计检查申请单,供实训学生阅读。

根据临床 CT 检查申请单,核实受检者临床症状与体征,结合颅脑 CT 常规扫描的适应证与禁忌证,确定扫描部位与方式。

3. 交代注意事项及受检者准备　交代相关注意事项,并做好受检者异物去除事宜,颅脑部位扫描必须去除头部和颈部金属异物,如项链、耳环、活动假牙、发卡等。对于在学校实训室利用 CT 全身体模进行实训的,可由标准化病人扮演受检者,装饰金属异物。

4. 扫描体位摆设及定位　带受检者进入 CT 机房,摆设体位。受检者仰卧于检查床上,头先进,头颅放置于头架内,下颌内收,头部正中矢状面垂直于检查床面,并与床面中线重合,听眦线垂直于检查床面,两侧外耳孔与台面等距。操作扫描床相应按键,调整扫描床至适合高度,进床扫,开启定位指示灯,移动检查床,使头颅位于扫描孔(扫描视野)内的预定位置,定位指示灯矢状定位线与头部正中矢状面重合,内水平定位线平颅顶,冠状定位线平外耳孔,关闭定位指示灯。

5. 受检者防护 对受检者的非受检部位(颈部、胸部、腹部、盆腔)用铅防护裙包裹;受检者上床前在需防护部位对应的床位置上放置铅防护用品,待部位摆设好后在前面覆盖铅防护用品,前后防护用品形成包裹。必须留在扫描室内的陪护人员应穿防护衣、戴防护帽及防护围脖等。

6. 扫描 ①扫描定位像(一般取侧位像),在定位像上确定扫描范围,一般从颅顶至颅底,扫描视野 20~25cm,层厚和层间距为 5~10mm,扫描方式采用非螺旋扫描,扫描基准线一般取听眦线或听眉线。②正式扫描时根据受检者具体情况设计扫描条件,一般为 120~140kV、200~280mAs、1.0s/周。扫描过程中密切观察受检者情况、设备运行情况及每次扫描的图像。

7. 阅读扫描图像 扫描结束,阅读图像确定是否重新扫描、是否调整范围补充扫描等。

8. 放送受检者 检查完毕放送受检者,嘱其至候诊区等候,告知受检者领取(或自助打印)照片和诊断报告单的时间、地点。

9. 图像处理与后处理 常规软组织窗和骨窗,软组织窗窗宽 80~100Hu,窗位为 35~40Hu;骨窗窗宽 1 000~1 500Hu,窗位为 300~350Hu。根据诊断需要作 MPR、VR 等图像后处理。

10. 图像排版与打印 一般选取常规软组织窗,从颅底到颅顶按解剖方向排序,外伤骨折、骨肿瘤或疑肿瘤转移至颅骨时加摄骨窗;颅内出血或肿瘤需多角度观察累及范围时,可根据病变情况加摄相应的冠状面和矢状面图像。图像排版时根据图像总数计算窗格(行×列),先将定位像输入打印窗格,然后按照解剖顺序从上到下依次输入平扫图像和后处理图像。图像布局合理,大小合适,位置居中。根据机器型号可选择自动打印或手工打印。安装了照片和报告单自助打印系统的医院,安排实训学生操作自助打印系统,增强其体会和感受。

【实训记录】

1. 颅脑 CT 常规扫描准备内容、注意事项。

2. 受检者的防护措施。

3. 扫描步骤、参数选择要点。

4. 图像后处理及照片打印特点与要求。

【实训报告】(填写实训报告单)

实训操作 2 鞍区(脑垂体)CT 常规扫描

【实训目的】

1. 正确阅读临床申请单,确定鞍区(脑垂体)CT 常规扫描的适应证与禁忌证,交代注意事项。

2. 规范进行脑垂体 CT 常规扫描操作。

3. 正确进行图像处理与后处理。

4. 正确进行图像排版及打印。

5. 培养操作者的沟通交流能力和责任感,取得鞍区(脑垂体)扫描受检者的高度配合。

【实训准备】

1. 器材 CT 机(或模拟仿真 CT 机、虚拟仿真 CT 操作系统)、图像后处理工作站、激光打印机、防护用品、抢救器械。

2. 环境 学校 CT 实训室或医院 CT 检查室。

3. 受检者 计算机 X 线体层摄影全身体模或医院受检者。

【实训学时】

2 学时,分组进行。

【实训步骤】

1. 复习鞍区(脑垂体)CT常规扫描相关理论知识,明确该实训操作的目的。

2. 接待受检者　在HIS和PACS系统中仔细阅读、核对受检者的临床CT检查申请单信息,分诊受检者至CT检查室。未建立网络信息系统的,需要核对纸质临床CT检查申请单,并扫描成电子申请单传输至CT检查室。对于在学校实训室利用CT全身体模进行实训的,可提前设计临床CT检查申请单,供实训学生阅读。

根据临床CT检查申请单,核实受检者临床症状与体征,结合鞍区(脑垂体)CT常规扫描的适应证与禁忌证,确定扫描部位与方式。

3. 交代注意事项及受检者准备　交代相关注意事项,并做好受检者异物去除事宜,必须去除头部和颈部金属异物,如项链、耳环、活动假牙、发卡等。对于在学校实训室利用CT全身体模进行实训的,可由标准化病人扮演受检者,装饰金属异物。

4. CT扫描体位的设计　鞍区(脑垂体)CT常规扫描(冠状面扫描),受检者可取仰卧位,头部放置于头架上、尽量后仰,两外耳孔与台面等距,头颅和身体正中矢状面与台面中线重合,听眦线尽量平行于扫描床(呈类似X线摄影的"颏顶位"体位);或俯卧于检查床上,头部正中面对准并垂直台面中线,头尽量后仰(呈类似X线摄影的"顶颏位"体位),下颌尽量前伸,两侧外耳孔与床面等高。若听眦线不能平行于扫描床,可在侧位定位像中,将扫描机架向前(颏顶位)或向后(顶颏位)倾斜一定角度,使扫描机架平面与听眦线垂直。

5. 受检者防护　对受检者的非受检部位(颈部、胸部、腹部、盆腔)用铅防护裙包裹:受检者上床前在需防护部位对应的床位置上放置铅防护用品,待部位摆设好后在前面覆盖铅防护用品,使前后防护用品形成包裹。必须留在扫描室内的陪护人员应穿防护衣、戴防护帽及防护围脖。

6. 扫描　①扫描定位像(一般取侧位像):在定位像上确定扫描范围,垂体冠状面扫描范围为前床突至后床突,脑垂体(鞍区)扫描视野15~20cm,层厚和层间距为1.0~1.5mm,扫描方式采用非螺旋扫描。②正式扫描:进床扫,根据受检者具体情况设计扫描条件,一般为120~140kV、200~280mAs、1.0s/周。扫描过程中密切观察受检者情况、设备运行情况以及每次扫描的图像。

7. 阅读扫描图像　扫描结束,阅读图像确定是否重新扫描、是否调整范围补充扫描等。

8. 放送受检者　检查完毕放送受检者,嘱其至候诊区等候,告知受检者领取(或自助打印)照片和诊断报告单的时间、地点。

9. 图像处理与后处理　常规软组织窗和骨窗,软组织窗窗宽350~400Hu,窗位为35~40Hu;骨窗窗宽1 000~1 500Hu,窗位为300~350Hu。根据诊断需要作MPR等图像后处理。

10. 图像排版与打印　一般选取常规软组织和骨窗,从前床突根部至鞍背、冠状面、1.5mm。如冠状面病变显示不佳,加拍矢状面图像、VR或SSD有助于显示鞍区的三维结构。图像排版时根据图像总数计算图格(行×列),先将定位像输入打印窗格,然后按照解剖顺序从上到下依次输入平扫图像和后处理图像。图像布局合理,大小合适,位置居中,按解剖方向排序。根据机器型号可选择自动打印或手工打印。安装了照片和报告单自助打印系统的医院,安排实训学生操作自助打印系统,增强其体会和感受。

【实训记录】

1. 脑垂体CT常规扫描准备内容、注意事项。

2. 受检者的防护措施。

3. 扫描步骤、参数选择要点。

4. 图像后处理及照片打印特点与要求。

【实训报告】(填写实训报告单)

实训操作 3　颅脑 CT 增强扫描

（注：无条件者可安排见习）

【实训目的】

1. 正确阅读临床申请单，确定颅脑 CT 增强常规扫描的适应证与禁忌证，交代注意事项。

2. 规范进行颅脑 CT 增强常规扫描操作。

3. 正确进行图像处理与后处理。

4. 正确进行图像排版及打印。

5. 培养操作者的沟通交流能力和责任感，取得颅脑增强扫描受检者的高度配合。

【实训准备】

1. 器材　CT 机（或模拟仿真 CT 机、虚拟仿真 CT 操作系统）、图像后处理工作站、激光打印机、防护用品、抢救器械。

2. 环境　医院 CT 检查室。

3. 受检者　医院受检者。

【实训学时】

根据医院预约受检者情况确定。

【实训步骤】

1. 复习颅脑 CT 增强扫描相关理论知识。明确在平扫基础上对怀疑血管性、感染性及占位性病变等，则需要进行增强扫描。

2. 接待受检者　同颅脑 CT 平扫。在 HIS 和 PACS 系统中仔细阅读、核对受检者的临床 CT 检查申请单信息，分诊受检者至 CT 检查室。未建立网络信息系统的，需要核对纸质临床 CT 检查申请单，并扫描成电子申请单传输至 CT 检查室。

根据临床 CT 检查申请单，核实受检者临床症状与体征，结合颅脑 CT 增强扫描的适应证与禁忌证，确定增强扫描方式。

3. 交代注意事项及受检者准备　核实碘过敏试验是否呈阴性。做相关准备：一是询问受检者有无碘对比剂禁忌证，有无其他药物过敏史，肾毒性药物使用情况及哮喘等；二是嘱受检者签署增强检查知情同意书；三是核实是否禁食 4h 以上；四是护理人员做好对比剂注入前的准备工作，建立外周静脉通道，准备高压注射器连接。

交代相关注意事项，并做好受检者异物去除事宜，颅脑部位扫描必须去除头部和颈部金属异物，如项链、耳环、活动假牙、发卡等。

4. CT 扫描体位的设计　同颅脑 CT 平扫。带受检者进入 CT 机房，摆设体位。受检者仰卧于检查床上，头先进，头颅放置于头架内，下颌内收，头部正中矢状面垂直于检查床面，并与床面中线重合，听眦线垂直于检查床面，两侧外耳孔与台面等距。操作扫描床相应按键，调整扫描床至适合高度，进床扫，开启定位指示灯，移动检查床，使头颅位于扫描孔（扫描视野）内的预定位置，定位指示灯矢状定位线与头部正中矢状面重合，内水平定位线平颅顶，冠状定位线平外耳孔，关闭定位指示灯。

5. 受检者防护　同颅脑 CT 平扫。对受检者的非受检部位（颈部、胸部、腹部、盆腔）用铅防护裙包裹：受检者上床前在需防护部位对应的床位置上放置铅防护用品，待部位摆设好后在前面覆盖铅防护用品，前后防护用品形成包裹。必须留在扫描室内的陪护人员应穿防护衣、戴防护帽及防护围脖。

6. 扫描　①扫描定位像同颅脑 CT 平扫。②正式扫描：平扫，得到平扫图像，层厚和层间距为 1. 25~2. 5mm。平扫后根据受检者具体情况设计扫描条件,设置合适的延迟时间,注射非离子型对比剂,对比剂浓度为 300~350mg/ml,成年人用量一般为 60~80ml,儿童按体重用量为 1. 0~1. 5ml/kg,用高压注射器静脉给药,注射速率为 2. 0ml/s,血管性病变注射速率为 2. 5~3. 5ml/s,注射完毕,即行增强扫描(按下曝光按钮)。扫描延迟,动脉期 16~20s,实质期 60~70s。在整个扫描过程中,要密切观察受检者的情况、设备运行的情况以及每次扫描的图像,必要时调整扫描的范围或作补充扫描。

7. 阅读扫描图像　扫描结束,阅读图像确定是否重新扫描、是否调整范围补充扫描等。

8. 放送受检者　检查完毕放送受检者,嘱其至候诊区或观察区留观 15~30min,以防发生对比剂过敏反应,确认无异常后方可离开。告知受检者领取(或自助打印)照片和诊断报告单的时间、地点。

9. 图像处理与后处理　常规软组织窗和骨窗,软组织窗窗宽 80~100Hu,窗位为 35~40Hu;骨窗窗宽 1 000~1 500Hu,窗位为 300~350Hu。根据诊断需要作 MPR、VR 等图像后处理。

10. 图像排版与打印　一般选取常规软组织窗,从颅底到颅顶按解剖方向排序,外伤骨折、骨肿瘤或疑似肿瘤转移至颅骨时加摄骨窗;发现病变测量平扫、增强病灶 CT 值并标注;颅内出血或肿瘤需多角度观察累及范围时,可根据病变情况加摄相应的冠状面和矢状面图像。图像排版时根据图像总数计算窗格(行×列),先将定位像输入打印窗格,然后按照解剖顺序从上到下依次输入扫描图像和后处理图像。图像布局合理,大小合适,位置居中。根据机器型号可选择自动打印或手工打印。安装了照片和报告自助打印系统的医院,可安排实训学生操作自助打印系统,增强其体会和感受。

【实训记录】

1. 颅脑 CT 增强常规扫描准备内容、注意事项。

2. 受检者的防护措施。

3. 扫描步骤、参数选择要点。

4. 图像后处理及照片打印特点与要求。

【实训报告】(填写实训报告单)

实训操作 4　脑 CT 灌注成像

(注:无条件者可安排见习)

【实训目的】

1. 正确阅读临床申请单,确定脑 CT 灌注扫描的适应证与禁忌证,交代注意事项。

2. 规范进行脑 CT 灌注扫描操作。

3. 正确进行图像处理与后处理。

4. 正确进行图像排版及打印。

5. 培养操作者的沟通交流能力和责任感,取得脑 CT 灌注扫描受检者的高度配合。

【实训准备】

1. 器材　CT 机(或模拟仿真 CT 机、虚拟仿真 CT 操作系统)、图像后处理工作站、激光打印机、防护用品、抢救器械。

2. 环境　医院 CT 检查室。

3. 受检者　医院受检者。

【实训学时】

根据医院预约受检者情况确定。

【实训步骤】

1. 复习脑 CT 灌注成像相关理论知识,明确该实训操作的目的。

2. 接待受检者 同颅脑 CT 增强扫描。在 HIS 和 PACS 系统中仔细阅读、核对受检者的临床 CT 检查申请单信息,分诊受检者至 CT 检查室。未建立网络信息系统的,需要核对纸质临床 CT 检查申请单,并扫描成电子申请单传输至 CT 检查室。

根据临床 CT 检查申请单,核实受检者临床症状与体征,结合脑 CT 灌注的适应证与禁忌证,确定灌注方式。

3. 交代注意事项及受检者准备 同颅脑 CT 增强扫描。核实碘过敏试验是否呈阴性。做相关准备:一是询问受检者有无碘对比剂禁忌证,有无其他药物过敏史,肾毒性药物使用情况及哮喘等;二是嘱受检者签署增强检查知情同意书;三是核实是否禁食 4h 以上;四是护理人员作好对比剂注入前的准备工作,建立外周静脉通道,准备高压注射器连接。

交代相关注意事项,并做好受检者异物去除事宜,颅脑部位扫描必须去除头部和颈部金属异物,如项链、耳环、活动假牙、发卡等。

4. CT 扫描体位的设计 同颅脑 CT 增强扫描。带受检者进入 CT 机房,摆设体位。受检者仰卧于检查床上,头先进,头颅放置于头架内,下颌内收,头部正中矢状面垂直于检查床面,并与床面中线重合,听眦线垂直于检查床面,两侧外耳孔与台面等距。操作扫描床相应按键,调整扫描床至适合高度,进床扫,开启定位指示灯,移动检查床,使头颅位于扫描孔(扫描视野)内的预定位置,定位指示灯矢状定位线与头部正中矢状面重合,内水平定位线平颅顶,冠状定位线平外耳孔,关闭定位指示灯。

5. 受检者防护 同颅脑 CT 增强扫描。对受检者的非受检部位(颈部、胸部、腹部、盆腔)用铅防护裙包裹:受检者上床前在需防护部位对应的床位置上放置铅防护用品,待部位摆设好后在前面覆盖铅防护用品,前后防护用品形成包裹。必须留在扫描室内的陪护人员应穿防护衣、戴防护帽及防护围脖。

6. CT 扫描 ①扫描定位像(一般取侧位像):在定位像上确定扫描范围,扫描视野 20~25cm,层厚和层间距为 5~10mm。②正式扫描:平扫得到图像,层厚和层间距为 1.25~2.50mm,在平扫图像中选择数层感兴趣层面作为灌注层面。③脑 CT 灌注扫描:根据平扫图像,设置合适的扫描范围,扫描视野(SFOV)和重建视野(RFOV)为 25cm,根据受检者具体情况设计扫描条件,一般为 120~140kV、200~280mAs、1.0s/周、螺旋扫描,设置合适的延迟时间、扫描时间、扫描间隔等,一般对比剂用量为 40~50ml,注射速率为 5~8ml/s,注射对比剂同时按下曝光按钮,开始注射对比剂后,5~8s 启动扫描,对感兴趣层面(通常为 10~20mm)反复扫描 80~100 次,应包括一条大的血管(如上矢状窦),以利于参数计算。扫描过程中密切观察受检者情况、设备运行情况以及每次扫描的图像。

7. 阅读扫描图像 扫描结束,阅读图像确定是否重新扫描、是否调整范围补充扫描等。

8. 放送受检者 检查完毕放送受检者,嘱其至候诊区或观察区留观 15~30min,以防发生对比剂过敏反应,确认无异常后方可离开。告知受检者领取(或自助打印)照片和诊断报告单的时间、地点。

9. 图像处理与后处理 将扫描的原始图像传输至工作站,在工作站上通过灌注软件进行图像的后处理,得到灌注伪彩色图像、时间与密度曲线图等,通过显示处理、兴趣区域测量、图像重组与图像融合等后处理技术获得组织的解剖信息和诊断信息,为病灶的定位和定性诊断提供帮助,并根据病变特点选择最恰当的后处理方法。

10. 图像排版与打印 一般选取常规软组织窗窗宽、窗位图像。图像排版时根据图像总数计算窗格(行×列),先将定位像输入打印窗格,然后按照解剖顺序从上到下依次输入扫描图像和后处理图像。图像布局合理,大小合适,位置居中,按解剖方向排序。根据机器型号可选择自动打印或手工打印。安装了照片和报告自助打印系统的医院,可安排实训学生操作自助打印系统,增强其体会和感受。

【实训记录】

1. 脑 CT 灌注成像扫描准备内容、注意事项。

2. 受检者的防护措施。

3. 扫描步骤、参数选择要点。

4. 图像后处理及照片打印特点与要求。

【实训报告】(填写实训报告单)

实训七 头颈颌面部 CT 检查

实训操作 1 眼眶及鼻骨 CT 常规扫描

【实训目标】

1. 正确阅读临床申请单,确定眼眶及鼻骨 CT 常规扫描的适应证与禁忌证,交代注意事项。

2. 规范进行眼眶及鼻骨 CT 常规扫描操作。

3. 正确进行图像处理与后处理。

4. 正确进行图像排版及打印。

5. 培养操作者的沟通交流能力和责任感,取得受检者的高度配合。

【实训准备】

1. 器材 CT 机(或模拟仿真 CT 机、虚拟仿真 CT 操作系统)、图像后处理工作站、激光打印机、防护用品、抢救器械。

2. 环境 学校 CT 实训室或医院 CT 检查室。

3. 受检者 计算机 X 线体层摄影全身体模或医院受检者。

【实训学时】

2 学时,分组进行。

【实训步骤】

1. 复习眼眶及鼻骨 CT 扫描相关理论知识,明确该实训操作的目的。

2. 接待受检者 在 HIS 和 PACS 系统中仔细阅读、核对受检者的临床 CT 检查申请单信息,分诊受检者至 CT 检查室。未建立网络信息系统的,需要核对纸质临床 CT 检查申请单,并扫描成电子申请单传输至 CT 检查室。对于在学校实训室利用 CT 全身体模进行实训的,可提前设计临床 CT 检查申请单,供实训学生阅读。

根据临床 CT 检查申请单,核实受检者临床症状与体征,结合眼眶及鼻骨 CT 扫描的适应证与禁忌证,确定扫描部位与方式。

3. 交代注意事项及受检者准备 交代相关注意事项,并做好受检者异物去除事宜,眼眶及鼻骨 CT 扫描必须去除头部和颈部金属异物,如项链、耳环、活动假牙、发卡等。叮嘱受检者扫描时头部保持不动,并闭眼保持眼球固定不动,因故不能闭眼者,可嘱病人盯住一目标,保持不动。小孩做眼部 CT 需自然睡眠或者口服水合氯醛使其安睡后方可。对于在学校实训室利用 CT 全身体模进行实训的,可由标准化病人扮演受检者,装饰金属异物。

4. 扫描体位摆设　带受检者进入 CT 机房,摆设体位。受检者取仰卧位,头先进,头部置于托架内,下颌稍上抬,双侧外耳孔与床面等距,头颅和身体正中矢状面与台面中线重合。眼眶扫描时,听眦线垂直于扫描床面,避免受检区域组织重叠,嘱受检者扫描时保持眼球固定不动;眼眶扫描基准线取听眦线,听眦线与视神经走向大体一致,使用该基线扫描,显示视神经和眼外肌较好;鼻骨扫描时,听眦线垂直检查床面,取听眦线作为扫描基准线。操作扫描床相应按键,调整扫描床至适合高度,开启定位指示灯,移动检查床,使眼眶、鼻骨位于扫描孔(扫描视野)内的预定位置,定位指示灯矢状定位线与人体正中轴重合,眼眶扫描时水平定位线位于眼眶上缘 2cm 处、鼻骨扫描时位于鼻根部上缘 2cm 处,眼眶扫描时冠状定位线位于外耳孔与眼外眦间,鼻骨扫描时依据病人具体鼻部位置而定,定位完成,关闭指示灯。

5. 受检者防护　对受检者的非受检部位(颈部、胸部、腹部、盆腔)用铅防护裙包裹:受检者上床前在需防护部位对应的床位置上放置铅防护用品,待部位摆设好后在前面覆盖铅防护用品,前后防护用品形成包裹。必须留在扫描室内的陪护人员应穿防护衣、戴防护帽及防护围脖。

6. 扫描　①扫描定位像(一般取侧位像):在定位像上确定扫描范围。扫描方式为螺旋扫描,眼眶 CT 扫描范围从眼眶顶至眼眶底,鼻骨 CT 扫描范围从鼻根至鼻尖。②正式扫描:根据受检者情况设计扫描条件 120kV,100mAs,FOV 取 15~25cm,重建层厚 3mm,重建增量 3mm,螺距≤1.0,旋转时间 0.75s,覆盖范围 12mm/圈。扫描过程中密切观察受检者情况、设备运行情况以及每次扫描的图像。

7. 阅读扫描图像　扫描结束,阅读图像确定是否重新扫描、是否调整范围补充扫描等。

8. 放送受检者　检查完毕放送受检者,嘱其至候诊区等候,告知受检者领取(或自助打印)照片和诊断报告单的时间、地点。

9. 图像处理与后处理　常规软组织窗,软组织窗窗宽 80~100Hu,窗位为 35~40Hu,但眼部外伤、钙化或病变侵犯眶壁时,则需骨窗。根据诊断需要作 MPR、VR 等图像后处理。

10. 图像排版与打印　眼眶横断面从眼眶底到眼眶顶,软组织窗加骨窗;鼻骨横断面从鼻根至鼻尖,软组织窗加骨窗,当发现病变时添加矢状面或冠状面重建图像。图像排版时根据图像总数计算窗格(行×列),先将定位像输入打印窗格,然后按照解剖顺序从上到下依次输入平扫图像和后处理图像。图像布局合理,大小合适,位置居中,按解剖方向排序。根据机器型号可选择自动打印或手工打印。安装了照片和报告自助打印系统的医院,可安排实训学生操作自助打印系统,增强其体会和感受。

【实训记录】

1. 眼眶及鼻骨 CT 常规扫描准备内容、注意事项。

2. 受检者的防护措施。

3. 扫描步骤、参数选择要点。

4. 图像后处理及照片打印特点与要求。

【实训报告】(填写实训报告单)

实训操作 2　耳及颞骨 CT 常规扫描

【实训目标】

1. 正确阅读临床申请单,确定耳及颞骨 CT 常规扫描的适应证、禁忌证,交代注意事项。

2. 规范进行耳及颞骨 CT 常规扫描操作。

3. 正确进行图像处理与后处理。

4. 正确进行图像排版及打印。

5. 培养操作者的沟通交流能力和责任感,取得扫描受检者的高度配合。

【实训学时】

2 学时,分组进行。

【实训准备】

1. 器材 CT 机(或模拟仿真 CT 机、虚拟仿真 CT 操作系统)、图像后处理工作站、激光打印机、防护用品、抢救器械。

2. 环境 学校 CT 机房或医院 CT 检查室。

3. 受检者 计算机 X 线体层摄影全身体模或医院受检者。

【实训步骤】

1. 复习耳及颞骨 CT 常规扫描相关理论知识,明确该实训操作的目的。

2. 接待受检者 在 HIS 和 PACS 系统中仔细阅读、核对受检者的临床 CT 检查申请单信息,分诊受检者至 CT 检查室。未建立网络信息系统的,需要核对纸质临床 CT 检查申请单,并扫描成电子申请单传输至 CT 检查室。对于在学校实训室利用 CT 全身体模进行实训的,可提前设计临床 CT 检查申请单,供实训学生阅读。

根据临床 CT 检查申请单,核实受检者临床症状与体征,结合耳及颞骨 CT 常规扫描的适应证与禁忌证,确定扫描部位与方式。

3. 交代注意事项及受检者准备 交代相关注意事项,并做好受检者异物去除事宜,扫描必须去除头部和颈部金属异物,如项链、耳环、活动假牙、发卡等。对于在学校实训室利用 CT 全身体模进行实训的,可由标准化病人扮演受检者,装饰金属异物。

4. 扫描体位摆设 带受检者入 CT 机房,摆设体位。耳及颞骨 CT 横断面扫描时,头先进,受检者仰卧于检查床,头部正中矢状面与床面垂直并对准床面中线,头部置于近扫描孔一侧托架内,头部稍抬起,双侧外耳孔与床面等距,听眦线与床面垂直,CT 扫描基准线取听眦线。调整检查床至合适位置,开启定位灯体表定位准确,将病人送入扫描孔内,双手交叉置于上腹部。耳及颞骨 CT 冠状面扫描时,病人头先进,体位采取仰卧或俯卧,头尽量后仰,并使听眦线与床面平行,保持两侧外耳孔与床面等距离,头部正中矢状面与床面中线重合。

5. 受检者防护 对受检者的非受检部位(颈部、胸部、腹部、盆腔)用铅防护裙包裹:受检者上床前在需防护部位对应的床位置上放置铅防护用品,待部位摆设好后在前面覆盖铅防护用品,前后防护用品形成包裹。必须留在扫描室内的陪护人员应穿防护衣、戴防护帽及防护围脖。

6. 扫描 ①扫描定位像(一般取侧位像):在定位像上确定扫描范围,扫描范围从颞骨岩骨顶(脊)至乳突尖下缘,扫描视野为 12~20cm,非螺旋扫描,层厚和层间距为 1~2mm,采用标准算法。②正式扫描:根据受检者具体情况设计扫描条件,一般为 120kV,120mAs,旋转时间为 1s,覆盖范围为 2mm/圈,非螺旋扫描。扫描过程中密切观察受检者情况、设备运行情况以及每次扫描的图像。若采用冠状位扫描,基本同眼眶冠状面扫描,如听眦线不能与床面平行,调整扫描架倾角,使扫描架平面与听眦线垂直即可,扫描范围自外耳孔后 1.5cm 处向前扫描至外耳孔前缘,层厚和层间距为 1.0~2.0mm。

7. 阅读扫描图像 扫描结束,阅读图像确定是否重新扫描、是否调整范围补充扫描等。

8. 放送受检者 检查完毕放送受检者,嘱其至候诊区等候,告知受检者领取(或自助打印)照片和诊断报告的时间、地点。

9. 图像处理与后处理 常规采用骨窗,窗宽为 1 550~2 050Hu,窗位为 300~600Hu;观察软组织时采用软组织窗,窗宽为 200~250Hu,窗位为 30~50Hu。为了显示中耳、内耳的细微结构,常采用高分辨力 CT(high resolution CT,HRCT)扫描或薄层靶扫描,还可用螺旋扫描后根据病情需要进行左右侧靶重建,图像传至后处理工作站对内耳、耳蜗、内听道等进行三维及多平面重组。

10. 图像排版与打印 一般选取常规软组织窗窗宽、窗位图像,必要时选取多种窗技术图像(如骨窗)。图像排版时根据图像总数计算窗格(行×列),先将定位像输入打印窗格,然后按照解剖顺序从上到下依次输入平扫图像和后处理图像。图像布局合理,大小合适,位置居中,按解剖方向排序。根据机器型号可选择自动打印或手工打印。安装了照片和报告自助打印系统的医院,可安排实训学生操作自助打印系统,增强其体会和感受。

【实训记录】

1. 耳及颞骨 CT 常规扫描准备内容、注意事项。

2. 受检者的防护措施。

3. 扫描步骤、参数选择要点。

4. 图像后处理及照片打印特点与要求。

【实训报告】(填写实训报告单)

实训操作 3 鼻咽及鼻窦 CT 常规扫描

【实训目标】

1. 正确阅读临床申请单,确定鼻咽及鼻窦 CT 常规扫描的适应证与禁忌证,交代注意事项。

2. 规范进行鼻咽及鼻窦 CT 常规扫描操作。

3. 正确进行图像处理与后处理。

4. 正确进行图像排版及打印。

5. 培养操作者的沟通交流能力和责任感,取得受检者的高度配合。

【实训准备】

1. 器材 CT 机(或模拟仿真 CT 机、虚拟仿真 CT 操作系统)、图像后处理工作站、激光打印机、防护用品、抢救器械。

2. 环境 学校 CT 机房或医院 CT 检查室。

3. 受检者 计算机 X 线体层摄影全身体模或医院受检者。

【实训学时】

2 学时,分组进行。

【实训步骤】

1. 复习鼻咽及鼻窦 CT 常规扫描相关理论知识,理解该实训操作的目的。

2. 接待受检者 在 HIS 和 PACS 系统中仔细阅读、核对受检者的临床 CT 检查申请单信息,分诊受检者至 CT 检查室。未建立网络信息系统的,需要核对纸质临床 CT 检查申请单,并扫描成电子申请单传输至 CT 检查室。对于在学校实训室利用 CT 全身体模进行实训的,可提前设计临床 CT 检查申请单,供实训学生阅读。

根据临床 CT 检查申请单,核实受检者临床症状与体征,结合鼻咽及鼻窦 CT 常规扫描的适应证与禁忌证,确定扫描部位与方式。

3. 交代注意事项及受检者准备 交代相关注意事项,并做好受检者异物去除事宜,扫描必须去除头部和颈部金属异物,如项链、耳环、活动假牙、发卡等。对于在学校实训室利用 CT 全身体模进行实训的,可由标准化病人扮演受检者,装饰金属异物。

4. 扫描体位摆设 带受检者入 CT 机房,摆设体位。

横断面扫描体位同颅脑横断位扫描。受检者仰卧于检查床上,头先进,头颅放置于头架内,头部正中矢状面垂直于检查床面,并与床面中线重合,听眦线垂直于检查床面。操作扫描床相应按键,调整扫描床至适合高度,开启定位指示灯,移动检查床,使头颅位于扫描孔(扫描视野)内的预定位置,进床扫,使水平内定位线平颅顶部,关闭定位指示灯。

冠状位扫描体位,受检者俯卧位,头尽量后仰,听眦线与扫描床面平行,如听眦线不能与扫描床面平行,可适当倾斜机架角度,使扫描架平面与听眦线垂直。进床扫,使水平内定位线平前额部前缘 1~2cm。

5. 受检者防护 对受检者的非受检部位(颈部、胸部、腹部、盆腔)用铅防护裙包裹:受检者上床前在需防护部位对应的床位置上放置铅防护用品,待部位摆设好后在前面覆盖铅防护用品,前后防护用品形成包裹。必须留在扫描室内的陪护人员应穿防护衣、戴防护帽及防护围脖。

6. 扫描 ①扫描定位像:横断面扫描扫侧位定位像,在定位像上制订扫描计划,鼻窦扫描范围自上颌窦下缘至额窦上缘,扫描视野为 15~25cm,螺旋扫描,螺距为 0.85,标准算法,重建层厚为 5mm、重建增量为 5mm;鼻咽扫描范围自咽喉顶壁上缘至口咽水平,扫描视野为 15~25cm,螺旋扫描,螺距为 0.85,标准算法,重建层厚为 5mm、重建增量为 5mm。鼻窦冠状位扫描扫侧位定位像,在定位像上制订扫描计划,扫描范围从额窦前缘向后扫至蝶窦后缘,层厚和层间距为 2~4mm。②正式扫描:根据受检者具体情况设计扫描条件,一般为 120~140kV、200~280mAs、1.0s/周、螺旋扫描。扫描过程中密切观察受检者情况、设备运行情况以及每次扫描的图像。

7. 阅读扫描图像 扫描结束,阅读图像确定是否重新扫描、是否调整范围补充扫描等。

8. 放送受检者 检查完毕放送受检者,嘱其至候诊区等候,告知受检者领取(或自助打印)照片和诊断报告的时间、地点。

9. 图像处理与后处理 常规软组织窗和骨窗,软组织窗窗宽为 80~100Hu,窗位为 35~40Hu;骨窗窗宽为 1 000~1 500Hu,窗位为 300~350Hu。根据诊断需要作 MPR、VR 等图像后处理。

10. 图像排版与打印 一般选取常规软组织窗窗宽、窗位图像,必要时选取多种窗技术图像(如骨窗)。图像排版时根据图像总数计算窗格(行×列),先将定位像输入打印窗格,然后按照解剖顺序从上到下依次输入扫描图像和后处理图像。图像布局合理,大小合适,位置居中,按解剖方向排序。根据机器型号可选择自动打印或手工打印。安装了照片和报告自助打印系统的医院,可安排实训学生操作自助打印系统,增强其体会和感受。

【实训记录】

1. 鼻咽及鼻窦 CT 常规扫描准备内容、注意事项。

2. 受检者的防护措施。

3. 扫描步骤、参数选择要点。

4. 图像后处理及照片打印特点与要求。

【实训报告】(填写实训报告单)

实训操作 4 喉及颈部 CT 常规扫描

【实训目标】

1. 正确阅读临床申请单,确定喉及颈部 CT 常规扫描的适应证、禁忌证,交代注意事项。

2. 规范进行喉及颈部 CT 常规扫描操作。

3. 正确进行图像处理与后处理。

4. 正确进行图像排版及打印。

5. 培养操作者的沟通交流能力和责任感,取得受检者的高度配合。

【实训准备】

1. 器材 CT机(或模拟仿真CT机、虚拟仿真CT操作系统)、图像后处理工作站、激光打印机、防护用品、抢救器械。

2. 环境 学校CT机房或医院CT检查室。

3. 受检者 计算机X线体层摄影全身体模或医院受检者。

【实训学时】

2学时,分组进行。

【实训步骤】

1. 复习喉及颈部CT常规扫描相关理论知识,明确该实训操作的目的。

2. 接待受检者 在HIS和PACS系统中仔细阅读、核对受检者的临床CT检查申请单信息,分诊受检者至CT检查室。未建立网络信息系统的,需要核对纸质临床CT检查申请单,并扫描成电子申请单传输至CT检查室。对于在学校实训室利用CT全身体模进行实训的,可提前设计临床CT检查申请单,供实训学生阅读。

根据临床CT检查申请单,核实受检者临床症状与体征,结合喉和颈部CT常规扫描的适应证与禁忌证,确定扫描部位与方式。

3. 交代注意事项及受检者准备 交代相关注意事项,并做好受检者异物去除事宜,扫描必须去除头部和颈部金属异物,如项链、耳环、活动假牙、发卡等。对于在学校实训室利用CT全身体模进行实训的,可由标准化病人扮演受检者,装饰金属异物。

4. 扫描体位摆设 带受检者入CT机房,摆设体位。受检者仰卧于检查床上,头先进,头部置于托架内,嘱受检者头部稍后仰,以减少下颌骨与颈部的重叠,同时两肩放松,两上臂置于身体两侧,以减少肩部骨骼结构对下颈部扫描的影响,尽量使颈部与扫描层面垂直。扫描喉部时,嘱受检者平静呼吸,不做吞咽动作,以免产生运动伪影。为了更好地显示声带、梨状窝尖端、咽后壁等病变,扫描时,嘱受检者连续发"咿"音,使声带内收,梨状窝扩张。开启定位指示灯,调整检查床位置,进床扫,使水平内定位线平外耳孔,关闭定位指示灯。

5. 受检者防护 对受检者的非受检部位(眼睛、下胸部、腹部、盆腔)用铅防护裙包裹:受检者上床前在需防护部位对应的床位置上放置铅防护用品,待部位摆设好后在前面覆盖铅防护用品,前后防护用品形成包裹。必须留在扫描室内的陪护人员应穿防护衣、戴防护帽及防护围脖。

6. 扫描 ①扫描定位像(一般取侧位像):在定位像上确定扫描范围,颈部扫描范围从第一颈椎水平至肺尖或主动脉弓上缘;喉部扫描范围从舌骨(第4颈椎)水平向下至环状软骨下缘1cm或颈根部发现肿瘤处;甲状腺扫描范围从舌骨下缘到主动脉弓上缘。扫描视野为12~18cm,螺旋扫描,螺距为1。②正式扫描:根据受检者具体情况设计扫描条件,一般为120kV,200mAs,旋转时间0.75s,覆盖范围12mm/圈,螺旋扫描。扫描过程中密切观察受检者情况、设备运行情况以及每次扫描的图像。

7. 阅读扫描图像 扫描结束,阅读图像确定是否重新扫描、是否调整范围补充扫描等。

8. 放送受检者 检查完毕放送受检者,嘱其至候诊区等候,告知受检者领取(或自助打印)照片和诊断报告的时间、地点。

9. 图像处理与后处理 常规软组织窗,软组织窗窗宽80~100Hu,窗位为35~40Hu。根据诊断需要进行MPR、VR等图像后处理。

10. 图像排版与打印 一般选取常规软组织窗窗宽、窗位图像,必要时选取多种窗技术图像(如骨窗)。图像排版时根据图像总数计算窗格(行×列),先将定位像输入打印窗格,然后按照解剖顺序从上到下依次输入平扫图像和后处理图像。图像布局合理,大小合适,位置居中,按解剖方向排序。根据机器型号可选择自动打印或手工打印。安装了照片和报告自助打印系统的医院,可安排实训学生操作自助打印系统,增强其体会和感受。

【实训记录】

1. 喉及颈部 CT 常规扫描准备内容、注意事项。

2. 受检者的防护措施。

3. 扫描步骤、参数选择要点。

4. 图像后处理及照片打印特点与要求。

【实训报告】(填写实训报告单)

实训八 胸部 CT 检查

实训操作 1 胸部 CT 常规扫描

【实训目的】

1. 正确阅读临床申请单,确定胸部 CT 常规扫描的适应证、禁忌证,交代注意事项。

2. 规范进行胸部 CT 常规扫描操作。

3. 正确进行图像处理与后处理。

4. 正确进行图像排版及打印。

5. 培养操作者的沟通交流能力和责任感,取得受检者的高度配合。

【实训准备】

1. 器材 CT 机(或模拟仿真 CT 机、虚拟仿真 CT 操作系统)、图像后处理工作站、激光打印机、防护用品、抢救器械。

2. 环境 学校 CT 机房或医院 CT 检查室。

3. 受检者 计算机 X 线体层摄影全身体模或医院受检者。

【实训学时】

2 学时,分组进行。

【实训步骤】

1. 复习胸部 CT 常规扫描相关理论知识,明确该实训操作的目的。

2. 接待受检者 在 HIS 和 PACS 系统中仔细阅读、核对受检者的临床 CT 检查申请单信息,分诊受检者至 CT 检查室。未建立网络信息系统的,需要核对纸质临床 CT 检查申请单,并扫描成电子申请单传输至 CT 检查室。对于在学校实训室利用 CT 全身体模进行实训的,可提前设计临床 CT 检查申请单,供实训学生阅读。

根据临床 CT 检查申请单,核实受检者临床症状与体征,结合胸部 CT 常规扫描的适应证与禁忌证,确定扫描部位与方式。

3. 交代注意事项及受检者准备 做好受检者异物去除事宜,胸部扫描必须去除胸部所有金属物、饰物、外敷药物等,防止产生伪影。对于在学校实训室利用 CT 全身体模进行实训的,可由标准化病人扮演受检者,装饰金属异物。

交代相关注意事项,扫描中受检者体位须保持不动,婴幼儿及不配合的成人受检者应视情况给予药物镇静。向受检者说明检查床移动和扫描时噪声属于正常情况,并告知扫描所需时间,以消除受检者紧张心理。扫描时呼吸深度应一致,训练受检者呼吸与屏气,对于听力障碍及不配合屏气的受检者,在病情许可的情况下可训练陪同人员帮助受检者屏气。

4. 扫描体位摆设 带受检者入 CT 机房,摆设体位。受检者常规取仰卧位,头先进,胸部正中矢状面垂直于扫描床平面并与床面长轴中线重合,双上肢自然上举抱头,若受检者上肢上举困难可自然置于身体两侧。驼背、不宜仰卧者或需对少量胸腔积液和胸膜增厚进行鉴别诊断等特殊情况可取侧卧位或俯卧位。开启定位指示灯,调整检查床位置,进床扫,使水平内定位线平胸廓入口,关闭定位指示灯。

5. 受检者防护 对受检者的非受检部位(颈部、腹部、盆腔)用铅防护裙包裹:受检者上床前在需防护部位对应的床位置上放置铅防护用品,待部位摆设好后在前面覆盖铅防护用品,前后防护用品形成包裹。必须留在扫描室内的陪护人员应穿防护衣、戴防护帽及防护围脖。

6. 扫描 ①扫描定位像(一般取胸部前后位正位像):在定位像上确定扫描范围:扫描范围自肺尖至肺底(肺尖至较低侧肋膈角下 2~3cm),胸骨颈静脉切迹为定位像扫描定位点,层厚和层间距为 5~10mm。扫描参数:采用螺旋扫描方式,扫描参数依据受检者具体情况而设置,体重指数<25kg/m²,管电压选择 100kV;体重指数>25kg/m²,管电压可选择 120kV。重建层厚和重建增量分别为 5~10mm。胸腺扫描时,重建层厚和重建增量分别为 2~3mm。②正式扫描:根据受检者具体情况设计扫描条件,体重指数<25kg/m²,管电压选择 100kV;体重指数>25kg/m²,管电压可选择 120kV。重建层厚和重建增量分别为 5~10mm。胸腺扫描时,重建层厚和重建增量分别为2~3mm。呼吸方式为深吸气后屏气。扫描过程中密切观察受检者情况、设备运行情况以及每次扫描的图像。

7. 阅读扫描图像 扫描结束,阅读图像确定是否重新扫描、是否调整范围补充扫描等。

8. 放送受检者 检查完毕放送受检者,嘱其至候诊区等候,告知受检者领取(或自助打印)照片和诊断报告的时间、地点。

9. 图像处理与后处理 常规采用肺窗和纵隔窗。肺窗窗宽 1 000~1 500Hu,窗位-800~-600Hu;纵隔窗窗宽 300~500Hu,窗位 30~50Hu。肺窗主要显示肺组织及其病变;纵隔窗主要显示纵隔结构及其病变,并用于观察肺组织病变的内部结构,确定有无钙化、脂肪及含气成分等。必要时重建骨窗,窗宽 1 000~1 500Hu,窗位 250~350Hu,主要用来观察肋骨、胸骨、胸椎等骨质情况。

10. 图像排版与打印 肺窗和纵隔窗各一套。图像排版时根据图像总数计算窗格(行×列),先将定位像输入打印窗格,然后按照解剖顺序从肺尖到肺底依次输入平扫图像和病灶部位后处理图像。图像布局合理,大小合适,位置居中,按解剖方向排序。根据机器型号可选择自动打印或手工打印。安装了照片和报告自助打印系统的医院,可安排实训学生操作自助打印系统,增强其体会和感受。

【实训记录】

1. 胸部 CT 常规扫描准备内容、注意事项。

2. 受检者的防护措施。

3. 扫描步骤、参数选择要点。

4. 图像后处理及照片打印特点与要求。

【实训报告】(填写实训报告单)

实训操作2　胸部CT增强扫描

（注：无条件者可安排见习）

【实训目的】

1. 正确阅读临床申请单,确定胸部CT增强扫描的适应证、禁忌证,交代注意事项。

2. 规范进行胸部CT增强扫描操作。

3. 正确进行图像处理与后处理。

4. 正确进行图像排版及打印。

5. 培养操作者的沟通交流能力和责任感,取得受检者的高度配合。

【实训准备】

1. 器材　CT机(或模拟仿真CT机、虚拟仿真CT操作系统)、图像后处理工作站、激光打印机、防护用品、抢救器械。

2. 环境　医院CT检查室。

3. 受检者　医院受检者。

【实训学时】

根据医院预约受检者情况而定。

【实训步骤】

1. 复习胸部CT增强扫描的相关理论知识,明确该实训操作的目的。

2. 接待受检者　在HIS和PACS系统中仔细阅读、核对受检者的临床CT检查申请单信息,分诊受检者至CT检查室。未建立网络信息系统的,需要核对纸质临床CT检查申请单,并扫描成电子申请单传输至CT检查室。

根据临床CT检查申请单,核实受检者临床症状与体征,结合胸部CT增强扫描的适应证与禁忌证,确定增强方式。

3. 交代注意事项及受检者准备　交代相关注意事项,扫描中受检者体位须保持不动,婴幼儿及不配合的成人受检者应视情况给予药物镇静。向受检者说明检查床移动和扫描时噪声属于正常情况,并告知扫描所需时间,以消除受检者紧张心理。扫描时呼吸深度应一致,训练受检者呼吸与屏气,对于听力障碍及不配合屏气的受检者,在病情许可的情况下可训练陪同人员帮助受检者屏气。

核实碘过敏试验是否呈阴性。做相关准备:一是询问受检者有无碘对比剂禁忌证,有无其他药物过敏史,肾毒性药物使用情况及哮喘等;二是嘱受检者签署增强检查知情同意书;三是核实是否禁食4h以上;四是护理人员做好对比剂注入前的准备工作,建立外周静脉通道,准备高压注射器连接。

4. 扫描体位摆设　带受检者入CT机房,摆设体位。受检者常规取仰卧位,头先进,胸部正中矢状面垂直于扫描床平面并与床面长轴中线重合,双上肢自然上举抱头,若受检者上肢上举困难可自然置于身体两侧。驼背、不宜仰卧者或需对少量胸腔积液和胸膜增厚进行鉴别诊断等特殊情况可取侧卧位或俯卧位。开启定位指示灯,调整检查床位置,进床扫,使水平内定位线平胸廓入口,关闭定位指示灯。

5. 受检者防护　对受检者的非受检部位(颈部、腹部、盆腔)用铅防护裙包裹:受检者上床前在需防护部位对应的床位置上放置铅防护用品,待部位摆设好后在前面覆盖铅防护用品,前后防护用品形成包裹。必须留在扫描室内的陪护人员应穿防护衣、戴防护帽及防护围脖。

6. 扫描　①扫描定位像(一般取胸部前后位正位像):在定位像上确定扫描范围:扫描范围

自肺尖至肺底(肺尖至较低侧肋膈角下 2~3cm),胸骨颈静脉切迹为定位像扫描定位点,层厚和层间距为 5~10mm。扫描参数:采用螺旋扫描方式,扫描参数依据受检者具体情况而设置,体重指数<25kg/m²,管电压选择 100kV;体重指数>25kg/m²,管电压可选择 120kV。重建层厚和重建增量分别为 5~10mm。胸腺扫描时,重建层厚和重建增量分别为 2~3mm。②胸部平扫:根据受检者具体情况设计扫描条件,体重指数<25kg/m²,管电压选择 100kV;体重指数>25kg/m²,管电压可选择 120kV。重建层厚和重建增量分别为 5~10mm。呼吸方式为深吸气后屏气。③增强扫描:静脉注射对比剂 60~70ml,注射速率一般为 2.5~4.0ml/s,开始注射对比剂后 20~30s 扫描动脉期,45~55s 扫描实质期,也可选用自动阈值跟踪触发序列。扫描过程中密切观察受检者情况、设备运行情况以及每次扫描的图像。

7. 阅读扫描图像　扫描结束,阅读图像确定是否重新扫描、是否调整范围补充扫描等。

8. 放送受检者　检查完毕放送受检者,嘱其至候诊区或观察区留观 15~30min,以防发生对比剂过敏反应,确认无异常表现后方可离开。告知受检者领取(或自助打印)照片和诊断报告的时间、地点。

9. 图像处理与后处理　常规采用肺窗和纵隔窗。肺窗窗宽 1 000~1 500Hu,窗位 -800~ -600Hu;纵隔窗窗宽 300~500Hu,窗位 30~50Hu。肺窗主要显示肺组织及其病变,纵隔窗主要显示纵隔结构及其病变,并用于观察肺组织病变的内部结构,确定有无钙化、脂肪及含气成分等。必要时重建骨窗,窗宽 1 000~1 500Hu,窗位 250~350Hu,主要用来观察肋骨、胸骨、胸椎等骨质情况。

10. 图像排版与打印　肺窗和纵隔窗各一套。图像排版时根据图像总数计算窗格(行×列),先将定位像输入打印窗格,然后按照解剖顺序从肺尖到肺底依次输入平扫图像和病灶部位平扫及各期增强的 CT 值图像和其他后处理图像。图像布局合理,大小合适,位置居中,按解剖方向排序。根据机器型号可选择自动打印或手工打印。安装了照片和报告自助打印系统的医院,可安排实训学生操作自助打印系统,增强其体会和感受。

【实训记录】

1. 胸部 CT 增强扫描准备内容、注意事项。

2. 受检者的防护措施。

3. 扫描步骤、参数选择要点。

4. 图像后处理及照片打印特点与要求。

【实训报告】(填写实训报告单)

实训九　腹部 CT 检查

实训操作 1　上腹部 CT 常规扫描

【实训目的】

1. 正确阅读临床申请单,确定腹部 CT 常规扫描的适应证与禁忌证,交代注意事项。

2. 规范进行上腹部 CT 常规扫描操作。

3. 正确进行图像处理与后处理。

4. 正确进行图像排版及打印。

5. 培养操作者的沟通交流能力和责任感,取得受检者的高度配合。

【实训准备】

1. 器材　CT 机(或模拟仿真 CT 机、虚拟仿真 CT 操作系统)、图像后处理工作站、激光打印机、防护用品、抢救器械。

2. 环境　学校 CT 机房或医院 CT 检查室。

3. 受检者　计算机 X 线体层摄影全身体模或医院受检者。

【实训学时】

2 学时,分组进行。

【实训步骤】

1. 复习上腹部(肝、胆、胰、脾、胃)CT 常规扫描相关理论知识,明确该实训操作的目的。

2. 接待受检者　在 HIS 和 PACS 系统中仔细阅读、核对受检者的临床 CT 检查申请单信息,分诊受检者至 CT 检查室。未建立网络信息系统的,需要核对纸质临床 CT 检查申请单,并扫描成电子申请单传输至 CT 检查室。对于在学校实训室利用 CT 全身体模进行实训的,可提前设计临床 CT 检查申请单,供实训学生阅读。

根据临床 CT 检查申请单,核实受检者临床症状与体征,结合上腹部 CT 常规扫描的适应证与禁忌证,确定扫描部位与方式。

3. 交代注意事项及受检者准备　交代相关注意事项,并做好受检者异物去除事宜,腹部扫描必须去除腹部所有金属物、饰物、外敷药物等,防止产生伪影。对于在学校实训室利用 CT 全身体模进行实训的,可由标准化病人扮演受检者,装饰金属异物。训练受检者呼吸与屏气,呼吸方式为呼气后屏气。扫描时呼吸幅度及屏气程度应保持一致,对于耳聋及不配合屏气的受检者,在病情许可的情况下可训练陪同人员帮助受检者进行屏气。向受检者说明扫描中体位须保持不动,婴幼儿及不配合的成人受检者应视情况给予药物镇静。向受检者说明检查床移动和扫描时噪声属于正常情况,并告知扫描所需时间,以消除受检者紧张心理。

核实受检者检查前是否禁食 4~6h,检查前 3~7d 是否服用高原子序数或含重金属成分的药物。肝脏、胆道检查前 15min 需口服温稀碘水(1.0%~1.5%的碘水溶液)300~500ml,临检查时再口服一杯(200~300ml),使胃处于充盈状态。观察肝外胆管结石病变时需口服清水、等渗甘露醇或阴性对比剂,利于在低密度对比剂衬托下结石显示清晰。胰腺检查前 30min 需口服 1.0%~1.5%的碘水溶液 300~500ml,检查前 10min 再口服 200~300ml,充盈十二指肠,以显示胰腺与十二指肠的关系。胃检查前 30min 内需口服清水 1 000ml,临检查时再口服清水 300ml,充盈胃腔。

4. 扫描体位摆设　带受检者入 CT 机房,摆设体位。受检者常规取仰卧位,头先进,腹部正中矢状面垂直于扫描床平面并与床面长轴中线重合,双上肢自然上举抱头,若受检者上肢上举困难可自然置于身体两侧。驼背、不宜仰卧者等特殊情况可取侧卧位或俯卧位。开启定位指示灯,调整检查床位置,进床扫,使内水平定位线平胸骨剑突,关闭定位指示灯。

5. 受检者防护　对受检者的非受检部位(颈部、胸部)用铅防护裙包裹:受检者上床前在需防护部位对应的床位置上放置铅防护用品,待部位摆设好后在前面覆盖铅防护用品,前后防护用品形成包裹。必须留在扫描室内的陪护人员应穿防护衣、戴防护帽及防护围脖。

6. 扫描　①扫描定位像(一般取腹部正位像):在定位上确定扫描范围:肝脏、脾脏扫描范围自膈顶平面至肝右叶下缘平面,脾脏增大者应扫描至脾脏下缘;胆囊、胰腺扫描范围自肝门上至胰腺钩突下缘十二指肠水平段(自肝门至肾门平面,一般应包括第 11 胸椎的上缘平面至第 3 腰椎下缘平面)。需要对肿瘤分期或要了解病因、并发症者应扩大扫描范围。②正式扫描:采用螺旋扫描,管电压为 120~140kV,管电流量为 120~300mAs,旋转时间为 0.5s,螺距为 0.85~1.00,采用标准算法或软组织算法。肝脏、脾脏扫描,重建层厚为 5~10mm,重建增量为 5~10mm。肝脏、脾脏非螺旋扫描时,层厚和层间距为 5~10mm,胆囊非螺旋扫描时,层厚和层间距为 2~3mm。呼吸方式为呼气后屏气。扫描过程中密切观察受检者情况、设备运行情况以及每次扫描的图像。

7. 阅读扫描图像 扫描结束,阅读图像确定是否重新扫描、是否调整范围补充扫描等。

8. 放送受检者 检查完毕放送受检者,嘱其至候诊区等候,告知受检者领取(或自助打印)照片和诊断报告的时间、地点。

9. 图像处理与后处理 常规以软组织窗为主,图像窗宽 250~350Hu,窗位 35~60Hu。使用原始数据进行薄层图像重建,通常以层厚的 40%~60%进行重叠重建,在重建的薄层图像基础上进行必要的重组。使用 MPR、MIP、VR 等方式进行图像后处理,对空腔器官可进行 CTVE 重组,以对病变的结构、位置进行多角度、多维度的观察。

10. 图像排版与打印 一般选取软组织窗,小病灶可采用局部放大。图像排版时根据图像总数计算窗格(行×列),先将定位像输入打印窗格,然后按照解剖顺序从胸骨剑突到脐,依次输入平扫图像和病灶部位的后处理图像。图像布局合理,大小合适,位置居中。根据机器型号可选择自动打印或手工打印。安装了照片和报告自助打印系统的医院,可安排实训学生操作自助打印系统,增强其体会和感受。

【实训记录】

1. 上腹部 CT 常规扫描准备内容、注意事项。

2. 受检者的防护措施。

3. 扫描步骤、参数选择要点。

4. 图像后处理及照片打印特点与要求。

【实训报告】(填写实训报告单)

实训操作 2 上腹部 CT 增强扫描

(注:无条件者可安排见习)

【实训目的】

1. 正确阅读临床申请单,确定上腹部 CT 增强扫描的适应证与禁忌证,交代注意事项。

2. 规范进行上腹部 CT 增强扫描操作。

3. 正确进行图像处理与后处理。

4. 正确进行图像排版及打印。

5. 培养操作者的沟通交流能力和责任感,取得受检者的高度配合。

【实训准备】

1. 器材 CT 机(或模拟仿真 CT 机、虚拟仿真 CT 操作系统)、图像后处理工作站、激光打印机、防护用品、抢救器械。

2. 环境 医院 CT 检查室。

3. 受检者 医院受检者。

【实训学时】

根据预约受检者情况而定。

【实训步骤】

1. 复习上腹部(肝、胆、胰、脾、胃)CT 增强扫描相关理论知识,明确该实训操作的目的。

2. 接待受检者 在 HIS 和 PACS 系统中仔细阅读、核对受检者的临床 CT 检查申请单信息,分诊受检者至 CT 检查室。未建立网络信息系统的,需要核对纸质临床 CT 检查申请单,并扫描成电子申请单传输至 CT 检查室。

根据临床 CT 检查申请单,核实受检者临床症状与体征,结合上腹部 CT 增强扫描的适应证与禁忌证,确定增强扫描方式。

3. 交代注意事项及受检者准备 按上腹部 CT 常规扫描交代相关注意事项和做准备,包括:做好受检者异物去除事宜,腹部扫描必须去除腹部所有金属物、饰物、外敷药物等,防止产生伪影。训练受检者呼吸与屏气,呼吸方式为呼气后屏气。扫描时呼吸幅度及屏气程度应保持一致,对于耳聋及不配合屏气的受检者,在病情许可的情况下可训练陪同人员帮助受检者进行屏气。向受检者说明扫描中体位须保持不动,婴幼儿及不配合的成人受检者应视情况给予药物镇静。向受检者说明检查床移动和扫描时噪声属于正常情况,并告知扫描所需时间,以消除受检者紧张心理。核实受检者检查前是否禁食 4~6h,检查前 3~7d 内是否服用高原子序数或含重金属成分的药物。肝脏、胆道检查前 15min 需口服温稀碘水(1.0%~1.5%的碘水溶液)300~500ml,临检查时再口服一杯(200~300ml),使胃处于充盈状态。观察肝外胆管结石病变时需口服清水、等渗甘露醇或阴性对比剂,利于在低密度对比剂衬托下使结石显示清晰。胰腺检查前 30min 需口服 1.0%~1.5%的碘水溶液 300~500ml,检查前 10min 再口服 200~300ml,充盈十二指肠,以显示胰腺与十二指肠的关系。胃检查前 30min 内需口服清水 1 000ml,临检查时再口服清水 300ml,充盈胃腔。增强扫描的准备工作有:核实受检者有无碘对比剂禁忌证,有无其他药物过敏史,肾毒性药物使用情况及哮喘等;签署对比剂过敏反应告知书;核实是否禁食 4h 以上;护理人员做好对比剂注入前的准备工作,建立外周静脉通道,准备高压注射器连接。

4. 扫描体位摆设 带受检者入 CT 机房,摆设体位。受检者常规取仰卧位,头先进,腹部正中矢状面垂直于扫描床平面并与床面长轴中线重合,双上肢自然上举抱头,若受检者上肢上举困难可自然置于身体两侧。驼背、不宜仰卧者等特殊情况可取侧卧位或俯卧位。开启定位指示灯,调整检查床位置,进床扫,使内水平定位线平胸骨剑突,关闭定位指示灯。

5. 受检者防护 对受检者的非受检部位(颈部、胸部)用铅防护裙包裹;受检者上床前在需防护部位对应的床位置上放置铅防护用品,待部位摆设好后在前面覆盖铅防护用品,前后防护用品形成包裹。必须留在扫描室内的陪护人员应穿防护衣、戴防护帽和防护围脖。

6. 扫描 ①扫描定位像(一般取腹部正位像):在定位上确定扫描范围:肝脏、脾脏扫描范围自膈顶平面至肝右叶下缘平面,脾脏增大者应扫描至脾脏下缘;胆囊、胰腺扫描范围自肝门上至胰腺钩突下缘十二指肠水平段(自肝门至肾门平面,一般应包括第 11 胸椎的上缘平面至第 3 腰椎下缘平面)。需要对肿瘤分期或要了解病因、并发症者应扩大扫描范围。②常规扫描:采用螺旋扫描,管电压 120~140kV,管电流量 120~300mAs,旋转时间 0.5s,螺距为 0.85~1.00,采用标准算法或软组织算法。肝脏、脾脏扫描,重建层厚 5~10mm,重建增量 5~10mm。肝脏、脾脏非螺旋扫描时,层厚和层间距为 5~10mm,胆囊非螺旋扫描时,层厚和层间距为 2~3mm。呼吸方式为呼气后屏气。③增强扫描:上腹部增强扫描采用非离子型对比剂,300~350mg/ml,成人用量 80~100ml,儿童对比剂用量 50~70ml。静脉团注给药,注射速率 2.0~3.0ml/s。通常肝脏采用"三期扫描",扫描延迟时间分别为动脉期 30~35s,门静脉期 50~60s,肝实质平衡期 120~180s。可根据病变情况做不同时期的延迟增强扫描,如怀疑为肝血管瘤,延迟扫描时间通常为 3~5min 或者更长。胰腺扫描采用"双期扫描",开始注射对比剂后,30~35s 行动脉期扫描,70~90s 行实质期扫描。胃延时时间为动脉期 20~30s,胃黏膜期 40s,实质期(兼顾周围脏器)60~70s。

在整个扫描过程中,要密切观察受检者的情况、设备运行的情况。

7. 阅读扫描图像 扫描结束,阅读图像确定是否重新扫描、是否调整范围补充扫描等。

8. 放送受检者 检查完毕放送受检者,嘱其至候诊区或观察区留观 15~30min,以防发生对比剂过敏反应,确认无异常表现后方可离开。告知受检者领取(或自助打印)照片和诊断报告的时间、地点。

9. 图像处理与后处理　常规以软组织窗为主,图像窗宽 250~350Hu,窗位 35~60Hu。使用原始数据进行薄层图像重建,通常以层厚的 40%~60% 进行重叠重建,在重建的薄层图像基础上进行必要的重组。通常使用 MPR、MIP、VR 等方式进行后处理,以对病变的结构、位置进行多角度、多维度的观察。

10. 图像排版与打印　一般选取软组织窗,小病灶可采用局部放大等。图像排版时根据图像总数计算窗格(行×列),先将定位像输入打印窗格,然后按照解剖顺序从胸骨剑突到脐,依次输入平扫图像和病灶部位平扫及各期增强的 CT 值图像及其他后处理图像。图像布局合理,大小合适,位置居中。根据机器型号可选择自动打印或手工打印。安装了照片和报告自助打印系统的医院,可安排实训学生操作自助打印系统,增强其体会和感受。

【实训记录】

1. 上腹部 CT 增强扫描准备内容、注意事项。

2. 受检者的防护措施。

3. 扫描步骤、参数选择要点。

4. 图像后处理及照片打印特点与要求。

【实训报告】(填写实训报告单)

实训操作 3　中下腹 CT 常规扫描

【实训目的】

1. 正确阅读临床申请单,确定中下腹部 CT 常规扫描的适应证与禁忌证,交代注意事项。

2. 规范进行中下腹部 CT 常规扫描操作。

3. 正确进行图像处理与后处理。

4. 正确进行图像排版及打印。

5. 培养操作者的沟通交流能力和责任感,取得受检者的高度配合。

【实训准备】

1. 器材　CT 机(或模拟仿真 CT 机、虚拟仿真 CT 操作系统)、图像后处理工作站、激光打印机、防护用品、抢救器械。

2. 环境　学校 CT 机房或医院 CT 检查室。

3. 受检者　计算机 X 线体层摄影全身体模或医院受检者。

【实训学时】

2 学时,分组进行。

【实训步骤】

1. 复习中下腹部 CT 常规扫描相关理论知识,明确该实训操作的目的。

2. 接待受检者　在 HIS 和 PACS 系统中仔细阅读、核对受检者的临床 CT 检查申请单信息,分诊受检者至 CT 检查室。未建立网络信息系统的,需要核对纸质临床 CT 检查申请单,并扫描成电子申请单传输至 CT 检查室。对于在学校实训室利用 CT 全身体模进行实训的,可提前设计临床 CT 检查申请单,供实训学生阅读。

根据临床 CT 检查申请单,核实受检者临床症状与体征,结合中下腹部 CT 常规扫描的适应证与禁忌证,确定扫描部位与方式。

3. 交代注意事项及受检者准备　交代相关注意事项,并做好受检者异物去除事宜,腹部扫描必须去除腹部所有金属物、饰物、外敷药物等,防止产生伪影。对于在学校实训室利用 CT 全身体模进行实训的,可由标准化病人扮演受检者,装饰金属异物。训练受检者呼吸与屏气,呼吸方式为呼气后屏气。扫描时呼吸幅度及屏气程度应保持一致,对于耳聋及不配合屏气的受检者,在病情许可的情况下可训练陪同人员帮助受检者进行屏气。向受检者说明扫描中体位须保持不动,婴幼儿及不配合的成人受检者应视情况给予药物镇静。向受检者说明检查床移动和扫描时噪声属于正常情况,并告知扫描所需时间,以消除受检者紧张心理。

核实受检者检查前是否禁食4~6h,检查前3~7d内是否服用高原子序数或含重金属成分的药物。肾和输尿管检查于扫描前60min口服温水500~1 000ml,膀胱检查于扫描前60min口服温水1 000~1 500ml,扫描前30min、10min再各口服200~300ml,使膀胱充盈。临床怀疑有结石者于扫描前20~30min口服清水500~1 000ml,不用阳性对比水溶液,以防与泌尿系统结石相混淆,需同时检查膀胱时,应保持膀胱中度充盈状态。重点检查肾上腺时于扫描前60min口服1.0%~1.5%的碘水溶液300ml,扫描前30min、10min再各口服200~300ml,口服碘水的浓度不能过高,否则会产生伪影。

4. 扫描体位摆设 带受检者入CT机房,摆设体位。受检者常规取仰卧位,头先进,腹部正中矢状面垂直于扫描床平面并与床面长轴中线重合,双上肢自然上举抱头,若受检者上肢上举困难可自然置于身体两侧。开启定位指示灯,调整检查床位置,进床扫,使内水平定位线平胸骨剑突下,关闭定位指示灯。

5. 受检者防护 对受检者的非受检部位(颈部、胸部)用铅防护裙包裹:受检者上床前在需防护部位对应的床位置上放置铅防护用品,待部位摆设好后在前面覆盖铅防护用品,前后防护用品形成包裹。必须留在扫描室内的陪护人员应穿防护衣、戴防护帽及防护围脖。

6. 扫描 ①扫描定位像:以剑突为扫描基线,在定位像上确定扫描范围,肾上腺扫描时自T_{12}上缘至右肾下极下缘1cm,肾、输尿管及膀胱扫描时自肾上腺上极至耻骨联合下缘,重点检查肾脏时,扫描范围自肾上腺区至肾下极(第3腰椎水平)。②正式扫描:根据受检者具体情况设计扫描条件,一般为管电压100~120kV,管电流120~300mAs,肾上腺扫描螺距为0.85,重建层厚为3~5mm,重建增量为3~5mm,肾、输尿管及膀胱扫描螺距0.85,重建层厚为5~10mm,重建增量为5~10mm,采用标准或软组织算法。扫描过程中密切观察受检者情况、设备运行情况以及每次扫描的图像。

7. 阅读扫描图像 扫描结束,阅读图像确定是否重新扫描、是否调整范围补充扫描等。

8. 放送受检者 检查完毕放送受检者,嘱其至候诊区或观察区留观一段时间,确认无异常表现后方可离开。告知受检者领取(或自助打印)照片和诊断报告的时间、地点。

9. 图像处理与后处理 中下腹部图像显示以软组织窗为主,窗宽250~350Hu,窗位35~60Hu。使用MPR、MIP、VR等方式进行图像后处理,对空腔器官可进行CTVE重组,以对病变的结构、位置进行多角度、多维度的观察。

10. 图像排版与打印 一般选取软组织窗,小病灶可采用局部放大。图像排版时根据图像总数计算窗格(行×列),先将定位像输入打印窗格,然后按照解剖顺序从上到下,依次输入平扫图像和病灶部位的后处理图像。图像布局合理,大小合适,位置居中。根据机器型号可选择自动打印或手工打印。安装了照片和报告自助打印系统的医院,可安排实训学生操作自助打印系统,增强其体会和感受。

【实训记录】

1. 中下腹部CT常规扫描准备内容、注意事项。

2. 受检者的防护措施。

3. 扫描步骤、参数选择要点。

4. 图像后处理及照片打印特点与要求。

【实训报告】(填写实训报告单)

实训操作4 中下腹CT增强扫描

(注:无条件者可安排见习)

【实训目的】

1. 正确阅读临床申请单,确定中下腹部CT增强扫描的适应证与禁忌证,交代注意事项。

2. 规范进行中下腹部CT增强扫描操作。

3. 正确进行图像处理与后处理。

4. 正确进行图像排版及打印。

5. 培养操作者的沟通交流能力和责任感,取得受检者的高度配合。

【实训准备】

1. 器材 CT机(或模拟仿真CT机、虚拟仿真CT操作系统)、图像后处理工作站、激光打印机、防护用品、抢救器械。

2. 环境 医院CT检查室。

3. 受检者 医院受检者。

【实训学时】

根据预约受检者情况而定。

【实训步骤】

1. 复习中下腹部CT增强扫描相关理论知识,明确该实训操作的目的。

2. 接待受检者 在HIS和PACS系统中仔细阅读、核对受检者的临床CT检查申请单信息,分诊受检者至CT检查室。未建立网络信息系统的,需要核对纸质临床CT检查申请单,并扫描成电子申请单传输至CT检查室。

根据临床CT检查申请单,核实受检者临床症状与体征,结合中下腹部CT增强扫描的适应证与禁忌证,确定增强扫描方式。

3. 交代注意事项及受检者准备 按中下腹部CT常规扫描交代相关注意事项,并做准备,包括:去除受检者异物,腹部扫描必须去除腹部所有金属物、饰物、外敷药物等,防止产生伪影。训练受检者呼吸与屏气,呼吸方式为深呼气后屏气。扫描时呼吸幅度及屏气程度应保持一致,对于耳聋及不配合屏气的受检者,在病情许可的情况下可训练陪同人员帮助受检者进行屏气。向受检者说明扫描中体位须保持不动,婴幼儿及不配合的成人受检者应视情况给予药物镇静。向受检者说明检查床移动和扫描时噪声属于正常情况,并告知扫描所需时间,以消除受检者紧张心理。核实受检者检查前是否禁食4~6h,检查前3~7d内是否服用高原子序数或含重金属成分的药物。肾和输尿管检查于扫描前60min口服温水500~1 000ml,膀胱检查于扫描前60min口服温水1 000~1 500ml,扫描前30min、10min再各口服200~300ml,使膀胱充盈。临床怀疑有结石者于扫描前20~30min口服清水500~1 000ml,不用阳性对比剂水溶液,以防与泌尿系统结石相混淆,需同时检查膀胱时,应保持膀胱中度充盈状态。重点检查肾上腺时于扫描前60min口服1.0%~1.5%的碘水溶液300ml,扫描前30min、10min再各口服200~300ml,口服碘水的浓度不能过高,否则会产生伪影。增强扫描的准备工作有:核实受检者有无碘对比剂禁忌证,有无其他药物过敏史,肾毒性药物使用情况及哮喘等;签署对比剂过敏反应告知书;核实是否禁食 4h 以上;护理人员做好对比剂注入前的准备工作,建立外周静脉通道,准备高压注射器连接。

4. 扫描体位摆设　带受检者入 CT 机房,摆设体位。受检者常规取仰卧位,头先进,腹部正中矢状面垂直于扫描床平面并与床面长轴中线重合,双上肢自然上举抱头,若受检者上肢上举困难可自然置于身体两侧。开启定位指示灯,调整检查床位置,进床扫,使内水平定位线平胸骨剑突下缘,关闭定位指示灯。

5. 受检者防护　对受检者的非受检部位(颈部、胸部)用铅防护裙包裹;受检者上床前在需防护部位对应的床位置上放置铅防护用品,待部位摆设好后在前面覆盖铅防护用品,前后防护用品形成包裹。必须留在扫描室内的陪护人员应穿防护衣、戴防护帽及防护围脖。

6. 扫描　①扫描定位像:以剑突为扫描基线,在定位像上确定扫描范围,肾上腺扫描时自 T_{12} 上缘至右肾下极下缘 1cm,肾、输尿管及膀胱扫描时自肾上腺上极至耻骨联合下缘,重点检查肾脏时,扫描范围自肾上腺区至肾下极(第 3 腰椎水平)。②常规扫描:根据受检者具体情况设计扫描条件,一般为管电压 100~120kV,管电流 120~300mAs,肾上腺扫描螺距 0.85,重建层厚 3~5mm,重建增量 3~5mm,肾、输尿管及膀胱扫描螺距 0.85,重建层厚 5~10mm,重建增量 5~10mm,采用标准或软组织算法。③增强扫描:采用非离子型对比剂,300~350mg/ml,成人用量 80~100ml,儿童用量 50~70ml。静脉团注给药,注射速率 2.0~3.5ml/s。肾上腺增强扫描,开始注射对比剂后 25~35s 行动脉期扫描,60~70s 行实质期扫描。肾脏增强扫描采用"三期扫描",开始注射对比剂后 25~30s 行肾皮质期(动脉期)扫描,90~110s 行肾髓质期(实质期)扫描,在 3~5min 行肾排泄期(肾盂期)扫描。

在整个扫描过程中要密切观察受检者情况、设备运行情况以及每次扫描的图像。

7. 阅读扫描图像　扫描结束,阅读图像确定是否补充扫描等。

8. 放送受检者　检查完毕放送受检者,嘱其至候诊区或观察区留观 15~30min,以防发生对比剂过敏反应,确认无异常表现后方可离开。告知受检者领取(或自助打印)照片和诊断报告的时间、地点。

9. 图像处理与后处理　中下腹部增强图像显示以软组织窗为主,窗宽 250~350Hu,窗位 35~60Hu。使用 MPR、MIP、VR 等方式进行图像后处理,对空腔器官进行 CTVE 重组,以对病变的结构、位置进行多角度、多维度的观察。

10. 图像排版与打印　一般选取软组织窗,小病灶可采用局部放大。图像排版时根据图像总数计算窗格(行×列),先将定位像输入打印窗格,然后按照解剖顺序从上到下,依次输入平扫图像和病灶部位平扫及各期增强的 CT 值图像及其他后处理图像。图像布局合理,大小合适,位置居中。根据机器型号可选择自动打印或手工打印。安装了照片和报告自助打印系统的医院,可安排实训学生操作自助打印系统,增强其体会和感受。

【实训记录】

1. 中下腹部 CT 增强扫描准备内容、注意事项。

2. 受检者的防护措施。

3. 扫描步骤、参数选择要点。

4. 图像后处理及照片打印特点与要求。

【实训报告】(填写实训报告单)

实训十 脊柱CT检查

实训操作1 颈椎（椎间盘）CT常规扫描

【实训目标】

1. 正确阅读临床申请单,确定颈椎(椎间盘)CT扫描的适应证与禁忌证,交代注意事项。

2. 规范进行颈椎(椎间盘)CT的常规扫描操作。

3. 正确进行图像处理与后处理。

4. 正确进行图像的排版及打印。

5. 培养操作者的沟通交流能力和责任感,取得颈椎CT扫描受检者的高度配合。

【实训准备】

1. 器材 CT机(或模拟仿真CT机、虚拟仿真CT操作系统)、图像后处理工作站、激光打印机、防护用品、抢救器械。

2. 环境 学校CT机房或医院CT检查室。

3. 受检者 计算机X线体层摄影全身体模或医院受检者。

【实训学时】

2学时,分组进行。

【实训步骤】

1. 复习颈椎(椎间盘)CT常规扫描相关理论知识,明确该实训操作的目的。

2. 接待受检者 在HIS和PACS系统中仔细阅读、核对受检者的临床CT检查申请单信息,分诊受检者至CT检查室。未建立网络信息系统的,需要核对纸质临床CT检查申请单,并扫描成电子申请单传输至CT检查室。对于在学校实训室利用CT全身体模进行实训的,可提前设计临床CT检查申请单,供实训学生阅读。

根据临床CT检查申请单,核实受检者临床症状与体征,结合颈椎(椎间盘)CT常规扫描的适应证与禁忌证,确定扫描部位与方式。

3. 交代注意事项及受检者准备 交代相关注意事项,并做好受检者异物去除事宜,如项链、耳环、活动假牙、发卡等。对于在学校实训室利用CT全身体模进行实训的,可由标准化病人扮演受检者,装饰金属异物。

4. 扫描体位摆设 带受检者入CT机房,摆设体位。受检者仰卧于检查床上,头先进,头颅放置于扫描床上,下颌微仰,使脊柱尽可能与床面平行,身体正中矢状面垂直于扫描床平面并与床面长轴中线重合,双臂置于身体两侧,并尽量往下沉肩,颈部尽量伸直,颈部两侧采用棉垫固定。开启定位指示灯,调整检查床位置,进床扫,使水平内定位线平外耳孔、冠状定位线平颈后1/3,关闭定位指示灯。

5. 受检者防护 对受检者的非受检部位(胸部、腹部、盆腔)用铅防护裙包裹;受检者上床前在需防护部位对应的床位置上放置铅防护用品,待部位摆设好后在前面覆盖铅防护用品,前后防护用品形成包裹。必须留在扫描室内的陪护人员应穿防护衣、戴防护帽及防护围脖。

6. 扫描 ①扫描定位像(一般取侧位像):在定位像上确定扫描范围,颈椎椎体应包括 $C_1 \sim C_7$ 椎体,层厚和层间距为5mm;颈椎椎间盘扫描包括所有椎间盘,扫描定位线平行于椎间隙,层厚和层间距为2mm。②正式扫描:根据受检者具体情况设计扫描条件,一般采用螺旋扫描,扫描过程中密切观察受检者情况、设备运行情况以及每次扫描的图像。椎间盘可以采用螺旋扫描后重建获得图像或采用轴位扫描获取图像。

7. 阅读扫描图像 扫描结束,阅读图像确定是否重新扫描、是否调整范围补充扫描等。

8. 放送受检者 检查完毕放送受检者,嘱其至候诊区等候,告知受检者领取(或自助打印)照片和诊断报告的时间、地点。

9. 图像处理与后处理 常规软组织窗和骨窗,软组织窗窗宽 80~100Hu,窗位为 35~40Hu;骨窗窗宽 1 000~1 500Hu,窗位为 300~350Hu,还可通过重组技术可获得颈椎的冠矢状位图像及三维立体图像,为病灶的定位和定性诊断提供帮助。螺旋扫描后如需观察颈椎椎间盘,可通过 MPR 重建获得颈椎椎间盘图像。

10. 图像排版与打印 打印椎体常规选择软组织窗及骨窗。打印椎间盘常规选择软组织窗 2mm,如有骨质破坏,可加打印骨窗。图像排版时根据图像总数计算窗格(行×列),先将定位像输入打印窗格,然后按照解剖顺序从上到下依次输入平扫图像和后处理图像。图像布局合理,大小合适,位置居中,按解剖方向排序,排版兼顾诊断习惯和审美要求。安装了照片和报告自助打印系统的医院,可安排实训学生操作自助打印系统,增强其体会和感受。

【实训记录】

1. 颈椎(椎间盘)CT 常规扫描准备内容、注意事项。

2. 受检者的防护措施。

3. 扫描步骤、参数选择要点。

4. 图像后处理及照片打印特点与要求。

【实训报告】(填写实训报告单)

实训操作 2　胸椎 CT 常规扫描

【实训目标】

1. 正确阅读临床申请单,确定胸椎 CT 扫描的适应证与禁忌证,交代注意事项。

2. 规范进行胸椎 CT 的常规扫描操作。

3. 正确进行图像处理与后处理。

4. 正确进行图像的排版及打印。

5. 培养操作者的沟通交流能力和责任感,取得胸椎 CT 扫描受检者的高度配合。

【实训准备】

1. 器材 CT 机(或模拟仿真 CT 机、虚拟仿真 CT 操作系统)、图像后处理工作站、激光打印机、防护用品、抢救器械。

2. 环境 学校 CT 机房或医院 CT 检查室。

3. 受检者 计算机 X 线体层摄影全身体模或医院受检者。

【实训学时】

2 学时,分组进行。

【实训步骤】

1. 复习胸椎 CT 常规扫描相关理论知识,理解该实训操作的目的。

2. 接待受检者 在 HIS 和 PACS 系统中仔细阅读、核对受检者的临床 CT 检查申请单信息,分诊受检者至 CT 检查室。未建立网络信息系统的,需要核对纸质临床 CT 检查申请单,并扫描成电子申请单传输至 CT 检查室。对于在学校实训室利用 CT 全身体模进行实训的,可提前设计临床 CT 检查申请单,供实训学生阅读。

根据临床 CT 检查申请单,核实受检者临床症状与体征,结合胸椎 CT 常规扫描的适应证与禁忌证,确定扫描部位与方式。

3. 交代注意事项及受检者准备 交代相关注意事项,受检者需脱掉外套,女性应脱掉内衣,去除胸部的金属异物,如项链等。向受检者交代扫描过程中的注意事项,如不要动、平静呼吸等。对于在学校实训室利用CT全身体模进行实训的,可由标准化病人扮演受检者,装饰金属异物。

4. 扫描体位摆设 带受检者入CT机房,摆设体位。受检者仰卧于检查床上,头先进,头颅放置于头架内,身体正中矢状面垂直于扫描床平面并与床面长轴中线重合,病人双手互抱手肘,置于头顶,屈膝,使病人胸椎的生理弧度尽可能与床面平行。开启定位指示灯,调整检查床位置,进床扫,使水平内定位线平胸骨颈静脉切迹平面,冠状定位线平腋后线,关闭定位指示灯。

5. 受检者防护 对受检者的非受检部位(头部、中下腹部、盆腔)用铅防护裙包裹:受检者上床前在需防护部位对应的床位置上放置铅防护用品,待部位摆设好后在前面覆盖铅防护用品,前后防护用品形成包裹。必须留在扫描室内的陪护人员应穿防护衣、戴防护帽及防护围脖。

6. 扫描 ①扫描定位像(一般取侧位像):在定位像上确定扫描范围,胸椎椎体应包括应包括 $C_7 \sim L_1$ 椎体,层厚和层间距为5~8mm。②正式扫描:根据受检者具体情况设计扫描条件,一般采用螺旋扫描,扫描过程中密切观察受检者情况、设备运行情况以及每次扫描的图像。若需观察胸椎椎间盘,一般采用螺旋扫描后重建获得图像。

7. 阅读扫描图像 扫描结束,阅读图像确定是否重新扫描、是否调整范围补充扫描等。

8. 放送受检者 检查完毕放送受检者,嘱其至候诊区等候,告知受检者领取(或自助打印)照片和诊断报告的时间、地点。

9. 图像处理与后处理 常规软组织窗和骨窗,软组织窗窗宽80~100Hu,窗位为35~40Hu;骨窗窗宽1 000~1 500Hu,窗位为300~350Hu,还可通过重组技术可获得胸椎的冠矢状位图像及三维立体图像,为病灶的定位和定性诊断提供帮助。可通过MPR重建胸椎椎间盘图像。

10. 图像排版与打印 打印椎体常规选择软组织窗和骨窗。图像排版时根据图像总数计算窗格(行×列),先将定位像输入打印窗格,然后按照解剖顺序从上到下依次输入平扫图像和后处理图像。图像布局合理,大小合适,位置居中,按解剖方向排序,排版兼顾诊断习惯和审美要求。安装了照片和报告自助打印系统的医院,可安排实训学生操作自助打印系统,增强其体会和感受。

【实训记录】

1. 胸椎CT常规扫描准备内容、注意事项。

2. 受检者的防护措施。

3. 扫描步骤、参数选择要点。

4. 图像后处理及照片打印特点与要求。

【实训报告】(填写实训报告单)

实训操作3 腰椎(椎间盘)CT常规扫描

【实训目标】

1. 正确阅读临床申请单,确定腰椎(椎间盘)CT扫描的适应证与禁忌证及注意事项。

2. 规范进行腰椎(椎间盘)CT的常规扫描操作。

3. 正确进行图像处理与后处理。

4. 正确进行图像的排版及打印。

5. 培养操作者的沟通交流能力和责任感,取得腰椎CT扫描受检者的高度配合。

【实训准备】

1. 器材 CT 机(或模拟仿真 CT 机、虚拟仿真 CT 操作系统)、图像后处理工作站、激光打印机、防护用品、抢救器械。

2. 环境 学校 CT 机房或医院 CT 检查室。

3. 受检者 计算机 X 线体层摄影全身体模或医院受检者。

【实训学时】

2 学时,分组进行。

【实训步骤】

1. 复习腰椎(椎间盘)CT 常规扫描相关理论知识,理解该实训操作的目的。

2. 接待受检者 在 HIS 和 PACS 系统中仔细阅读、核对受检者的临床 CT 检查申请单信息,分诊受检者至 CT 检查室。未建立网络信息系统的,需要核对纸质临床 CT 检查申请单,并扫描成电子申请单传输至 CT 检查室。对于在学校实训室利用 CT 全身体模进行实训的,可提前设计临床 CT 检查申请单,供实训学生阅读。

根据临床 CT 检查申请单,核实受检者临床症状与体征,结合腰椎(椎间盘)CT 常规扫描的适应证与禁忌证,确定扫描部位与方式。

3. 交代注意事项及受检者准备 交代相关注意事项,脱掉外套,女性需脱掉内衣,并做好受检者异物去除事宜,去除腰部的金属异物,如腰带、膏药、拉链等,需将外裤褪至大腿。向受检者交代扫描过程中的注意事项,如不要动、平静呼吸等。对于在学校实训室利用 CT 全身体模进行实训的,可由标准化病人扮演受检者,装饰金属异物。

4. 扫描体位摆设 带受检者入 CT 机房,摆设体位。受检者仰卧于检查床上,头先进,头颅放置于头架内,病人双手互抱手肘,置于头顶,屈膝,使病人腰椎的生理弧度尽可能与床面平行,身体正中矢状面垂直于扫描床平面并与床面长轴中线重合。开启定位指示灯,调整检查床位置,进床扫,使水平内定位线平剑突、冠状定位线平腋后线,关闭定位指示灯。

5. 受检者防护 对受检者的非受检部位(头部、颈部、胸部、盆腔)用铅防护裙包裹:受检者上床前在需防护部位对应的床位置上放置铅防护用品,待部位摆设好后在前面覆盖铅防护用品,前后防护用品形成包裹。必须留在扫描室内的陪护人员应穿防护衣、戴防护帽及防护围脖。

6. 扫描 ①扫描定位像(一般取侧位像):在定位像上确定扫描范围,腰椎椎体应包括 T_{12}~S_1 椎体,层厚和层间距为 5mm;腰椎椎间盘扫描包括所有椎间盘,扫描定位线平行于椎间隙,层厚和层间距为 2~3mm。②正式扫描:根据受检者具体情况设计扫描条件,一般采用螺旋扫描,扫描椎体时一般从 T_{12} 扫至 S_1 结束;扫描椎间盘时一般选择 $L_{3/4}$、$L_{4/5}$、L_5/S_1 椎间盘进行扫描,也可根据病人病情扫描 $L_{1/2}$、$L_{2/3}$、$L_{3/4}$、$L_{4/5}$、L_5/S_1 椎间盘。扫描过程中密切观察受检者情况、设备运行情况以及每次扫描的图像。

7. 阅读扫描图像 扫描结束,阅读图像确定是否重新扫描、是否调整范围补充扫描等。

8. 放送受检者 检查完毕放送受检者,嘱其至候诊区等候,告知受检者领取(或自助打印)照片和诊断报告的时间、地点。

9. 图像处理与后处理 常规软组织窗和骨窗,软组织窗窗宽 80~100Hu,窗位为 35~40Hu;骨窗窗宽 1 000~1 500Hu,窗位为 300~350Hu。可通过重组技术获得腰椎的冠矢状位图像及三维立体图像,为病灶的定位和定性诊断提供帮助。螺旋扫描后如需观察腰椎椎间盘,可通过 MPR 重建获得腰椎椎间盘图像。

10. 图像排版与打印 打印椎体常规选择软组织窗和骨窗;打印椎间盘常规选择软组织窗 2~3mm,如有骨质破坏,可加打印骨窗。图像排版时根据图像总数计算窗格(行×列),先将定位像输入打印窗格,然后按照解剖顺序从上到下依次输入平扫图像和后处理图像。图像布局合理,大小合适,位置居中,按解剖方向排列,排版兼顾诊断习惯和审美要求。安装了照片和报告自助打印系统的医院,可安排实训学生操作自助打印系统,增强其体会和感受。

【实训记录】

1. 腰椎(椎间盘)CT 常规扫描准备内容、注意事项。

2. 受检者的防护措施。

3. 扫描步骤、参数选择要点。

4. 图像后处理及照片打印特点与要求。

【实训报告】(填写实训报告单)

实训十一　盆腔 CT 检查

实训操作 1　盆腔 CT 常规扫描

【实训目标】

1. 正确阅读临床申请单,确定盆腔 CT 扫描的适应证与禁忌证,交代注意事项。

2. 规范进行盆腔 CT 的常规扫描操作。

3. 正确进行图像处理与后处理。

4. 正确进行图像的排版及打印。

5. 培养操作者的沟通交流能力和责任感,取得盆腔 CT 扫描受检者的高度配合。

【实训准备】

1. 器材　CT 机(或模拟仿真 CT 机、虚拟仿真 CT 操作系统)、图像后处理工作站、激光打印机、防护用品、抢救器械。

2. 环境　学校 CT 机房或医院 CT 检查室。

3. 受检者　计算机 X 线体层摄影全身体模或医院受检者。

【实训学时】

2 学时,分组进行。

【实训步骤】

1. 复习盆腔 CT 常规扫描相关理论知识,理解该实训操作的目的。

2. 接待受检者　在 HIS 和 PACS 系统中仔细阅读、核对受检者的临床 CT 检查申请单信息,分诊受检者至 CT 检查室。未建立网络信息系统的,需要核对纸质临床 CT 检查申请单,并扫描成电子申请单传输至 CT 检查室。对于在学校实训室利用 CT 全身体模进行实训的,可提前设计临床 CT 检查申请单,供实训学生阅读。

根据临床 CT 检查申请单,核实受检者临床症状与体征,结合盆腔 CT 常规扫描的适应证与禁忌证,确定扫描部位与方式。

3. 交代注意事项及受检者准备　交代相关注意事项,向受检者说明扫描过程中的要求,如不要动、屏气或平静呼吸等。核实受检者检查前 1 周内是否服用高原子序数或者含重金属成分的药物,是否做好肠道清洁准备工作(检查前 6 ~ 10h 分次口服 1% ~ 2% 的含碘对比剂水溶液 1 000 ~ 1 500ml,使远、近端小肠和结肠充盈,怀疑有直肠或乙状结肠病变,直接经直肠注入 1% ~ 2% 的含碘对比剂水溶液或空气 300ml)。受检者需脱掉外套,去除腰部的金属异物,如腰带、膏药、拉链等,需将外裤褪至大腿。对于在学校实训室利用 CT 全身体模进行实训的,可由标准化病人扮演受检者,装饰金属异物。

4. 扫描体位摆设 带受检者入 CT 机房,摆设体位。受检者仰卧于检查床上,头先进,病人双手互抱手肘,置于头顶,身体正中矢状面垂直于扫描床平面并与床面长轴中线重合。开启定位指示灯,调整检查床位置,近床扫,使水平内定位线平髂嵴、冠状定位线平腋中线,关闭定位指示灯。

5. 受检者防护 对受检者的非受检部位(头部、颈部、胸部、上腹部)用铅防护裙包裹:受检者上床前在需防护部位对应的床位置上放置铅防护用品,待部位摆设好后在前面覆盖铅防护用品,前后防护用品形成包裹。必须留在扫描室内的陪护人员应穿防护衣、戴防护帽及防护围脖。

6. 扫描 ①扫描定位像(一般取盆腔正位像):在该定位像上制订扫描计划,扫描范围包括双侧髂嵴至耻骨联合下缘,选择薄层螺旋扫描,嘱受检者平静呼吸或屏气。②正式扫描:根据受检者具体情况设计扫描条件,一般采用螺旋扫描,层厚和层间距为 5~10mm,螺距≤1mm。扫描过程中密切观察受检者情况、设备运行情况以及每次扫描的图像。发现占位性病变时,及时与病人及临床医师沟通进行增强扫描。

7. 阅读扫描图像 扫描结束,阅读图像确定是否重新扫描、是否调整范围补充扫描等。

8. 放送受检者 检查完毕放送受检者,嘱其至候诊区等候,告知受检者领取(或自助打印)照片和诊断报告的时间、地点。

9. 图像处理与后处理 常规软组织窗为主,软组织窗窗宽 80~100Hu,窗位为 35~40Hu,若观察骨质情况,图像可调节为骨窗。通过重组技术可获得冠矢状位图像及三维立体图像,为病灶的定位和定性诊断提供帮助,多方位地观察病灶和组织结构的形态、范围、大小及与周围组织的关系。

10. 图像排版与打印 常规打印软组织窗,如有骨质破坏可加打印骨窗。图像排版时根据图像总数计算窗格(行×列),先将定位像输入打印窗格,然后按照解剖顺序从上到下依次输入平扫图像和后处理图像。图像布局合理,大小合适,位置居中,按解剖方向排序,排版兼顾诊断习惯和审美要求。安装了照片和报告自助打印系统的医院,可安排实训学生操作自助打印系统,增强其体会和感受。

【实训记录】

1. 盆腔 CT 常规扫描准备内容、注意事项。

2. 受检者的防护措施。

3. 扫描步骤、参数选择要点。

4. 图像后处理及照片打印特点与要求。

【实训报告】(填写实训报告单)

实训操作 2 盆腔 CT 增强扫描

(注:无条件者可安排见习)

【实训目标】

1. 正确阅读临床申请单,确定盆腔 CT 增强扫描的适应证与禁忌证,交代注意事项。

2. 熟悉盆腔 CT 增强扫描操作。

3. 正确进行图像处理与后处理。

4. 正确进行图像的排版及打印。

5. 培养操作者的沟通交流能力和责任感,取得盆腔 CT 增强扫描受检者的高度配合。

【实训准备】

1. 器材 CT机(或模拟仿真CT机、虚拟仿真CT操作系统)、图像后处理工作站、激光打印机、防护用品、抢救器械。

2. 环境 医院CT检查室。

3. 受检者 医院受检者。

【实训学时】

根据医院预约受检者情况确定。

【实训步骤】

1. 复习盆腔CT增强扫描相关理论知识,理解该实训操作的目的。

2. 接待受检者 在HIS和PACS系统中仔细阅读、核对受检者的临床CT检查申请单信息,分诊受检者至CT检查室。未建立网络信息系统的,需要核对纸质临床CT检查申请单,并扫描成电子申请单传输至CT检查室。

根据临床CT检查申请单,核实受检者临床症状与体征,结合盆腔CT增强扫描的适应证与禁忌证,确定扫描部位与方式。

3. 交代注意事项及受检者准备 交代相关注意事项,核实检查前1周内是否服用高原子序数或者含重金属成分的药物,核实检查前是否做好肠道清洁准备(检查前6～10h分次口服1%～2%的含碘对比剂水溶液1 000～1 500ml,使远、近端小肠和结肠充盈,检查前保持膀胱充盈。怀疑有直肠或乙状结肠病变,直接经直肠注入1%～2%的含碘对比剂水溶液或空气(300ml)。脱掉外套,去除金属异物,如腰带、膏药、拉链等,需将外裤褪至大腿。向受检者交代扫描过程中的注意事项,如不要动、屏气或平静呼吸等。了解受检者有无碘对比剂禁忌证,有无其他药物过敏史,肾毒性药物使用情况及哮喘等,签署对比剂过敏反应告知书。由护理人员做好对比剂注入前的准备工作,建立外周静脉通道,准备高压注射器连接。

4. 扫描体位摆设 带受检者入CT机房,摆设体位。受检者仰卧于检查床上,头先进或足先进,病人双手互抱手肘,置于头顶,身体正中矢状面垂直于扫描床平面并与床面长轴中线重合。开启定位指示灯,调整检查床位置,近床扫,使水平内定位线平髂嵴、冠状定位线平腋中线,关闭定位指示灯。

5. 受检者防护 对受检者的非受检部位(头部、颈部、胸部、上腹部)用铅防护裙包裹;受检者上床前在需防护部位对应的床位置上放置铅防护用品,待部位摆设好后在前面覆盖铅防护用品,前后防护用品形成包裹。必须留在扫描室内的陪护人员应穿防护衣、戴防护帽及防护围脖。

6. 扫描 ①扫描定位像(一般取正位像):在该定位像上制订扫描计划,扫描范围包括双侧髂嵴至耻骨联合下缘,选择薄层螺旋扫描。②正式扫描:根据受检者具体情况设计扫描条件,嘱受检者平静呼吸或屏气。经静脉团注对比剂,成人用量80～100ml,儿童对比剂用量为50～70ml,注射速率为2.5～3.0ml/s,采用"三期扫描",扫描延迟时间分别为动脉期30～35s、静脉期60～75s和延迟期3～5min,也可选用自动阈值跟踪触发扫描。延迟期用于观察泌尿系统排泄功能。一般采用螺旋扫描,扫描过程中密切观察受检者情况、设备运行情况以及每次扫描的图像。

7. 阅读扫描图像 扫描结束,阅读图像确定是否重新扫描、是否调整范围补充扫描等。

8. 放送受检者 检查完毕放送受检者,嘱其至候诊区或观察区留观15～30min,以防发生对比剂过敏反应,确认无异常表现后方可离开。告知受检者领取(或自助打印)照片和诊断报告的时间、地点。

9. 图像处理与后处理 常规软组织窗为主,软组织窗窗宽80～100Hu,窗位为35～40Hu。若观察骨质情况,图像可调节为骨窗。通过薄层重建及其他重组技术可获得冠矢状位图像及三维立体图像,为病灶的定位和定性诊断提供帮助,多方位地观察病灶和组织结构的形态、范围、大小及与周围组织的关系。

10. 图像排版与打印 常规打印软组织窗图像,如有骨质破坏可加打印骨窗。图像排版时根据图像总数计算窗格(行×列),先将定位像输入打印窗格,然后按照解剖顺序从髂嵴至耻骨联合下缘,依次输入平扫图像、各期增强图像及病灶部位平扫、各期增强的 CT 值图像及其他后处理图像。图像布局合理,大小合适,位置居中,按解剖方向排序,排版兼顾诊断习惯和审美要求。安装了照片和报告自助打印系统的医院,可安排实训学生操作自助打印系统,增强其体会和感受。

【实训记录】

1. 盆腔 CT 增强扫描准备内容、注意事项。

2. 受检者的防护措施。

3. 扫描步骤、参数选择要点。

4. 图像后处理及照片打印特点与要求。

【实训报告】(填写实训报告单)

实训十二　四肢骨关节与软组织 CT 检查

实训操作 1　肩关节及锁骨 CT 常规扫描

【实训目标】

1. 正确阅读临床申请单,确定肩关节及锁骨 CT 扫描的适应证与禁忌证,交代注意事项。

2. 规范进行肩关节及锁骨 CT 的常规扫描操作。

3. 正确进行图像处理与后处理。

4. 正确进行图像的排版及打印。

5. 培养操作者的沟通交流能力和责任感,取得肩关节及锁骨 CT 扫描受检者的高度配合。

【实训准备】

1. 器材　CT 机(或模拟仿真 CT 机、虚拟仿真 CT 操作系统)、图像后处理工作站、激光打印机、防护用品、抢救器械。

2. 环境　学校 CT 机房或医院 CT 检查室。

3. 受检者　计算机 X 线体层摄影全身体模或医院受检者。

【实训学时】

2 学时,分组进行。

【实训步骤】

1. 复习肩关节及锁骨 CT 常规扫描相关理论知识,理解该实训操作的目的。

2. 接待受检者　在 HIS 和 PACS 系统中仔细阅读、核对受检者的临床 CT 检查申请单信息,分诊受检者至 CT 检查室。未建立网络信息系统的,需要核对纸质临床 CT 检查申请单,并扫描成电子申请单传输至 CT 检查室。对于在学校实训室利用 CT 全身体模进行实训的,可提前设计临床 CT 检查申请单,供实训学生阅读。

根据临床 CT 检查申请单,核实受检者临床症状与体征,根据适应证与禁忌证,确定扫描部位与方式。

3. 交代注意事项及受检者准备　交代相关注意事项,需脱掉外套,女性应脱掉内衣,去除金属异物,如项链等。向受检者交代扫描过程中的注意事项,如不要动、平静呼吸等。对于在学校实训室利用 CT 全身体模进行实训的,可由标准化病人扮演受检者,装饰金属异物。

4. 扫描体位摆设 带受检者入 CT 机房,摆设体位。受检者仰卧于检查床上,头先进,手置于身体两侧,呈解剖学位置。如扫双侧肩关节及锁骨,则受检者躺在检查床中间;如只扫单侧肩关节及锁骨,则尽量将被检侧肩关节及锁骨向检查中心靠近。开启定位指示灯,调整检查床位置,进床扫,使水平内定位线平肩部上缘 2cm、冠状定位线平腋中线,关闭定位指示灯。

5. 受检者防护 对受检者的非受检部位(头部、腹部、盆腔)用铅防护裙包裹:受检者上床前在需防护部位对应的床位置上放置铅防护用品,待部位摆设好后在前面覆盖铅防护用品,前后防护用品形成包裹。必须留在扫描室内的陪护人员应穿防护衣、戴防护帽及防护围脖。

6. 扫描 ①扫描定位像(一般取正位像):在定位像上确定扫描范围,应包括肩峰至肩胛骨下缘,在该定位像上制订扫描计划,根据扫描要求,确定扫描双侧或单侧肩关节或锁骨,然后进行具体扫描。②正式扫描:根据受检者具体情况设计扫描条件,一般采用螺旋扫描,螺距 0.8,重点观察肩关节时重建层厚和层间距为 5mm,重点观察锁骨和胸锁关节时重建层厚和层间距为 3mm。扫描过程中密切观察受检者情况、设备运行情况以及每次扫描的图像。

7. 阅读扫描图像 扫描结束,阅读图像确定是否重新扫描、是否调整范围补充扫描等。

8. 放送受检者 检查完毕放送受检者,嘱其至候诊区等候,告知受检者领取(或自助打印)照片和诊断报告的时间、地点。

9. 图像处理与后处理 常规用软组织窗和骨窗显示图像,可通过重组技术获得肩关节及锁骨的冠矢状位图像及三维立体图像,为病灶的定位和定性诊断提供帮助。

10. 图像排版与打印 打印软组织窗和骨窗,需要时可打印后处理图像。图像排版时根据图像总数计算窗格(行×列),先将定位像输入打印窗格,然后按照解剖顺序从上依下依次输入平扫图像和后处理图像。图像布局合理,大小合适,位置居中,按解剖方向排序,排版兼顾诊断习惯和审美要求。安装了照片和报告自助打印系统的医院,可安排实训学生操作自助打印系统,增强其体会和感受。

【实训记录】

1. 肩关节及锁骨 CT 常规扫描准备内容、注意事项。

2. 受检者的防护措施。

3. 扫描步骤、参数选择要点。

4. 图像后处理及照片打印特点与要求。

【实训报告】(填写实训报告单)

实训操作 2 肘关节及上肢长骨 CT 常规扫描

【实训目标】

1. 正确阅读临床申请单,确定肘关节及上肢长骨 CT 扫描的适应证与禁忌证,交代注意事项。

2. 规范进行肘关节及上肢长骨 CT 的常规扫描操作。

3. 正确进行图像处理与后处理。

4. 正确进行图像的排版及打印。

5. 培养操作者的沟通交流能力和责任感,取得受检者的高度配合。

【实训准备】

1. 器材 CT 机(或模拟仿真 CT 机、虚拟仿真 CT 操作系统)、图像后处理工作站、激光打印机、防护用品、抢救器械。

2. 环境　学校 CT 机房或医院 CT 检查室。

3. 受检者　计算机 X 线体层摄影全身体模或医院受检者。

【实训学时】

2 学时,分组进行。

【实训步骤】

1. 复习肘关节及上肢长骨 CT 常规扫描相关理论知识,明确该实训操作的目的。

2. 接待受检者　在 HIS 和 PACS 系统中仔细阅读、核对受检者的临床 CT 检查申请单信息,分诊受检者至 CT 检查室。未建立网络信息系统的,需要核对纸质临床 CT 检查申请单,并扫描成电子申请单传输至 CT 检查室。对于在学校实训室利用 CT 全身体模进行实训的,可提前设计临床 CT 检查申请单,供实训学生阅读。

根据临床 CT 检查申请单,核实受检者临床症状与体征,根据适应证与禁忌证,确定扫描部位与方式。

3. 交代注意事项及受检者准备　交代相关注意事项,并做好受检者异物去除事宜,对于在学校实训室利用 CT 全身体模进行实训的,可由标准化病人扮演受检者,装饰金属异物。

4. 扫描体位摆设　带受检者入 CT 机房,摆设体位。受检者仰卧于检查床上,头先进,手置于身体两侧,掌心向上,呈解剖学位置。尽量将被检侧肱骨、肘关节或尺桡骨向检查中心靠近。开启定位指示灯,调整检查床位置,进床扫,如扫描肱骨,使水平内定位线平肩部水平;如扫描肘关节或尺桡骨,则使水平内定位线平肘关节上缘或肱骨远端;冠状定位线均平腋中线,关闭定位指示灯。

5. 受检者防护　对受检者的非受检部位(头颈部为主)用铅防护裙包裹:受检者上床前在需防护部位对应的床位置上放置铅防护用品,待部位摆设好后在前面覆盖铅防护用品,前后防护用品形成包裹。必须留在扫描室内的陪护人员应穿防护衣、戴防护帽及防护围脖。

6. 扫描　①扫描定位像(一般取正位像):在定位像上确定扫描范围,肱骨定位像范围应包括肩峰至肘关节,肘关节定位范围包括肱骨下段至尺桡骨上段,尺桡骨定位像包括肘关节至腕关节。②正式扫描:根据受检者具体情况设计扫描条件,一般采用螺旋扫描,螺距为 0.55,重点观察肱骨时重建层厚和层间距为 5mm,重点观察肘关节时重建层厚和层间距为 3mm。扫描过程中密切观察受检者情况、设备运行情况以及每次扫描的图像。

7. 阅读扫描图像　扫描结束,阅读图像确定是否重新扫描、是否调整范围补充扫描等。

8. 放送受检者　检查完毕放送受检者,嘱其至候诊区等候,告知受检者领取(或自助打印)照片和诊断报告的时间、地点。

9. 图像处理与后处理　常规用软组织窗和骨窗显示图像,通过重组技术可获得肱骨、肘关节及尺桡骨的冠矢状位图像及三维立体图像,为病灶的定位和定性诊断提供帮助。

10. 图像排版与打印　常规打印软组织窗和骨窗。需要时可打印后处理图像。图像排版时根据图像总数计算窗格(行×列),先将定位像输入打印窗格,然后按照解剖顺序从上到下依次输入平扫图像和后处理图像。图像布局合理,大小合适,位置居中,按解剖方向排序,排版兼顾诊断习惯和审美要求。安装了照片和报告自助打印系统的医院,可安排实训学生操作自助打印系统,增强其体会和感受。

【实训记录】

1. 肱骨、肘关节及尺桡骨 CT 常规扫描准备内容、注意事项。

2. 受检者的防护措施。

3. 扫描步骤、参数选择要点。

4. 图像后处理及照片打印特点与要求。

【实训报告】（填写实训报告单）

实训操作 3　腕关节及手部 CT 常规扫描

【实训目标】

1. 正确阅读临床申请单,确定腕关节及手部 CT 扫描的适应证与禁忌证,交代注意事项。

2. 规范进行腕关节及手部 CT 的常规扫描操作。

3. 正确进行图像处理与后处理。

4. 正确进行图像的排版及打印。

5. 培养操作者的沟通交流能力和责任感,取得腕关节及手部 CT 扫描受检者的高度配合。

【实训准备】

1. 器材　CT 机(或模拟仿真 CT 机、虚拟仿真 CT 操作系统)、图像后处理工作站、激光打印机、防护用品、抢救器械。

2. 环境　学校 CT 机房或医院 CT 检查室。

3. 受检者　CT 全身体模或医院受检者。

【实训学时】

2 学时,分组进行。

【实训步骤】

1. 复习理论知识　复习腕关节及手部 CT 常规扫描相关理论知识,理解该实训操作的目的。

2. 接待受检者　在 HIS 和 PACS 系统中仔细阅读、核对受检者的临床 CT 检查申请单信息,分诊受检者至 CT 检查室。未建立网络信息系统的,需要核对纸质临床 CT 检查申请单,并扫描成电子申请单传输至 CT 检查室。对于在学校实训室利用 CT 全身体模进行实训的,可提前设计临床 CT 检查申请单,供实训学生阅读。

根据临床 CT 检查申请单,核实受检者临床症状与体征,根据适应证与禁忌证,确定扫描部位与方式。

3. 交代注意事项及受检者准备　交代相关注意事项,并做好受检者异物去除事宜。对于在学校实训室利用 CT 全身体模进行实训的,可由标准化病人扮演受检者,装饰金属异物。

4. 扫描体位摆设　带受检者入 CT 机房,摆设体位。受检者俯卧于检查床上,头先进,手伸直举过头顶,掌心向下紧贴检查床面。开启定位指示灯,调整检查床位置,进床扫,腕关节扫描时、使水平内定位线平腕关节远端(或手掌部);手部扫描时、使内水平定位线平指尖,关闭定位指示灯。

5. 受检者防护　对受检者的非受检部位(头颈部、胸部、腹部、盆腔)用铅防护裙包裹;受检者上床前在需防护部位对应的床位置上放置铅防护用品,待部位摆设好后在前面覆盖铅防护用品,前后防护用品形成包裹。必须留在扫描室内的陪护人员应穿防护衣、戴防护帽及防护围脖。

6. 扫描　①扫描定位像(一般取正位像):在定位像上确定扫描范围,腕关节定位像范围应包括尺桡骨下段至掌心,手部定位像范围应包括腕关节至中指末节指骨尖端。②正式扫描:根据受检者具体情况设计扫描条件,一般采用螺旋扫描,螺距为 0.65,重点观察手部时重建层厚和层间距为 5mm,重点观察腕关节时重建层厚和层间距为 2mm。扫描过程中密切观察受检者情况、设备运行情况以及每次扫描的图像。

7. 阅读扫描图像　扫描结束,阅读图像确定是否重新扫描、是否调整范围补充扫描等。

8. 放送受检者　检查完毕放送受检者,嘱其至候诊区等候,告知受检者领取(或自助打印)

照片和诊断报告的时间、地点。

9. 图像处理与后处理　常规用软组织窗和骨窗显示图像,通过重组技术可获得腕关节及手部的冠矢状位图像及三维立体图像,为病灶的定位和定性诊断提供帮助。

10. 图像排版与打印　常规打印软组织窗和骨窗,必要时可打印后处理图像。图像排版时根据图像总数计算窗格(行×列),先将定位像输入打印窗格,然后按照解剖顺序从上到下依次输入平扫图像和后处理图像。图像布局合理,大小合适,位置居中,按解剖方向排序,排版兼顾诊断习惯和审美要求。安装了照片和报告自助打印系统的医院,可安排实训学生操作自助打印系统,增强其体会和感受。

【实训记录】

1. 腕关节及手部 CT 常规扫描准备内容、注意事项。

2. 受检者的防护措施。

3. 扫描步骤、参数选择要点。

4. 图像后处理及照片打印特点与要求。

【实训报告】(填写实训报告单)

实训操作 4　髋关节及股骨 CT 常规扫描

【实训目标】

1. 正确阅读临床申请单,确定髋关节及股骨 CT 扫描的适应证与禁忌证,交代注意事项。

2. 规范进行髋关节及股骨 CT 的常规扫描操作。

3. 正确进行图像处理与后处理。

4. 正确进行图像的排版及打印。

5. 培养操作者的沟通交流能力和责任感,取得髋关节及股骨 CT 扫描受检者的高度配合。

【实训准备】

1. 器材　CT 机(或模拟仿真 CT 机、虚拟仿真 CT 操作系统)、图像后处理工作站、激光打印机、防护用品、抢救器械等。

2. 环境　学校 CT 机房或医院 CT 检查室。

3. 受检者　计算机 X 线体层摄影全身体模或医院受检者。

【实训学时】

2 学时,分组进行。

【实训步骤】

1. 复习髋关节及股骨 CT 常规扫描相关理论知识,明确该实训操作的目的。

2. 接待受检者　在 HIS 和 PACS 系统中仔细阅读、核对受检者的临床 CT 检查申请单信息,分诊受检者至 CT 检查室。未建立网络信息系统的,需要核对纸质临床 CT 检查申请单,并扫描成电子申请单传输至 CT 检查室。对于在学校实训室利用 CT 全身体模进行实训的,可提前设计临床 CT 检查申请单,供实训学生阅读。

根据临床 CT 检查申请单,核实受检者临床症状与体征,根据适应证与禁忌证,确定扫描部位与方式。

3. 交代注意事项及受检者准备　交代相关注意事项,受检者脱掉外套,去除腿部的金属异物,如腰带、钥匙、拉链等,外裤需脱至膝盖以下。向受检者交代扫描过程中的注意事项,如不要动等。对于在学校实训室利用 CT 全身体模进行实训的,可由标准化病人扮演受检者,装饰金属异物。

4. 扫描体位摆设 带受检者入 CT 机房,摆设体位。受检者仰卧于检查床上,头先进或足先进均可,双足尖向内侧旋转并拢,双手抱手肘,置于头顶。开启定位指示灯,调整检查床位置,进床扫,使水平内定位线平髂前上棘、冠状定位线平腋中线,关闭定位指示灯。

5. 受检者防护 对受检者的非受检部位(头颈部、胸部、腹部)用铅防护裙包裹:受检者上床前在需防护部位对应的床位置上放置铅防护用品,待部位摆设好后在前面覆盖铅防护用品,前后防护用品形成包裹。必须留在扫描室内的陪护人员应穿防护衣、戴防护帽及防护围脖。

6. 扫描 ①扫描定位像(一般取正位像):在定位像上确定扫描范围,髋关节定位像范围应包括髋臼上 2cm 至小转子平面,股骨定位像范围包括髋关节上缘至膝关节下缘。②正式扫描:根据受检者具体情况设计扫描条件,一般采用螺旋扫描,螺距为 0.5~1.0,重建层厚和层间距为 5mm。扫描过程中密切观察受检者情况、设备运行情况以及每次扫描的图像。

7. 阅读扫描图像 扫描结束,阅读图像确定是否重新扫描、是否调整范围补充扫描等。

8. 放送受检者 检查完毕放送受检者,嘱其至候诊区等候,告知受检者领取(或自助打印)照片和诊断报告的时间、地点。

9. 图像处理与后处理 常规用软组织窗和骨窗显示图像,通过重组技术可获得髋关节及股骨的冠矢状位图像及三维立体图像,为病灶的定位和定性诊断提供帮助。

10. 图像排版与打印 常规打印软组织窗和骨窗,必要时可打印后处理图像。图像排版时根据图像总数计算窗格(行×列),先将定位像输入打印窗格,然后按照解剖顺序从上到下依次输入平扫图像和后处理图像。图像布局合理,大小合适,位置居中,按解剖方向排序,排版兼顾诊断习惯和审美要求。安装了照片和报告自助打印系统的医院,可安排实训学生操作自助打印系统,增强其体会和感受。

【实训记录】

1. 髋关节及股骨 CT 常规扫描准备内容、注意事项。

2. 受检者的防护措施。

3. 扫描步骤、参数选择要点。

4. 图像后处理及照片打印特点与要求。

【实训报告】(填写实训报告单)

实训操作 5 膝关节、胫腓骨及踝关节 CT 常规扫描

【实训目标】

1. 正确阅读临床申请单,确定膝关节、胫腓骨及踝关节 CT 扫描的适应证和禁忌证,交代注意事项。

2. 规范进行膝关节、胫腓骨及踝关节 CT 的常规扫描操作。

3. 正确进行图像处理与后处理。

4. 正确进行图像的排版及打印。

5. 培养操作者的沟通交流能力和责任感,取得膝关节、胫腓骨及踝关节 CT 扫描受检者的高度配合。

【实训准备】

1. 器材 CT 机(或模拟仿真 CT 机、虚拟仿真 CT 操作系统)、图像后处理工作站、激光打印机、防护用品、抢救器械等。

2. 环境 学校 CT 机房或医院 CT 检查室。

3. 受检者 计算机 X 线体层摄影全身体模或医院受检者。

【实训学时】

2 学时,分组进行。

【实训步骤】

1. 复习膝关节、胫腓骨及踝关节 CT 常规扫描相关理论知识,明确该实训操作的目的。

2. 接待受检者　在 HIS 和 PACS 系统中仔细阅读、核对受检者的临床 CT 检查申请单信息,分诊受检者至 CT 检查室。未建立网络信息系统的,需要核对纸质临床 CT 检查申请单,并扫描成电子申请单传输至 CT 检查室。对于在学校实训室利用 CT 全身体模进行实训的,可提前设计临床 CT 检查申请单,供实训学生阅读。

根据临床 CT 检查申请单,核实受检者临床症状与体征,根据适应证与禁忌证,确定扫描部位与方式。

3. 交代注意事项及受检者准备　交代相关注意事项,去除受检者的金属异物,如外裤上有金属成分物质,需将外裤脱下。向受检者交代扫描过程中的注意事项,如不要动等。对于在学校实训室利用 CT 全身体模进行实训的,可由标准化病人扮演受检者,装饰金属异物。

4. 扫描体位摆设　带受检者入 CT 机房,摆设体位。受检者足先进,取仰卧位,双下肢伸直并拢,足尖向上,双手互抱手肘,置于头顶。开启定位指示灯,调整检查床位置,进床扫,如扫描膝关节及胫腓骨,使水平内定位线平膝关节上缘(股骨下段);如扫描踝关节,使水平内定位线平踝关节上缘(胫腓骨下段),冠状定位线平小腿或踝关节正中冠状面,关闭定位指示灯。

5. 受检者防护　对受检者的非受检部位(头颈部、胸腹部、盆腔)用铅防护裙包裹:受检者上床前在需防护部位对应的床位置上放置铅防护用品,待部位摆设好后在前面覆盖铅防护用品,前后防护用品形成包裹。必须留在扫描室内的陪护人员应穿防护衣、戴防护帽及防护围脖。

6. 扫描　①扫描定位像(一般取正位像):在定位像上确定扫描范围,膝关节定位像范围应包括股骨下段(髌骨上 5cm)至胫腓骨上段(胫骨平台下 5cm),胫腓骨定位像范围包括膝关节上缘至踝关节下缘,踝关节定位像范围包括胫腓骨下段至足底。②正式扫描:根据受检者具体情况设计扫描条件,一般采用螺旋扫描,螺距为 0.85/1.0,重点观察胫腓骨时重建层厚和层间距为5mm,重点观察膝关节时重建层厚和层间距为 1.5mm,重点观察踝关节时重建层厚和层间距为2mm。扫描过程中密切观察受检者情况、设备运行情况以及每次扫描的图像。

7. 阅读扫描图像　扫描结束,阅读图像确定是否重新扫描、是否调整范围补充扫描等。

8. 放送受检者　检查完毕放送受检者,嘱其至候诊区等候,告知受检者领取(或自助打印)照片和诊断报告的时间、地点。

9. 图像处理与后处理　常规用软组织窗和骨窗显示图像,通过重组技术可获得膝关节、胫腓骨及踝关节的冠矢状位图像及三维立体图像,为病灶的定位和定性诊断提供帮助。

10. 图像排版与打印　常规打印软组织窗和骨窗,必要时可打印后处理图像。图像排版时根据图像总数计算窗格(行×列),先将定位像输入打印窗格,然后按照解剖顺序从上到下依次输入平扫图像和后处理图像。图像布局合理,大小合适,位置居中,按解剖方向排序,排版兼顾诊断习惯和审美要求。安装了照片和报告自助打印系统的医院,可安排实训学生操作自助打印系统,增强其体会和感受。

【实训记录】

1. 膝关节、胫腓骨及踝关节 CT 常规扫描准备内容、注意事项。

2. 受检者的防护措施。

3. 扫描步骤、参数选择要点。

4. 图像后处理及照片打印特点与要求。

【实训报告】（填写实训报告单）

实训操作6 足部CT常规扫描

【实训目标】

1. 正确阅读临床申请单，确定足部CT扫描的适应证与禁忌证，交代注意事项。

2. 规范进行足部CT的常规扫描操作。

3. 正确进行图像处理与后处理。

4. 正确进行图像的排版及打印。

5. 培养操作者的沟通交流能力和责任感，取得足部CT扫描受检者的高度配合。

【实训准备】

1. 器材 CT机（或模拟仿真CT机、虚拟仿真CT操作系统）、图像后处理工作站、激光打印机、防护用品、抢救器械等。

2. 环境 学校CT机房或医院CT检查室。

3. 受检者 计算机X线体层摄影全身体模或医院受检者。

【实训学时】

2学时，分组进行。

【实训步骤】

1. 复习足部CT常规扫描相关理论知识，明确该实训操作的目的。

2. 接待受检者 在HIS和PACS系统中仔细阅读、核对受检者的临床CT检查申请单信息，分诊受检者至CT检查室。未建立网络信息系统的，需要核对纸质临床CT检查申请单，并扫描成电子申请单传输至CT检查室。对于在学校实训室利用CT全身体模进行实训的，可提前设计临床CT检查申请单，供实训学生阅读。

根据临床CT检查申请单，核实受检者临床症状与体征，结合足部CT常规扫描的适应证与禁忌证，确定扫描部位与方式。

3. 交代注意事项及受检者准备 交代相关注意事项，去除受检者的金属异物，如外裤上有金属成分物质，需将外裤脱下。向受检者交代扫描过程中的注意事项，如不要动等。对于在学校实训室利用CT全身体模进行实训的，可由标准化病人扮演受检者，装饰金属异物。

4. 扫描体位摆设 带受检者入CT机房，摆设体位。受检者足先进，取仰卧位，屈膝，足部踩在检查床上，足部长轴与检查床长轴方向一致，双手互抱手肘，置于头顶。开启定位指示灯，调整检查床位置，进床扫，使水平内定位线平足趾远端（或足尖）。

5. 受检者防护 对受检者的非受检部位（头颈部、胸腹部、盆腔）用铅防护裙包裹：受检者上床前在需防护部位对应的床位置上放置铅防护用品，待部位摆设好后在前面覆盖铅防护用品，前后防护用品形成包裹。必须留在扫描室内的陪护人员应穿防护衣、戴防护帽及防护围脖。

6. 扫描 ①扫描定位像（一般取正位像）：在定位像上确定扫描范围，应包括整个足部（足趾远端至跟骨）。②正式扫描：根据受检者具体情况设计扫描条件，一般采用螺旋扫描，螺距为0.85，观察足部重建层厚和层间距为3mm。扫描过程中密切观察受检者情况、设备运行情况以及每次扫描的图像。

7. 阅读扫描图像 扫描结束，阅读图像确定是否重新扫描、是否调整范围补充扫描等。

8. 放送受检者 检查完毕放送受检者，嘱其至候诊区等候，告知受检者领取（或自助打印）照片和诊断报告的时间、地点。

9. 图像处理与后处理 常规用软组织窗和骨窗显示图像，通过重组技术可获得足部的冠矢状位图像及三维立体图像,为病灶的定位和定性诊断提供帮助。

10. 图像排版与打印 常规打印软组织窗和骨窗,必要时可打印后处理图像。图像排版时根据图像总数计算窗格(行×列),先将定位像输入打印窗格,然后按照解剖顺序从上到下依次输入平扫图像和后处理图像。图像布局合理,大小合适,位置居中,按解剖方向排序,排版兼顾诊断习惯和审美要求。安装了照片和报告自助打印系统的医院,可安排实训学生操作自助打印系统,增强其体会和感受。

【实训记录】

1. 足部 CT 常规扫描准备内容、注意事项。

2. 受检者的防护措施。

3. 扫描步骤、参数选择要点。

4. 图像后处理及照片打印特点与要求。

【实训报告】(填写实训报告单)

实训十三 CT 血管成像检查

(注:无条件者可安排见习)

实训操作 1 头颈部 CT 血管成像检查

【实训目标】

1. 正确阅读临床申请单,确定头颈部计算机体层摄影血管造影(CT 血管成像)扫描的适应证与禁忌证,交代注意事项。

2. 熟悉头颈部 CT 血管成像扫描操作。

3. 正确进行图像处理与后处理。

4. 正确进行图像排版及打印。

5. 培养操作者的沟通交流能力和责任感,取得头颈部 CT 血管成像扫描受检者的高度配合。

【实训准备】

1. 器材 CT 机(或模拟仿真 CT 机、虚拟仿真 CT 操作系统)、图像后处理工作站、激光打印机、防护用品、抢救器械等。

2. 环境 医院 CT 检查室。

3. 受检者 医院受检者。

【实训学时】

根据预约受检者情况而定。

【实训步骤】

1. 复习头颈部 CT 血管成像扫描相关理论知识,重点复习 CT 血管成像检查对比剂的正确使用(剂量、浓度、注射速度)和注射延迟方式的有关知识。

2. 接待受检者 在 HIS 和 PACS 系统中仔细阅读、核对受检者的临床 CT 检查申请单信息,分诊受检者至 CT 检查室。未建立网络信息系统的,需要核对纸质临床 CT 检查申请单,并扫描成电子申请单传输至 CT 检查室。

根据临床 CT 检查申请单,核实受检者临床症状与体征,结合头颈部 CT 血管成像常规扫描的适应证与禁忌证,确定检查方式。

3. 交代注意事项及受检者准备 扫描中受检者体位须保持不动,婴幼儿及不配合的成人受检者应视情况给予药物镇静。向受检者说明检查床移动和扫描时噪声属于正常情况,并告知扫描所需时间,以消除受检者紧张心理。CT 血管成像扫描的准备工作有:核实受检者有无碘对比剂禁忌证,有无其他药物过敏史,肾毒性药物使用情况及哮喘等;签署对比剂过敏反应告知书;核实是否禁食 4h 以上;护理人员做好对比剂注入前的准备工作,建立外周静脉通道,准备高压注射器连接。

4. 扫描体位摆设 带受检者入 CT 机房,摆设体位。受检者仰卧于检查床上,头先进,头颅放置于头架内,头部正中矢状面垂直于检查床面,并与床面中线重合,听眦线垂直于检查床面。操作扫描床相应按键,调整扫描床至适合高度,开启定位指示灯,进床扫,移动检查床,使头颅位于扫描孔(扫描视野)内的预定位置,并使水平内定位线平颅顶部,冠状定位线平头颅正中冠状面,关闭定位指示灯。扫描期间受检者保持静止不动,可采用绑带固定。

5. 受检者防护 对受检者的非受检部位(胸部、腹部、盆腔)用铅防护裙包裹:受检者上床前在需防护部位对应的床位置上放置铅防护用品,待部位摆设好后在前面覆盖铅防护用品,前后防护用品形成包裹。必须留在扫描室内的陪护人员应穿防护衣、戴防护帽及防护围脖。

6. 扫描 选择头颈部 CT 血管成像序列。

(1)扫描定位像:一般采用双定位像(正位和侧位像),在侧位像上确定扫描范围,头部 CT 血管成像应包括 C_2 至颅顶;颈部 CT 血管成像应包括主动脉弓上缘至鼻咽部。

(2)正式扫描:采用团注对比剂跟踪技术,注射速率 3~5ml/s,60~80ml。延迟 12~25s,触发点设于在主动脉弓,阈值为 100Hu,螺距 1.0,重建层厚小于 2mm,重建间隔重叠 30%~50%。扫描过程中密切观察受检者情况、设备运行情况以及每次扫描的图像。

7. 阅读扫描图像 扫描结束,阅读图像确定是否重新扫描、是否调整范围补充扫描等。

8. 放送受检者 检查完毕放送受检者,嘱其至候诊区或观察区留观 15~30min,以防发生对比剂过敏反应,确认无异常表现后方可离开。告知受检者领取(或自助打印)照片和诊断报告的时间、地点。

9. 图像处理与后处理 在图像后处理工作站处理图像,将轴位图像进行 MPR、CPR、MIP、VR 和 VE 等方式重建。

10. 图像排版与打印 图像排版时根据图像总数计算窗格(行×列),先将定位像输入打印窗格,然后按照解剖顺序从上到下依次输入平扫图像和选择有代表性的轴位图像及 MPR、CPR、MIP、VR 和 VE 等后处理图像。布局合理,大小合适,位置居中。根据机器型号可选择自动打印或手工打印。安装了照片和报告自助打印系统的医院,可安排实训学生操作自助打印系统,增强其体会和感受。

【实训记录】

1. 头颈部 CT 血管成像常规扫描准备内容、注意事项。

2. 受检者的防护措施。

3. 扫描步骤、参数选择要点。

4. 图像后处理及照片打印特点与要求。

【实训报告】(填写实训报告单)

实训操作 2 心脏及冠状动脉 CT 血管成像检查

【实训目标】

1. 正确阅读临床申请单,确定心脏与冠状动脉 CT 血管成像扫描的适应证与禁忌证,交代注意事项。

2. 熟悉心脏与冠状动脉 CT 血管成像扫描操作。

3. 正确进行图像处理与后处理。

4. 正确进行图像排版及打印。

5. 培养操作者的沟通交流能力和责任感,取得心脏与冠状动脉 CT 血管成像扫描受检者的高度配合。

【实训准备】

1. 器材 CT 机(或模拟仿真 CT 机、虚拟仿真 CT 操作系统)、图像后处理工作站、激光打印机、防护用品、抢救器械等。

2. 环境 医院 CT 检查室。

3. 受检者 医院受检者。

【实训学时】

根据预约受检者情况而定。

【实训步骤】

1. 复习心脏与冠状动脉 CT 血管成像扫描相关理论知识,重点复习 CT 血管成像检查对比剂的正确使用(剂量、浓度、注射速度)和注射延迟方式的有关知识。

2. 接待受检者 在 HIS 和 PACS 系统中仔细阅读、核对受检者的临床 CT 检查申请单信息,分诊受检者至 CT 检查室。未建立网络信息系统的,需要核对纸质临床 CT 检查申请单,并扫描成电子申请单传输至 CT 检查室。

根据临床 CT 检查申请单,核实受检者临床症状与体征,结合心脏与冠状动脉 CT 血管成像扫描的适应证与禁忌证,确定扫描部位与方式。

3. 交代注意事项及受检者准备 扫描中受检者体位须保持不动,婴幼儿及不配合的成人受检者应视情况给予药物镇静。向受检者说明检查床移动和扫描时噪声属于正常情况,并告知扫描所需时间,以消除受检者紧张心理。CT 血管成像扫描的准备工作有:核实受检者有无碘对比剂禁忌证,有无其他药物过敏史,肾毒性药物使用情况及哮喘等;签署对比剂过敏反应告知书;核实是否禁食 4h 以上;护理人员做好对比剂注入前的准备工作,建立外周静脉通道,准备高压注射器连接。

4. 扫描体位摆设 带受检者入 CT 机房,摆设体位。受检者常规取仰卧位,头先进,胸部正中矢状面垂直于扫描床平面并与床面长轴中线重合,双上肢自然上举,手臂举过头顶抱头或靠在头臂支架上。病人躯干伸直,不能旋转。开启定位指示灯,调整检查床位置,扫描区域中的躯干通过激光标记居中,关闭定位指示灯。

5. 受检者防护 对受检者的非受检部位(颈部、腹部、盆腔)用铅防护裙包裹;受检者上床前在需防护部位对应的床位置上放置铅防护用品,待部位摆设好后在前面覆盖铅防护用品,前后防护用品形成包裹。必须留在扫描室内的陪护人员应穿防护衣、戴防护帽及防护围脖等。

6. 扫描 根据病人心率选择相关扫描序列。

(1) 扫描定位像(一般采用正位像):确定扫描范围从气管隆嵴下方至膈顶下方 1cm,范围 12~14cm,靶视野 15~20cm。

(2) 正式扫描:采用团注对比剂跟踪技术,注射速率 3~5ml/s,60~80ml。采用双筒注射方式,延迟 12~25s,触发点设在升主动脉或降主动脉,阈值为 100Hu,螺距 0.16~0.24,重建层厚 0.625mm,重建增量 0.625mm。扫描过程中密切观察受检者情况、设备运行情况以及每次扫描的图像。

7. 阅读扫描图像 扫描结束,阅读图像确定是否重新扫描、是否调整范围补充扫描等。

8. 放送受检者 检查完毕放送受检者,嘱其至候诊区或观察区留观 15~30min,以防发生对比剂过敏反应,确认无异常表现后方可离开。告知受检者领取(或自助打印)照片和诊断报告的时间、地点。

9. 图像处理与后处理 在图像后处理工作站处理图像,将轴位图像进行 MPR、CPR、MIP、VR 和 VE 等方式重建。

10. 图像排版与打印 图像排版时根据图像总数计算窗格(行×列),先将定位像输入打印窗格,然后按照解剖顺序从上到下依次输入平扫图像和选择有代表性的轴位图像及 MPR、CPR、MIP、VR 和 VE 等后处理图像。布局合理,大小合适,位置居中。根据机器型号可选择自动打印或手工打印。安装了照片和报告自助打印系统的医院,可安排实训学生操作自助打印系统,增强其体会和感受。

【实训记录】

1. 心脏与冠状动脉 CT 血管成像扫描准备内容和注意事项。

2. 受检者的防护措施。

3. 扫描步骤、参数选择要点。

4. 图像后处理及照片打印特点与要求。

【实训报告】(填写实训报告单)

实训操作 3 肺动脉 CT 血管成像检查

【实训目标】

1. 正确阅读临床申请单,确定肺动脉 CT 血管成像扫描的适应证与禁忌证,交代注意事项。

2. 熟悉肺动脉 CT 血管成像扫描操作。

3. 正确进行图像处理与后处理。

4. 正确进行图像排版及打印。

5. 培养操作者的沟通交流能力和责任感,取得肺动脉 CT 血管成像扫描受检者的高度配合。

【实训准备】

1. 器材 CT 机(或模拟仿真 CT 机、虚拟仿真 CT 操作系统)、图像后处理工作站、激光打印机、防护用品、抢救器械。

2. 环境 医院 CT 检查室。

3. 受检者 医院受检者。

【实训学时】

根据预约受检者情况而定。

【实训步骤】

1. 复习肺动脉 CT 血管成像扫描相关理论知识,重点复习 CT 血管成像检查对比剂的正确使用(剂量、浓度、注射速度)和注射延迟方式的有关知识。

2. 接待受检者 在 HIS 和 PACS 系统中仔细阅读、核对受检者的临床 CT 检查申请单信息,分诊受检者至 CT 检查室。未建立网络信息系统的,需要核对纸质临床 CT 检查申请单,并扫描成电子申请单传输至 CT 检查室。

根据临床 CT 检查申请单,核实受检者临床症状与体征,结合肺动脉 CT 血管成像扫描的适应证与禁忌证,确定扫描部位与方式。

3. 交代注意事项及受检者准备 扫描中受检者体位须保持不动,婴幼儿及不配合的成人受检者应视情况给予药物镇静。向受检者说明检查床移动和扫描时噪声属于正常情况,并告知扫描所需时间,以消除受检者紧张心理。CT 血管成像扫描的准备工作有:核实受检者有无碘对比剂禁忌证,有无其他药物过敏史,肾毒性药物使用情况及哮喘等;签署对比剂过敏反应告知书;核实是否禁食 4h 以上;护理人员做好对比剂注入前的准备工作,建立外周静脉通道,准备高压注射器连接。

4. 扫描体位摆设　带受检者入 CT 机房,摆设体位。受检者常规取仰卧位,头先进,胸部正中矢状面垂直于扫描床平面并与床面长轴中线重合,双上肢自然上举,手臂举过头顶抱头或靠在头臂支架上。病人躯干伸直,不能旋转。开启定位指示灯,调整检查床位置,扫描区域中的躯干通过激光标记居中,关闭定位指示灯。

5. 受检者防护　对受检者的非受检部位(颈部、腹部、盆腔)用铅防护裙包裹;受检者上床前在需防护部位对应的床位置上放置铅防护用品,待部位摆设好后在前面覆盖铅防护用品,前后防护用品形成包裹。必须留在扫描室内的陪护人员应穿防护衣、戴防护帽及防护围脖。

6. 扫描　选择肺动脉 CT 血管成像扫描序列。

(1) 扫描定位像(一般采用正位像):确定扫描范围从主动脉弓上 1cm 至膈顶。

(2) 正式扫描:采用团注对比剂跟踪技术,注射速率 3~5ml/s,40~70ml。延迟 8~12s,触发点设在肺动脉干,阈值为 100Hu,螺距 1.0,重建层厚小于 2mm,重建间隔重叠 30%~50%。扫描过程中密切观察受检者情况、设备运行情况以及每次扫描的图像。

7. 阅读扫描图像　扫描结束,阅读图像确定是否重新扫描、是否调整范围补充扫描等。

8. 放送受检者　检查完毕放送受检者,嘱其至候诊区或观察区留观 15~30min,以防发生对比剂过敏反应,确认无异常表现后方可离开。告知受检者领取(或自助打印)照片和诊断报告的时间、地点。

9. 图像处理与后处理　在图像后处理工作站处理图像,将轴位图像进行 MPR、CPR、MIP、VR 和 VE 等方式重建。

10. 图像排版与打印　图像排版时根据图像总数计算窗格(行×列),先将定位像输入打印窗格,然后按照解剖顺序从上到下依次输入平扫图像和选择有代表性的轴位图像及 MPR、CPR、MIP、VR 和 VE 等后处理图像。布局合理,大小合适,位置居中。根据机器型号可选择自动打印或手工打印。安装了照片和报告自助打印系统的医院,可安排实训学生操作自助打印系统,增强其体会和感受。

【实训记录】

1. 肺动脉 CT 血管成像常规扫描准备内容、注意事项。

2. 受检者的防护措施。

3. 扫描步骤、参数选择要点。

4. 图像后处理及照片打印特点与要求。

【实训报告】(填写实训报告单)

实训操作 4　主动脉 CT 血管成像检查

【实训目标】

1. 正确阅读临床申请单,确定主动脉 CT 血管成像常规扫描的适应证与禁忌证,交代注意事项。

2. 规范主动脉 CT 血管成像常规扫描操作。

3. 正确进行图像处理与后处理。

4. 正确进行图像排版及打印。

5. 培养操作者的沟通交流能力和责任感,取得主动脉 CT 血管成像扫描受检者的高度配合。

【实训准备】

1. 器材 CT 机(或模拟仿真 CT 机、虚拟仿真 CT 操作系统)、图像后处理工作站、激光打印机、防护用品、抢救器械等。

2. 环境 医院 CT 检查室。

3. 受检者 医院受检者。

【实训学时】

根据预约受检者情况而定。

【实训步骤】

1. 复习主动脉 CT 血管成像扫描相关理论知识,重点复习 CT 血管成像检查对比剂的正确使用(剂量、浓度、注射速度)和注射延迟方式的有关知识。

2. 接待受检者 在 HIS 和 PACS 系统中仔细阅读、核对受检者的临床 CT 检查申请单信息,分诊受检者至 CT 检查室。未建立网络信息系统的,须核对纸质临床 CT 检查申请单,并扫描成电子申请单传输至 CT 检查室。

根据临床 CT 检查申请单,核实受检者临床症状与体征,结合主动脉 CT 血管成像扫描的适应证与禁忌证,确定扫描部位与方式。

3. 交代注意事项及受检者准备 扫描中受检者体位须保持不动,婴幼儿及不配合的成人受检者应视情况给予药物镇静。向受检者说明检查床移动和扫描时噪声属于正常情况,并告知扫描所需时间,以消除受检者紧张心理。CT 血管成像扫描的准备工作有:核实受检者有无碘对比剂禁忌证,有无其他药物过敏史,肾毒性药物使用情况及哮喘等;签署对比剂过敏反应告知书;核实是否禁食 4h 以上;护理人员做好对比剂注入前的准备工作,建立外周静脉通道,准备高压注射器连接。

4. 扫描体位摆设 带受检者入 CT 机房,摆设体位。受检者常规取仰卧位,头先进,胸部正中矢状面垂直于扫描床平面并与床面长轴中线重合,双上肢自然上举,手臂举过头顶抱头或靠在头臂支架上。病人躯干伸直,不能旋转。开启定位指示灯,调整检查床位置,扫描区域中的躯干通过激光标记居中,关闭定位指示灯。

5. 受检者防护 对受检者的非受检部位(颈部、腹部、盆腔)用铅防护裙包裹;受检者上床前在需防护部位对应的床位置上放置铅防护用品,待部位摆设好后在前面覆盖铅防护用品,前后防护用品形成包裹。必须留在扫描室内的陪护人员应穿防护衣、戴防护帽及防护围脖等。

6. 扫描 根据病人心率选择相关扫描序列。

(1)扫描定位像(一般采用正位像):确定扫描范围从胸廓入口至髂内外动脉分叉以远水平。

(2)正式扫描:采用团注对比剂跟踪技术,注射速率 3~5ml/s,70~90ml。延迟 15~25s,触发点设在升主动脉,阈值为 100Hu,螺距 1.0,重建层厚小于 2mm,重建间隔重叠 30%~50%。扫描过程中密切观察受检者情况、设备运行情况以及每次扫描的图像。

7. 阅读扫描图像 扫描结束,阅读图像确定是否重新扫描、是否调整范围补充扫描等。

8. 放送受检者 检查完毕放送受检者,嘱其至候诊区或观察区留观 15~30min,以防发生对比剂过敏反应,确认无异常表现后方可离开。告知受检者领取(或自助打印)照片和诊断报告的时间、地点。

9. 图像处理与后处理 在图像后处理工作站处理图像,将轴位图像进行 MPR、CPR、MIP、VR 和 VE 等方式重建。

10. 图像排版与打印 图像排版时根据图像总数计算窗格(行×列),先将定位像输入打印窗格,然后按照解剖顺序从上到下依次输入平扫图像和选择有代表性的轴位图像及 MPR、CPR、MIP、VR 和 VE 等后处理图像。布局合理,大小合适,位置居中。根据机器型号可选择自动打印或手工打印。安装了照片和报告自助打印系统的医院,可安排实训学生操作自助打印系统,增强其体会和感受。

【实训记录】

1. 主动脉 CT 血管成像常规扫描准备内容、注意事项。

2. 受检者的防护措施。

3. 扫描步骤、参数选择要点。

4. 图像后处理及照片打印特点与要求。

【实训报告】(填写实训报告单)

实训操作 5　腹主动脉及肾动脉 CT 血管成像检查

【实训目标】

1. 正确阅读临床申请单,确定腹主动脉与肾动脉 CT 血管成像常规扫描的适应证与禁忌证,交代注意事项。

2. 熟悉腹主动脉与肾动脉 CT 血管成像常规扫描操作。

3. 正确进行图像处理与后处理。

4. 正确进行图像排版及打印。

5. 培养操作者的沟通交流能力和责任感,取得腹主动脉与肾动脉 CT 血管成像扫描受检者的高度配合。

【实训准备】

1. 器材　CT 机(或模拟仿真 CT 机、虚拟仿真 CT 操作系统)、图像后处理工作站、激光打印机、防护用品、抢救器械。

2. 环境　医院 CT 检查室。

3. 受检者　医院受检者。

【实训学时】

根据预约受检者情况而定。

【实训步骤】

1. 复习腹主动脉及肾动脉 CT 血管成像扫描相关理论知识,重点复习 CT 血管成像检查对比剂的正确使用(剂量、浓度、注射速度)和注射延迟方式的有关知识。

2. 接待受检者　在 HIS 和 PACS 系统中仔细阅读、核对受检者的临床 CT 检查申请单信息,分诊受检者至 CT 检查室。未建立网络信息系统的,需要核对纸质临床 CT 检查申请单,并扫描成电子申请单传输至 CT 检查室。

根据临床 CT 检查申请单,核实受检者临床症状与体征,结合腹主动脉与肾动脉 CT 血管成像扫描的适应证与禁忌证,确定扫描部位与方式。

3. 交代注意事项及受检者准备　做好腹部常规清洁准备。扫描中受检者体位须保持不动,婴幼儿及不配合的成人受检者应视情况给予药物镇静。向受检者说明检查床移动和扫描时噪声属于正常情况,并告知扫描所需时间,以消除受检者紧张心理。CT 血管成像扫描的准备工作有:核实受检者有无碘对比剂禁忌证,有无其他药物过敏史,肾毒性药物使用情况及哮喘等;签署对比剂过敏反应告知书;核实是否禁食 4h 以上;护理人员做好对比剂注入前的准备工作,建立外周静脉通道,准备高压注射器连接。

4. 扫描体位摆设　带受检者入 CT 机房,摆设体位。受检者常规取仰卧位,头先进,腹部正中矢状面垂直于扫描床平面并与床面长轴中线重合,双上肢自然上举,手臂举过头顶抱头或靠在头臂支架上。病人躯干伸直,不能旋转。开启定位指示灯,调整检查床位置,扫描区域中的躯干通过激光标记居中,关闭定位指示灯。

5. 受检者防护　对受检者的非受检部位(颈部、胸部)用铅防护裙包裹:受检者上床前在需防护部位对应的床位置上放置铅防护用品,待部位摆设好后在前面覆盖铅防护用品,前后防护用品形成包裹。必须留在扫描室内的陪护人员应穿防护衣、戴防护帽及防护围脖等。

6. 扫描　选择腹主动脉与肾动脉扫描序列。

(1) 扫描定位像(一般采用正位像),确定扫描范围其中腹主动脉 CT 血管成像从 T_{11} 至髂内外动脉分叉以远水平;肾动脉 CT 血管成像从肾上极至肾下极。

(2) 正式扫描时采用团注对比剂跟踪技术,注射速率 3~5ml/s,70~90ml。延迟 18~25s,触发点设在降主动脉位置,阈值为 100Hu,螺距 1.0,重建层厚小于 2mm,重建间隔重叠 30%~50%。扫描过程中密切观察受检者情况、设备运行情况以及每次扫描的图像。

7. 阅读扫描图像　扫描结束,阅读图像确定是否重新扫描、是否调整范围补充扫描等。

8. 放送受检者　检查完毕放送受检者,嘱其至候诊区或观察区留观 15~30min,以防发生对比剂过敏反应,确认无异常表现后方可离开。告知受检者领取(或自助打印)照片和诊断报告的时间、地点。

9. 图像处理与后处理　在图像后处理工作站处理图像,将轴位图像进行 MPR、CPR、MIP、VR 和 VE 等方式重建。

10. 图像排版与打印　图像排版时根据图像总数计算窗格(行×列),先将定位像输入打印窗格,然后按照解剖顺序从上到下依次输入平扫图像和选择有代表性的轴位图像及 MPR、CPR、MIP、VR 和 VE 等后处理图像。布局合理,大小合适,位置居中。根据机器型号可选择自动打印或手工打印。安装了照片和报告自助打印系统的医院,可安排实训学生操作自助打印系统,增强其体会和感受。

【实训记录】

1. 腹主动脉与肾动脉 CT 血管成像扫描准备内容、注意事项。

2. 受检者的防护措施。

3. 扫描步骤、参数选择要点。

4. 图像后处理及照片打印特点与要求。

【实训报告】(填写实训报告单)

实训十四　CT 图像打印

【实训目的】

1. 认识激光打印机的基本结构、显示仪表和工作环境。

2. 正确连接激光打印机与影像存储与传输系统(PACS)。

3. 操作激光打印机的开关机、正确装片入盒。

4. 正确排版、打印照片。

【实训准备】

1. 器材　PACS、CT 图像后处理工作站、激光打印机、胶片。

2. 环境　学校 CT 实训室或医院 CT 检查室。

【实训学时】

2学时,分组进行。

【实训步骤】

1. 认识激光打印机基本结构 包括送片盒、收片盒、吸盘、辊轴、电机及动力传动部件等胶片传送系统和激光发生器、光调制器、光扫描器等打印系统。

2. 正确连接激光打印机与PACS。

3. 正确开机,读取激光打印机的显示仪表数据。

4. 按照说明书的要求仔细操作,装载胶片。

5. CT图像排版与打印

(1) 在主机或工作站中选择病例图像,先进行常规扫描的默认窗宽窗位图像排版与打印。图像布局合理,大小合适,位置居中,按解剖方向排序,排版兼顾诊断习惯和审美要求。根据机型可选择自动打印或手工打印。

(2) 在主机或工作站中选择相关病例图像,在扫描图像的基础上选择后处理图像(MPR、CPR、MIP、VR、SSD、CTVE等)一并排版与打印,一般扫描图像排版在前、后处理图像排版在后,合理排版。扫描图像按解剖方向排序,后处理图像体现以兴趣区为中心排版。

(3) 安装有照片和报告自助打印系统的医院,操作自助系统打印CT照片和报告,加深认识。

根据分组,选择不同部位的病例图像练习排版与打印操作。

【实训记录】

1. 写出激光打印机的组成内容。

2. 说出激光打印机的装片流程。

3. 说出CT检查常见部位图像排版要求与练习操作的体会。

【实训报告】(填写实训报告单)

实训十五 影像存储与传输系统的使用

【实训目的】

1. 认识PACS硬件组成内容。

2. 熟悉PACS连接路径。

3. 按工作流程操作PACS。

4. 感受网络技术在提高影像诊治工作质量和效率的重要作用,激发主动学习网络技术积极性。

【实训准备】

1. 器材 CT装置、图像后处理工作站、激光胶片打印机、光盘、移动硬盘。

2. 环境 医院PACS硬件、数据服务器、成像设备、数据与设备的连接、数据库和归档文件的PACS控制器、显示工作站、PACS影像数据流。

【实训学时】

2学时,分组进行。

【实训步骤】

1. 认识PACS组成 包括图像缓存与处理、显示、存储等工作站硬件配置,集线器、网络交换机、路由器等网络连接设备。对照实物,逐一认识。

2. 熟悉PACS连接 对照PACS连接线路图,逐一认识网络布线及相关连接。

3. PACS操作流程

（1）登记处检索 PACS 信息，获取受检者信息，分诊受检者至各检查室。或在 PACS 上输入受检者信息，扫描纸质申请单上传放射信息系统(RIS)，发送至检查室。

（2）CT 检查室技师检索并核对受检者信息，进行扫描。检查完毕对图像进行处理后发送至 PACS。

（3）诊断医师通过诊断工作站从 PACS 读取影像进行诊断，也可根据诊断要求再次对图像进行后处理，诊断报告经审核后发送到 PACS 归档。

（4）受检者从登记处领取影像照片和诊断报告，设置有自助打印系统的医院，受检者按要求自助打印影像照片和诊断报告。

（5）对于 PACS 接入 HIS 的医院，临床医师从 HIS 系统的临床工作站读取影像和诊断报告。

注：以上步骤根据医院配置 PACS 和 HIS 的不同类型作相应调整。

【实训记录】

1. 写出 PACS 硬件组成内容。

2. 画出 PACS 连接示意图。

3. 说出 PACS 的工作流程。

4. 说出 PACS 在 CT 检查技术中的重要作用。

【实训报告】（填写实训报告单）

实训十六　CT 图像伪影识别

【实训目的】

1. 准确识别 CT 图像伪影名称，并分析形成原因。

2. 通过识别图像伪影训练，加深对伪影种类与形成原因的理解。

3. 通过识别图像伪影训练，为 CT 操作中减少图像伪影提供指导。

【实训准备】

1. 器材　PACS 系统、图像存储光盘、影像工作站。

2. 筛选伪影图像库　实训指导教师提前筛选、准备好具有常见伪影的图像源，原则上包括运动伪影、金属伪影、部分容积效应伪影、射线硬化效应伪影、噪声伪影等；表现形式上包括条状伪影、放射状伪影、环状伪影、指纹状伪影、片状模糊伪影。

3. 环境　医院影像科图像后处理室、诊断工作站或学校信息化实训室。

【实训学时】

2 学时，根据工作站设备台数分组。

【实训步骤】

复习 CT 图像常见伪影种类，分析形成原因。

1. 从准备好的伪影图像库源中调取图像。

2. 学生逐一阅读图像，识别伪影存在情况，分析伪影形成原因。

【实训记录】

1. 逐一描述图像伪影的表现特征。

2. 逐一识别伪影图像种类名称。

3. 逐一分析产生图像伪影的原因。

【实训报告】（填写实训报告单）

第二部分

练习题

第一章　CT 检查技术概论

一、选择题

（一）单项选择题

1. 关于 CT 说法,**错误**的是
    A. CT 的中文名称为计算机(X 线)体层摄影
    B. CT 是 X 线摄影术与重建数学/计算机技术相结合的体层成像方法
    C. X-CT 属于发射型 CT
    D. CT 主要是通过影像设备/成像方法等获取优质影像图像
    E. CT 能以非常直观的形式展示人体内部的结构形态与脏器功能

2. CT 问世的时间是
    A. 1967 年　　　　　　　B. 1969 年　　　　　　　C. 1970 年
    D. 1971 年　　　　　　　E. 1972 年

3. CBCT 是
    A. 锥形束 CT　　　　　　B. 微型 CT　　　　　　　C. 螺旋 CT
    D. 电子束 CT　　　　　　E. 能谱 CT

4. 自伦琴发现 X 线以来,放射学最重要的成就是
    A. MRI　　　　　　　　　B. CT　　　　　　　　　C. SPECT
    D. PET　　　　　　　　　E. EBCT

5. 下列**不属于** CT 检查技术范畴的是
    A. DSA-CT　　　　　　　B. SPECT/CT　　　　　　C. PET/CT
    D. DR　　　　　　　　　E. 放疗定位的 CT 模拟机

6. 完成 CT 图像重建相关数学问题的是
    A. 雷登　　　　　　　　　B. 伦琴　　　　　　　　C. 考迈克
    D. 豪斯菲尔德　　　　　　E. 安普鲁斯

7. 关于电子束 CT 的说法,**错误**的是
    A. 由美国 Douglas boyd 博士开发
    B. 其英文缩写为 EBCT
    C. 于 1983 年被发明

D. 使心脏、大血管及冠状动脉疾病的影像检查成为现实

E. 扫描速度提高到亚毫秒级

8. 滑环技术出现的时间是

A. 1967 年   B. 1969 年   C. 1970 年

D. 1985 年   E. 1976 年

9. 下列哪项堪称 CT 发展的里程碑

A. 电子束 CT   B. 螺旋 CT   C. 非螺旋 CT

D. 双源 CT   E. 能谱 CT

10. Spiral CT 问世的时间是

A. 1983 年   B. 1985 年   C. 1987 年

D. 1989 年   E. 1992 年

11. 多层螺旋 CT 的英文缩写为

A. MSCT   B. HRCT   C. MCT

D. SCT   E. HCT

12. 下列哪项开创了容积数据成像的新纪元

A. 4 排螺旋 CT   B. 16 排螺旋 CT   C. 64 排螺旋 CT

D. 128 排螺旋 CT   E. 双源 CT

13. DSCT 是指

A. 数字减影血管造影 CT   B. 双源 CT   C. 能谱 CT

D. 双层螺旋 CT   E. 多层螺旋 CT

14. 下列哪项标志着"后 64 排 CT 时代"的到来

A. EBCT   B. MSCT   C. HRCT

D. PET/CT   E. DSCT

15. 能谱 CT 可产生多少个单能级 CT 影像

A. 41   B. 61   C. 81   D. 101   E. 121

16. 超高端 CT **不能**实现

A. 宽体探测器成像   B. 快速扫描成像   C. 全身功能成像

D. 低剂量成像   E. 能量成像

17. CT 的密度分辨力比常规 X 线检查高

A. 25 倍   B. 20 倍   C. 15 倍   D. 10 倍   E. 5 倍

18. CT **不如**常规 X 线成像的是

A. 时间分辨力   B. 空间分辨力   C. 密度分辨力

D. 后处理技术   E. 检查范围

19. **不属于** CT 检查技术成像优势的是

A. 密度分辨力高   B. 可做定量分析   C. 可以生成断面图像

D. 功能成像多   E. 可进行各种后处理

20. 关于体素的说法,**错误**的是

A. 体素也称像体素

B. 体素有两要素:长、宽

C. 体素是指在受检者体内欲成像的层面上按一定的大小和一定的坐标人为划分的小体积元

D. 二维的像素加上厚度就是体素

E. CT 图像中,像素显示的信息实际上代表的是相应体素包括的信息量的平均值

21. 关于像素的说法,**错误**的是

   A. 像素又称像元

   B. 像素是组成数字图像矩阵的一个小方格

   C. 像素与体素相对应,体素的大小在 CT 图像上的表现,即像素

   D. 用每个体素对 X 线束的衰减系数来代表像素的图像信息

   E. 像素不是构成 CT 图像的最小单位

22. 关于矩阵的描述,**错误**的是

   A. 矩阵是一个数字概念,是指构成图像的像素阵列

   B. 矩阵表示在图像上一个横行和纵列的数字方阵

   C. 矩阵由纵横排列的直线相交而成栅格状

   D. 图像矩阵中的每个元素即为体素

   E. 图像的矩阵大小直接与图像的空间分辨力和密度分辨力相关

23. 采集矩阵是指

   A. 最初重建视野范围内所使用的矩阵

   B. 监视器(显示器)上显示的图像所含像素数目

   C. 原始重建结果基础上为提高显示图像的细腻度而使用的矩阵

   D. 数字成像方式中,采集原始影像时所选择的像素阵列

   E. 医学数字成像设备显示终端的像素阵列

24. 下列哪项 CT 值最低

   A. 脾脏   B. 胆囊   C. 血块   D. 肝脏   E. 胰腺

25. 脑白质、脑灰质的 CT 值分别为

   A. 25~32Hu,30~40Hu   B. 30~40Hu,25~32Hu   C. 10~30Hu,20~42Hu

   D. 20~42Hu,10~30Hu   E. 以上都不对

26. 关于窗口技术的说法,**错误**的是

   A. 将某段 CT 值范围内灰度放大或增强的技术称为窗口技术

   B. 窗位是要观察组织的平均 CT 值

   C. 窗口技术是通过选择不同的窗宽和窗位来显示成像区域,使之清晰地显示病变部位

   D. 窗宽是 CT 图像上所包括的 CT 值范围

   E. 窗口技术可改变人体组织或结构上的真实差异

27. 关于采集矩阵、重建矩阵,下列说法**错误**的是

   A. 采集矩阵越大,包含的像素数目越多

   B. 采集矩阵越大,重建后影像的空间分辨力越高

   C. 重建矩阵与图像的空间分辨力无关

   D. 重建矩阵等于重建视野所含像素数目

   E. 重建矩阵直接关系到像素大小

28. 下列哪项 CT 值最高

   A. 肝实质   B. 脑脊液   C. 骨髓   D. 钙化灶   E. 出血灶

29. 在一定的视野下,增大矩阵规模,**不可以**

   A. 缩小像素   B. 提高空间分辨力   C. 增加像素数目

D. 提高密度分辨力　　　　　　　　E. 增加计算量

30. 关于正常人体组织、器官 CT 值,排列正确的是
    A. 脂肪<脑脊液<胆囊<胰腺<钙化
    B. 脂肪<脑脊液<胰腺<胆囊<钙化
    C. 脑脊液<脂肪<胆囊<胰腺<钙化
    D. 脑脊液<脂肪<胰腺<胆囊<钙化
    E. 脂肪<脑脊液<胆囊<钙化<胰腺

31. 靶重建是缩小了哪种视野而使用全部显示矩阵显示局部区域的重建影像
    A. 重建视野　　　　　　　　B. 扫描视野　　　　　　　　C. 显示视野
    D. 采集视野　　　　　　　　E. DFOV

32. 关于显示视野和局部放大的描述,**错误**的是
    A. 局部放大时,显示视野缩小
    B. 局部放大又称影像内插放大
    C. 显示视野通常等于扫描视野,也可以小于扫描视野,但不能大于扫描视野
    D. 局部放大可以提高显示影像的空间分辨力
    E. 显示视野不能大于扫描视野

33. 对于 4 层螺旋 CT,若层厚为 5mm,床速为 20mm/周,则螺距等于
    A. 0.5　　　　　B. 1　　　　　C. 2.22　　　　　D. 2　　　　　E. 1.5

34. 关于螺距的说法,**错误**的是
    A. 目前的临床使用中,多层螺旋 CT 螺距有两种,即准直螺距和层厚螺距
    B. 减小螺距不能改善图像质量
    C. 增加螺距使探测器接收的射线量减少
    D. 增加螺距使图像的质量下降
    E. 螺距的定义为床速与整个准直宽度的比值

35. 螺旋 CT 的 SSP 形状近似
    A. 线形　　　　B. 螺旋形　　　　C. 梯形　　　　D. 铃形　　　　E. 三角形

36. 随着重组层厚的增加,层厚敏感曲线
    A. 迅速变平阔　　　　　　B. 逐渐变平,宽度不变　　　　　　C. 迅速变窄变高
    D. 逐渐变窄变高　　　　　　E. 逐渐变平阔

37. 半高宽
    A. 是螺旋 CT 的重建层厚
    B. 是螺旋 CT 的扫描层厚
    C. 是 SSP 最大幅值 50% 所对应曲线上两点间的横向距离长度
    D. 不是螺旋 CT 的实际层厚
    E. 不是螺旋 CT 的有效层厚

38. 关于傅里叶变换的描述,**错误**的是
    A. 傅里叶变换特征是描述正弦曲线幅度和相位的函数
    B. 傅里叶变换实际上是一种将空间信号转换为频率信号的数学方法
    C. 傅里叶变换可将一个信号波转换为一组具有不同频率和幅度的指数函数
    D. 傅里叶变换又称为傅里叶转换
    E. 傅里叶变换可把重要的物理量相互联系起来

39. 下列哪项在扫描周期中占的比重最大
    A. 数据采集系统的数据处理时间　　　　　　　B. 扫描时间
    C. 数据采集系统的数据恢复时间　　　　　　　D. 重建时间
    E. 扫描床重新定位时间

40. 用 10mm 的层厚,曝光时间 20s,螺距 1.0 时,扫描范围为
    A. 100mm　　　B. 400mm　　　C. 20mm　　　D. 40mm　　　E. 200mm

41. 成像范围
    A. 小于扫描范围　　　　　　　　　　　　B. 大于扫描范围
    C. 等于扫描范围　　　　　　　　　　　　D. 大于、等于扫描范围
    E. 大于、等于或小于扫描范围

42. 重建层厚可
    A. 大于实际层厚　　　　　　　　　　　　B. 等于实际层厚
    C. 小于实际层厚　　　　　　　　　　　　D. 大于、等于或小于实际层厚
    E. 等于、小于实际层厚

43. 关于层厚的说法,**错误**的是
    A. CT 设备上将层厚分为扫描层厚、实际层厚与重建层厚
    B. 扫描层厚不总是等于实际层厚
    C. 实际层厚又称采集层厚、有效层厚
    D. 实际层厚是实际采集的成像层面的厚度
    E. 实际层厚不是决定 CT 影像的空间分辨力的重要因素

44. 低对比度是指 CT 值
    A. 大于 10Hu 时的对比度差　　　　　　　B. 大于 100Hu 时的对比度差
    C. 大于 10Hu 小于 100Hu 时的对比度差　　D. 小于 10Hu 时的对比度差
    E. 小于 100Hu 时的对比度差

45. 在 CT 成像中,与物体对比度**无关**的是
    A. 窗的设置　　　　B. 物体的原子序数　　　　C. 接收器亮度的调节
    D. 物体的大小和密度　　　　E. 重建算法

46. 典型的 CT 密度分辨力为
    A. 0.01%~0.10%　　　　B. 0.05%~0.50%　　　　C. 0.25%~0.50%
    D. 0.2%~1.5%　　　　E. 1%~10%

47. 下列关于脂肪组织 CT 值的范围正确的是
    A. 0Hu　　　　B. −90~−30Hu　　　　C. 1 000Hu
    D. 20~50Hu　　　　E. 30~90Hu

48. 密度分辨力是物体与均质环境的 X 线衰减系数差别的相对值在什么情况下,CT 图像能分辨该物体的能力
    A. 小于 1% 时　　　　B. 大于 1% 时　　　　C. 小于 10% 时
    D. 大于 10% 时　　　　E. 小于等于 1% 时

49. 空间分辨力为物体与均质环境的 X 线衰减系数差别的相对值在什么情况下,CT 图像能分辨断层面上相邻两点的能力
    A. 大于 1% 时　　　　B. 大于 10% 时　　　　C. 小于 1% 时
    D. 小于 10% 时　　　　E. 大于等于 10% 时

50. 对比度分辨力是指
    A. 空间分辨力
    B. 高对比度分辨力
    C. 时间分辨力
    D. 动态分辨力
    E. 密度分辨力

51. 密度分辨力通常用
    A. 扫描一周的最快速度来表示
    B. 能分辨两个点间的最小距离来表示
    C. 能分辨的最小差异的百分数来表示
    D. 线对数/cm 来表示
    E. 灰阶来表示

52. 高分辨力算法是
    A. 标准算法
    B. 平滑算法
    C. 软组织算法
    D. 骨算法
    E. 以上都不对

53. 关于噪声的说法,**错误**的是
    A. 狭义上,噪声是指影像的亮度或灰度水平随机出现的波动
    B. 噪声可以完全消除
    C. 广义上,噪声是指医学影像上任何随机出现的、妨碍观察者解释的影像成分或特征
    D. 通过采取措施可适度减少噪声
    E. 信噪比是指信号与噪声的比值

54. 下列说法**错误**的是
    A. 部分容积效应与 CT 扫描层厚有直接关系
    B. 周围间隙现象实质上是一种部分容积效应
    C. 扫描层厚越厚、体素越大,部分容积效应越不明显
    D. 周围间隙现象是扫描 X 线束在两种组织的交界处其测量值相互重叠造成的物理现象
    E. 部分容积效应和周围间隙现象属于伪影的范畴

55. 原始数据经计算机采用特定的算法处理而得到能用于诊断的横断面图像的过程,称为
    A. 重组
    B. 重排
    C. 重建滤过
    D. 重建
    E. 重建增量

56. 卷积处理通常需要使用哪项来修正图像
    A. 重建算法
    B. 重建间隔
    C. 傅里叶变换
    D. 重建滤过
    E. MTF

57. 卷积结束后,形成一个新的用于图像重建的
    A. 显示数据
    B. 投影数据
    C. 图像数据
    D. 重组后数据
    E. 以上都不对

58. 间距可以
    A. 等于层厚
    B. 小于层厚
    C. 大于层厚
    D. 小于或大于层厚
    E. 等于、小于或大于层厚

59. 下列哪项不是重建间隔的别称
    A. 重建增量
    B. 重建间距
    C. 成像间距
    D. 重建滤过
    E. 层面间距

60. 关于重组的说法,**错误**的是
    A. 重组包括多平面图像重组、曲面重组、三维图像处理等
    B. 重组图像的质量与已形成的横断面图像有密切关系
    C. 重组一般是涉及原始数据处理的一种图像处理方法

D. 扫描和重建的横断面层厚越薄,重组后的图像质量越高

E. 扫描和重建的图像数量越多,重组后的三维显示的效果越好

61. 下列哪项是适应标准图像重建平行线束的一个中间处理步骤

A. 重组   B. 重排   C. 重建

D. 卷积   E. 重建滤过

62. 下列哪项是螺旋 CT 图像重建的一种预处理方法

A. 重排   B. 重建   C. 算法

D. 内插   E. 卷积

63. 动态范围是指

A. 探测器线性段最大响应值与最小可检测值之间的比值

B. 探测器线性段最大响应值与最小响应值之间的比值

C. 探测器线性段最大可检测值与最小响应值之间的比值

D. 探测器线性段最大可检测值与最小可检测值之间的比值

E. 以上都不对

64. 关于重建时间的说法,**错误**的是

A. 缩短重建时间可减少受检者的检查时间   B. 矩阵大,所需重建时间长

C. 陈列处理器的速度快,图像重建的时间短   D. 内存的容量大,图像重建的时间短

E. 缩短重建时间与减少运动伪影有关

65. 下列哪项是以突出显示拟重点观察的结构、忽视不拟重点观察的结构的 CT 影像重建方法

A. 重建算法   B. 重建率   C. 重组

D. 重建滤过   E. 重建增量

66. 关于单扇区重建的说法,**错误**的是

A. 单扇区重建质量较好   B. 单扇区重建可靠性高   C. 单扇区重建失真较少

D. 单扇区重建是首选   E. 单扇区重建采集时间短

67. 多扇区重建主要用于

A. 肾动脉 CT 血管成像检查   B. 大脑中动脉 CT 血管成像检查

C. 肺动脉 CT 血管成像检查   D. 冠状动脉 CT 血管成像检查

E. 肝动脉 CT 血管成像检查

68. 关于纵向分辨力的说法,**错误**的是

A. 纵向分辨力又称 Z 轴空间分辨力

B. 纵向分辨力表示了 CT 机多平面和三维成像的能力

C. 纵向分辨力主要影响与人体短轴方向有关的图像质量

D. 纵向分辨力通常以扫描层厚或有效层厚表示

E. 纵向分辨力是指扫描床移动方向或人体长轴方向的图像分辨力

69. 各向同性主要用于

A. 肾动脉的 CT 扫描   B. 冠状动脉的 CT 扫描   C. 肝动脉的 CT 扫描

D. 主动脉的 CT 扫描   E. 肺动脉的 CT 扫描

70. 共轭采集重建时,分别采集

A. 60°和 180°的扫描数据   B. 90°和 360°的扫描数据

C. 90°和 180°的扫描数据   D. 180°和 360°的扫描数据

E. 180°和 120°的扫描数据

71. 关于飞焦点技术的说法,**错误**的是
    A. 焦点飞动一次,采集信息提高一倍
    B. 飞焦点技术可提高扫描图像的纵向分辨力
    C. 飞焦点技术时焦点能在两个点之间进行快速变换,每秒达到 300 次
    D. 飞焦点技术也称动态焦点技术
    E. 飞焦点技术时 X 射线管的焦点作极快速小角度摆动

72. BV 是
    A. 组织血流量　　　　　　　　B. 组织血容量　　　　　　　　C. 平均通过时间
    D. 对比剂峰值时间　　　　　　E. 表面通透性

73. 表面通透性的英文缩写为
    A. TTP　　　　B. MTT　　　　C. BF　　　　D. BV　　　　E. PS

74. 组织血流量与下列哪项**无关**
    A. 组织器官或病变的血容量　　　　　　　B. 组织耗氧量
    C. 淋巴回流状况　　　　　　　　　　　　D. 毛细血管开放的数量
    E. 静脉引流状况

75. 与 BF 单位相同的是
    A. BV　　　　B. PS　　　　C. TDC　　　　D. TTP　　　　E. MTT

76. 对比剂峰值时间与注射对比剂的速度呈
    A. 反比　　　　　　　　　　　B. 正比　　　　　　　　　　　C. 负相关
    D. 正相关　　　　　　　　　　E. 指数关系

77. 中心容积定律为
    A. BF=BV/MTT　　　　　　　B. BV=BF/MTT　　　　　　　C. BF=PS/MTT
    D. BV=TTP/MTT　　　　　　E. MTT=TTP/BF

78. 下列哪项**没有**单位
    A. BF　　　　B. PS　　　　C. rBV　　　　D. TTP　　　　E. MTT

79. 下列哪项能反映毛细血管内皮细胞完整性、组织间隙及血管壁通透性等特征
    A. BF　　　　B. TTP　　　　C. BV　　　　D. PS　　　　E. MTT

80. 下列哪项反映的是兴趣结构内碘对比剂的动态廓清趋势和过程
    A. MTF　　　　B. DQE　　　　C. TDC　　　　D. TTP　　　　E. MTT

81. 对比剂峰值高度与注射对比剂的浓度呈
    A. 正比　　　　B. 反比　　　　C. 负相关　　　　D. 正相关　　　　E. 对数关系

82. 关于 MTF 的说法,**错误**的是
    A. 所有 MTF 值介于 0~1
    B. MTF 越大,表示系统的成像质量越好
    C. MTF=输出图像的对比度/输入图像的对比度
    D. 调制传递函数表示光学系统的输出像与输入像的对比度之比
    E. 输出图像的对比度不一定总小于输入图像的对比度

83. 下列哪项能直接显示脏器功能,特别是代谢方面的问题
    A. DSA　　　　B. 核医学　　　　C. MRI　　　　D. CT　　　　E. 超声

84. 弥散张量成像的英文缩写为
    A. PWI　　　　B. DWI　　　　C. DTI　　　　D. BOLD　　　　E. MRS

85. 下列哪项**不能**降低 CT 检查的辐射剂量
    A. 自动千伏值调节技术　　　　B. 自动毫安调节技术　　　　C. 迭代算法
    D. 高千伏摄影　　　　　　　　E. 四维实时剂量调节技术

86. X 射线量与探测器产生的电信号呈
    A. 正比　　　　　　　　　　　B. 反比　　　　　　　　　　C. 负相关
    D. 正相关　　　　　　　　　　E. 对数关系

87. DQE 是
    A. 亮度响应　　　　　　　　　B. 量子检出效率　　　　　　C. 过度射线
    D. 过度扫描　　　　　　　　　E. 扇形角

88. 噪声主要是
    A. 视频摄像机噪声　　　　　　B. 系统噪声　　　　　　　　C. 存储噪声
    D. 量子噪声　　　　　　　　　E. 统计学噪声

89. 一般所说的空间分辨力是指
    A. X 轴空间分辨力　　　　　B. Y 轴空间分辨力　　　　C. Z 轴空间分辨力
    D. 横向空间分辨力　　　　　　E. 以上都不对

90. 为重建图像而进行数据采集所使用的物理技术是
    A. 投影　　　B. 扫描　　　C. 算法　　　D. 卷积　　　E. 插值

（二）多项选择题

1. 关于 CT 发展的说法,正确的有
   A. 从单层螺旋 CT 到多层螺旋 CT
   B. 从多层螺旋 CT 到双源 CT、能谱 CT
   C. 由单层扫描发展到多层容积扫描
   D. 由普通的平扫和增强扫描发展到动态增强、灌注 CT 和能谱成像
   E. 丰富的 CT 后处理技术使临床应用范围进一步扩大

2. 关于 CT 检查技术岗位重要性的说法,正确的有
   A. CT 技师要有技术、有知识、有修养、有形象
   B. CT 技师要用安慰、鼓励的语言,争取受检者配合检查
   C. CT 技师不包容受检者的过激言行
   D. CT 技师充分发挥 CT 设备性能和自身技术优势,满足整个医疗团队的需要
   E. CT 技师要理解受检者的心情、尊重受检者隐私

3. CT 检查技术的岗位职责主要是
   A. CT 技师维护保养好 CT 设备
   B. CT 技师充分发挥 CT 设备功能和性能
   C. CT 技师最大限度地提取人体解剖结构、病理学、生理生化信息
   D. CT 技师维持好受检者检查秩序
   E. CT 技师得到真实、满足临床诊断和治疗要求的影像佐证

4. 鉴于对 CT 的贡献,下列哪些人获得了 1979 年诺贝尔生理学或医学奖
   A. 贝克勒尔　　　　　　　　　B. 考迈克　　　　　　　　　C. 安普鲁斯
   D. 雷登　　　　　　　　　　　E. 豪斯菲尔德

5. 能谱 CT 在以下哪些项目上具有一定的临床价值
   A. 增强组织对比度　　　　　　　　　　　　B. 去金属伪影

C. 物质定性分离和定量测定　　　　　　　D. 提高病灶检出率和疾病鉴别能力

E. 能量去骨质和碘无机物

6. 超高端 CT 应具备

A. 高能量　　　　　　　　B. 能谱　　　　　　　　C. 宽体

D. 高时间分辨力　　　　　　E. 低剂量

7. 关于 CT 成像特点的说法,**错误**的是

A. 目前的 CT 图像主要反映的是解剖学结构

B. 可获得诊断所需的矢状、冠状等各种断面图像

C. 在空腔性脏器胃肠道检查中,CT 可以替代常规的 X 线检查

D. CT 螺旋扫描可获得高质量的三维图像

E. CT 血管造影的图像质量要好于 DSA

8. 关于体素与像素的说法,**错误**的有

A. 体素是一个二维的概念

B. 像素是组成数字图像矩阵的基本面积单元

C. 像素是构成 CT 图像的最小单位

D. 像素是 CT 容积数据采集中最小的体积单元

E. 体素是重建三维立体图像的基本单元

9. 关于 CT 值的说法,正确的是

A. CT 值与人体内在因素如呼吸、血流等有关

B. CT 值与 X 射线管电压、CT 装置、室内温度等外界因素有关

C. CT 值是 CT 影像中每个像素所对应的物质对 X 线线性平均衰减量大小的相对值

D. CT 值是人体被检组织的衰减系数与水的衰减系数的相对差值

E. CT 值是恒定数值

10. 重建算法又称为

A. 卷积　　　　　　　　B. 重建函数　　　　　　　　C. 滤波器

D. 滤波函数　　　　　　E. 重建类型

二、名词解释

1. 时间密度曲线

2. 扫描

3. 扫描周期

4. 原始数据

5. 扫描视野(SFOV)

6. 重建视野

7. 螺距(pitch)

8. CT 图像重建

9. 体素

10. 像素

11. CT 值

12. 窗口技术

13. 窗宽(window width)

14. 窗位(window level)
15. 矩阵
16. 扫描范围
17. 重建算法
18. 周围间隙现象
19. 平均通过时间(mean transit time,MTT)
20. 灌注
21. 血流量(blood flow,BF)
22. 血容积(blood volume,BV)
23. 傅里叶变换
24. 对比度
25. 纵向分辨力

三、填空题

1. 矩阵的大小用所含的像素数目表示,所含像素数目越多,矩阵_____。

2. 目前的 CT 机_____矩阵绝大多数使用 512×512,_____矩阵使用 1 024×1 024。

3. 在医学上,以衰减系数为依据,用_____来表达人体组织密度的量值。

4. 这种缩小扫描视野而使用全部像素矩阵采集缩小的视野内局部的影像信息,以提高采集的原始影像的空间分辨力的扫描方式称为_____。

5. CT 值大于_____ Hu 时的对比度差,称为高对比度。

6. 灌注是指单位时间内流经_____g 组织的血容量。

7. 在 CT 成像范围的 3 个方向(X、Y 和 Z)的分辨力接近或一致的现象被称为_____。

8. _____是 CT 图像中与被扫描组织结构无关的异常影像。

9. 时间分辨力主要与_____有关。

10. 层厚敏感曲线是指机架扫描孔中心处_____的纵向 Z 轴分布曲线。

11. 广义上 CT 按射线来源通常分为两类,一类是_____型 CT;另一类是_____型 CT。

12. 1972 年,_____成像装置的问世,使医学影像检查技术发生了革命性的变化,其进步程度具有里程碑的意义。

13. 1989 年在 CT 传统旋转扫描的基础上,采用了_____和_____实现了螺旋扫描,螺旋 CT 的问世使 CT 由传统二维采样的 CT 扫描模式进展为三维采样,堪称 CT 发展的里程碑。

14. 一般来说,CT 的密度分辨力比常规 X 线检查高_____倍。

15. CT 值的单位为"_____"。

16. 一般 CT 值越_____,图像灰度越白或越亮。

17. 上限 CT 值和下限 CT 值之差称为_____;CT 值范围的中心 CT 值称为_____。

18. 4 层螺旋 CT 使用 2 排 5mm 的探测器,检查床移动距离 10mm,则层厚螺距为_____。

19. 随着重组层厚的增加,SSP 逐渐变_____。

20. 半高宽就是螺旋 CT 的_____层厚。

21. 傅里叶变换实际上是一种将_____转换为_____的数学方法。

22. $\mu = 0.2\text{cm}^{-1}$,表示 X 线穿过 1cm 厚的物质层时,其强度衰减了_____。

23. _____在扫描周期中占的比重最大,约为60%。

24. CT值小于_____时的对比度差,称为低对比度。

25. 严格地讲,部分容积效应和周围间隙现象属于_____的范畴。

26. 动态范围是指探测器线性段_____与_____之间的比值。

27. 在扫描时快速地改变探测器的位置,分别采集_____°和_____°的扫描数据,并利用两组数据重建图像,称为共轭采集重建。

28. 表面通透性的单位是 ml/(min·100g),与_____相同,但两者的物理意义不同。

29. 所有MTF值介于0~1,MTF越_____,表示系统的成像质量越好。

30. CT图像是以密度的高低反映图像的黑与白,高密度呈_____色,中等密度呈_____色,低密度呈_____色。

四、简答题

1. CT能谱成像检查技术具有哪些优势?

2. 简述视野的分类以及它们之间的相互关系。

3. 什么是灌注? 灌注参数包括哪些?

4. 简述CT图像的特征。

5. 什么是重建算法? 常用的重建算法有哪些?

五、病例分析

1. 某病人,男性,32岁,当晚因骑电动车与汽车发生碰撞而倒地,导致右手腕部受伤,前来医院诊治。临床医师一般首选普通X线摄影检查,而不是CT检查。请分析理由。

2. 某病人,女性,28岁,中午被朋友送入医院诊治,须做CT检查。病人身上有较浓的酒味,情绪较激动、不愿配合,请问CT技师如何应对处置?

第二章　CT设备运行基本条件与成像原理

一、选择题

(一)单项选择题

1. CT设备硬件的基本结构**不包括**

   A. 扫描机架系统　　　　　　　　　　B. 扫描检查床

   C. X射线管及数据收集系统　　　　　 D. 计算机及阵列处理机

   E. 自动冲洗机

2. CT机采样系统内的部件**不包括**

   A. 扫描机架　　　　　B. 探测器　　　　　C. X射线管

   D. 数模转换器(D/A)　　E. 模数转换器(A/D)

3. CT数据采集系统的主要组成部分是

   A. 模数转换器　　　　B. 高压发生器　　　C. 准直器

   D. 探测器　　　　　　E. 存储器

4. 关于CT机使用的X射线管,**错误**的叙述是

   A. 与一般X线机使用的X射线管结构基本相同

B. 有固定阳极 X 射线管和旋转阳极 X 射线管两种

C. 安装时固定阳极 X 射线管的长轴与探测器垂直

D. 固定阳极 X 射线管主要用于单束和多束形扫描机中

E. 旋转阳极 X 射线管主要用于扇束旋转扫描机中

5. 关于 CT 机旋转阳极 X 射线管的叙述,**错误**的是

    A. 主要用于第三、四代 CT 机　　　　　　　B. 扫描时间短,管电流小

    C. 有效焦点较小　　　　　　　　　　　　　D. 阳极转速快

    E. 阳极靶面材质多为钨铼合金

6. 下列 CT 机 X 射线管的最新改进,与增加 X 射线管热容量**无关**的是

    A. 缩小焦点面积　　　　　　B. 液态金属轴承　　　　　　C. 加大阳极靶直径

    D. "飞焦点"设计　　　　　　E. 采用金属管壳陶瓷绝缘

7. 关于 CT 扫描 X 线束的特点的叙述,**不妥**的是

    A. 使用窄束 X 射线,相对散射线少　　　　　B. 射线能量较高,人体吸收少

    C. 探测器转换效率高,射线损失少　　　　　D. 目前射线束多为笔形线束

    E. 射线滤过要求高,相对软射线成分少

8. 第二代 CT 扫描机的扇形束角度为

    A. $1°\sim2°$　　　　　　　　B. $3°\sim4°$　　　　　　　　C. $5°\sim20°$

    D. $21°\sim25°$　　　　　　　E. $26°\sim30°$

9. 第三代 CT 扫描机,由于同步旋转扫描运动,容易产生

    A. 移动条纹伪影　　　　　　B. 环形伪影　　　　　　　　C. 杯状伪影

    D. 模糊伪影　　　　　　　　E. 帽状伪影

10. 第三代和第四代 CT 机,在采样方法上的根本区别是

    A. X 射线管　　　　　　　　B. DSA 系统　　　　　　　C. X 线束

    D. 扫描方式　　　　　　　　E. 高压发生器

11. 脉冲式高压发生器主要应用于第几代 CT

    A. 第一代　　　　　　　　　B. 第二代　　　　　　　　　C. 第三代

    D. 第四代　　　　　　　　　E. 第五代

12. 低压滑环式螺旋 CT 的高压发生器安装在

    A. 控制台　　　　　　　　　B. 电源控制柜　　　　　　　C. 扫描机架

    D. 稳压电源柜　　　　　　　E. 水冷控制柜

13. 关于 CT 机的高压发生器,**错误**的叙述是

    A. 对高压的稳定性要求很高　　　　　　　　B. 需采用高精度的反馈稳压措施

    C. 高压发生器有连续式和脉冲式之分　　　　D. 连续式主要用于第三代 CT 机

    E. 脉冲式应用于 CT 扫描机产生脉冲 X 线

14. 高压滑环技术与低压滑环技术共同具有的特点是

    A. 通过碳刷和滑环的接触导电　　　　　　　B. 易产生高压噪声

    C. 高压发生器装在扫描架内　　　　　　　　D. 通过滑环转递的电压达上万伏

    E. 以上都是

15. 滑环技术的主要特点是

    A. 连续曝光　　　　　　　　B. 连续数据采集　　　　　　C. 检查床连续移动

    D. 高压发生器连续旋转　　　E. 球管沿一个方向连续旋转

16. 与传统 CT 结构比较,滑环式 CT 的**缺点**是
    A. 增加设备操作难度　　　　B. 扫描速度受到限制　　　　C. 电缆容易发生折断
    D. 碳刷容易发生磨损　　　　E. 图像质量下降

17. 滑环式 CT 扫描机与传统 CT 机比较,改变的是
    A. X 线曝光方式　　　　　　B. 数据采集方式　　　　　　C. 图像重建方式
    D. 图像显示方式　　　　　　E. 运动方式

18. 滑环技术首先应用于
    A. 第一代 CT　　　　　　　　B. 第二代 CT　　　　　　　　C. 第三代 CT
    D. 第四代 CT　　　　　　　　E. 第五代 CT

19. 采用旋转/固定扫描方式的 CT 机属于
    A. 第一代　　　　　　　　　　B. 第二代　　　　　　　　　　C. 第三代
    D. 第四代　　　　　　　　　　E. 第五代

20. 滑环技术的最主要特点是
    A. 连续曝光　　　　　　　　B. 连续采集　　　　　　　　　C. 单向连续旋转
    D. 床面连续移动　　　　　　E. 高压发生器连续旋转

21. 非螺旋 CT 扫描与螺旋式 CT 扫描的相同点是
    A. X 射线管连续旋转　　　　B. 连续产生 X 线　　　　　　C. 连续取样
    D. 曝光时连续动床　　　　　E. 以上都不是

22. CT 所用闪烁晶体探测器内加入微量激活物质的目的,**不包括**
    A. 增加探测器的量子检出效率　　　　　　B. 加快探测器的刷新速度
    C. 增加闪烁晶体产生光量　　　　　　　　D. 提高 X 线光子转换效率
    E. 减少探测器的余辉

23. 闪烁探测器结构**不包括**
    A. 闪烁晶体　　　　　　　　B. 光导纤维　　　　　　　　C. 光电倍增管
    D. 电离室　　　　　　　　　E. 前置放大器

24. 采用 360°固定探测器的是
    A. 第二代 CT　　　　　　　　B. 第三代 CT　　　　　　　　C. 第四代 CT
    D. 第五代 CT　　　　　　　　E. 电子束 CT

25. 固体探测器的主要优点是
    A. 相邻的探测器之间存在有缝隙
    B. 有较高的光子转换效率
    C. 晶体发光后余辉较长
    D. 整个阵列中的各个探测器不易做得完全一致
    E. 对 X 射线的不感应区较大

26. 与固体探测器相比,**不是**气体探测器的优点的是
    A. 光子转换效率高　　　　　　　　　　　B. 几何利用率高
    C. 总剂量效率为 50%~70%　　　　　　　D. 各个电离室相互联通
    E. 有较好的一致性

27. 探测器的作用是
    A. 探测病人位置是否准确　　　　　　　　B. 接受 X 线并将其转换为电信号
    C. 探测扫描时有无散射线　　　　　　　　D. 将模拟信号转变为数字信号

E. 将微弱的电流进行放大

28. 关于 CT 机内 X 射线探测器必备性能,**错误**的叙述是
    A. 体积大,灵敏度高
    B. 对 X 射线能量具有良好的吸收能力
    C. 对较大范围的 X 射线强度具有良好的反应能力及均匀性
    D. 残光少且恢复常态的时间快
    E. 工作性能稳定,有良好的再现性且使用寿命长

29. 对 X 线光子的转换效率高,但余辉时间长的探测器闪烁晶体是
    A. 碘化钠   B. 氟化钙   C. 碘化铋
    D. 锗酸铋   E. 以上都不是

30. 优点较多、应用较广的 CT 机探测器闪烁晶体是
    A. 碘化钠   B. 氟化钙   C. 碘化铋
    D. 锗酸铋   E. 以上都不是

31. 扫描时,探测器不动,只有球管旋转的 CT 机属于
    A. 第一代 CT 机   B. 第二代 CT 机   C. 第三代 CT 机
    D. 第四代 CT 机   E. 第五代 CT 机

32. 关于准直器的作用,**错误**的叙述是
    A. 大幅度减少散射线的干扰   B. 决定扫描层的厚度   C. 减少病人的辐射剂量
    D. 提高图像质量   E. 决定像素的长和宽

33. 关于楔形补偿器(或称滤过器)的作用,**错误**的叙述是
    A. 吸收低能量 X 射线   B. 优化射线的能谱
    C. 减少病人的 X 射线剂量   D. 使滤过后的 X 射线束成为软射线束
    E. 使滤过后的 X 射线束能量分布均匀

34. CT 机中过滤器的作用**不包括**
    A. 使 X 射线成扇形束   B. 吸收长波 X 射线   C. 优化射线能谱
    D. 减少病人辐射剂量   E. 射线能量分布均匀

35. 属于采样系统的关键部件是
    A. 电子计算机   B. 模数转换器   C. 图像显示器
    D. 探测器   E. 多幅照相机

36. 模数转换器的作用是
    A. 实现模拟信号到数字信号的转换   B. 实现数字信号到模拟信号的转换
    C. 实现软 X 射线到硬 X 射线的转换   D. 存储图像及故障诊断软件
    E. 以上都不是

37. CT 成像过程中,将模拟信号变为数字信号的部件是
    A. 探测器   B. 放大器   C. 计算机
    D. 阵列处理器   E. 模数转换器

38. 能够完成电信号-数字信号转换的部件是
    A. 滤过器   B. 探测器   C. 数模转换器
    D. 模数转换器   E. 对数放大器

39. 数模转换器的主要作用
    A. 将二进制数字信号转换为模拟信号   B. 将二进制数字信号转换为数字信号

C. 将模拟电信号转换为数字化信号　　　　　D. 进行电信号放大倍增

E. 向计算机输入电信号

40. 有关模数转换过程的描述,正确的是

A. 将模拟信号转换成连续信号的过程　　　　B. 将模拟信号转换成密度信号的过程

C. 将模拟信号转换成亮度信号的过程　　　　D. 将模拟信号转换成光学信号的过程

E. 将模拟信号转换成离散信号的过程

41. 计算机接受外界信息必须经过

A. 运算放大器　　　　　　B. 模数转换器　　　　　　C. 数模转换器

D. 积分仪　　　　　　　　E. 脉冲发生器

42. 关于 CT 扫描检查床,**错误**的叙述是

A. 把被检部位正确地固定在 X 线束入射的位置上

B. 不仅能做病人轴向 CT 检查,而且还具有倾斜功能

C. 移动精度要求高,绝对误差不允许超过±0.5cm

D. 还有一种附加机构可使检查床作左右运动

E. 有的检查床配有冠状位头托架、座位架和腰部扫描垫

43. 高档 CT 扫描床定位精度是

A. 0.75mm　　　　　　　B. 0.50mm　　　　　　　C. 0.35mm

D. 0.25mm　　　　　　　E. 0.15mm

44. 体位确定后,扫描各层面准确与否主要取决于

A. 扫描机架　　　　　　　B. 准直器　　　　　　　　C. 高压发生器

D. 操作台　　　　　　　　E. 扫描检查床

45. 下列系统中可考虑使用不间断电源(UPS)的是

A. 高压发生器　　　　　　B. 扫描机架系统　　　　　C. 检查床

D. 图像显示系统　　　　　E. 计算机系统

46. 存储图像和保存系统操作及故障诊断软件的部件是

A. 磁盘驱动器　　　　　　B. 磁带机　　　　　　　　C. 视频显示系统

D. 运算放大器　　　　　　E. 模数转换器

47. CT 机主控计算机的功能**不包括**

A. 进行 CT 值校正及差值处理　B. 控制和监视扫描过程　　C. 进行故障诊断和分析

D. 控制自动冲洗机程序　　　　E. 控制图像重建程序

48. CT 扫描机中实现人机对话的系统是

A. 扫描系统　　　　　　　B. 图像处理系统　　　　　C. 视频显示系统

D. 电视组件系统　　　　　E. 软盘系统

49. 操作台视频显示系统的组成中**不包括**

A. 字符显示器及调节器　　B. 窗口处理的电子线路　　C. 视频控制器

D. 视频接口　　　　　　　E. 键盘

50. CT 机中软件的最主要功能是

A. 将收集到的投影资料进行图像重建　　　　B. 控制 X 线剂量

C. 采集扫描数据　　　　　　　　　　　　　D. 进行故障诊断

E. 三维图像重建

51. 下列关于基本功能软件的概念,正确的解释是

A. 各型 CT 机均具备的功能软件　　　　　B. CT 机的扫描功能软件

C. CT 机的诊断功能软件　　　　　　　　D. CT 机的图像处理功能软件

E. CT 机的故障诊断功能软件

52. **不属于** CT 机特殊功能软件的是

    A. 动态扫描功能软件　　　　　　　　　B. 故障诊断功能软件

    C. 三维图像重建功能软件　　　　　　　D. 定量骨密度测定功能软件

    E. 目标扫描功能软件

53. 关于阴极射线管(CRT)型多幅照相机,**错误**的叙述是

    A. 阴极射线管把视频信号转换为图像信号

    B. 图像信号显示在视频监视器屏幕上

    C. 屏幕上的图像经透镜系统聚焦后,投影到 CT 胶片上使其感光

    D. 多幅照相机的视频监视器与主机监视器同步

    E. 多幅图像经一次曝光可全部完成

54. 氦氖激光器产生的激光波长为

    A. 530nm　　　　B. 633nm　　　　C. 670nm　　　　D. 820nm　　　　E. 830nm

55. 关于多幅照相机胶片的选择,**错误**的叙述是

    A. 不同的照相机必须选择相匹配的胶片

    B. CRT 型照相机选用的 CT 胶片可在红色安全灯下启封

    C. 氦氖激光相机只能使用氦氖胶片

    D. 红外二极管激光相机只能使用红外激光胶片

    E. 氦氖胶片和红外胶片可在红色安全灯下启封

56. 关于激光型多幅照相机,**错误**的叙述是

    A. 用激光束扫描监视器上的图像,再通过光镜折射成像

    B. 激光束直接投射到胶片上,防止伪影,分辨率高,成像效果好

    C. 机内装有硬盘作为图像缓冲,可进行连续打印

    D. 功能多,幅式可多样化选择,可自编幅式程序

    E. 可多机输入,效率高,联机并网均可

57. 湿式激光相机的构成**不包括**

    A. 激光相机打印系统　　　　　　　　　B. 胶片传送系统

    C. 打印接口信息传输和储存系统　　　　D. 控制系统

    E. 显像热鼓

58. 能将 CT 图像直接影印在白纸上的设备是

    A. 小型打印机　　　　　B. 干式激光打印机　　　　　C. CT 图像拷贝机

    D. CRT 多幅照相机　　　E. 以上都不是

59. CT 机房的设计与布局**不必**考虑的要求是

    A. 能充分发挥 CT 机各部件的功能　　　B. 日常工作便于进行

    C. 选择避风向阳的房间　　　　　　　　D. 充分利用有效的空间

    E. 射线的严格防护

60. CT 机计算机系统的适宜温度为

    A. 15~25℃　　　　　　B. 16~22℃　　　　　　C. 18~22℃

    D. 18~26℃　　　　　　E. 20~26℃

61. CT 机房除湿机工作效果应保持在

    A. 20% 以下　　　　　　　　B. 20%~35%　　　　　　　　C. 40%~65%

    D. 70%~80%　　　　　　　　E. 80% 以上

62. 为保持 CT 机正常工作,通常 CT 机房温度应控制在

    A. 16℃　　　　　　　　　　B. 12~14℃　　　　　　　　C. 26~30℃

    D. 24℃　　　　　　　　　　E. 18~22℃

63. CT 机的运行环境要求是

    A. 温度:26℃±1℃,湿度:40%~60%　　　　　B. 温度:22℃±3℃,湿度:40%~65%

    C. 温度:22℃±5℃,湿度:30%~50%　　　　　D. 温度:20℃±2℃,湿度:40%~60%

    E. 温度:20℃±5℃,湿度:60%~85%

64. 关于 CT 机安装与调试,**错误**的叙述是

    A. CT 机的安装首先必须注意开箱检查

    B. 各部件的放置应事先安排,尽量一次到位

    C. 要检查电源电压、频率、功率是否符合设备的要求

    D. CT 机的调试工作基本上都由硬件来完成

    E. 水模测试主要是测试照射野范围内射线剂量的均匀一致性和 CT 值的准确性

65. 关于 CT 机的主要的技术性能指标,正确的叙述是

    A. 重建矩阵越大,所需的重建时间越短　　　B. CT 机扫描机架孔径越小越好

    C. 硬盘容量大小决定着图像数据的存储量　　D. 探测器的数目越多,扫描时间越长

    E. X 射线管的热容量越小越好

66. 关于 CT 机中的矩阵,**错误**的说法是

    A. 纵横二维排列的单位容积和像素

    B. 实际上是衰减系数的矩阵

    C. 在相同采样野里,矩阵越大,有效视野越大

    D. 在相同采样野里,矩阵越大,图像质量越高

    E. 在相同采样野里,矩阵越大,计算机工作量大

67. 下述关于显示矩阵的叙述,正确的是

    A. 像素的尺寸与重建视野无关　　　　　　　B. 显示像素越小,影像越锐利

    C. 显示器的矩阵是可变的　　　　　　　　　D. 增加矩阵,显示视野不变,像素变大

    E. 接收器分辨率应小于固有分辨率

68. CT 开机后对 X 射线管进行加热训练,其目的是

    A. 保护计算机　　　　　　　B. 保护扫描架　　　　　　　C. 保护 X 射线管

    D. 保护病人　　　　　　　　E. 保护显示器

69. 检查前 CT 机需要进行

    A. CT 值校准　　　　　　　B. 给予受检者镇静药　　　　C. 审核 CT 检查申请单

    D. 受检者的呼吸训练　　　　E. 去除被检部位金属物

70. 线性衰减系数对 CT 成像特性影响最大的是

    A. CT 值　　　　　　　　　B. 噪声　　　　　　　　　　C. 辐射剂量

    D. 空间分辨力　　　　　　　E. 密度分辨力

71. CT 检查时,与 X 线束穿过物质衰减**无关**的是

    A. X 线经过的距离　　　　　B. 物质衰减系数　　　　　　C. 物质厚度

D. 物质面积　　　　　　　　　E. X 线强度

72. CT 成像,X 线透过物体组织后的光子与原发射线是

A. 非线性关系　　　　　　　B. 对数关系　　　　　　　C. 指数关系

D. 偶整数关系　　　　　　　E. 指数幂关系

73. CT 扫描通常使用较高的 kVp,其主要原因是

A. 缩短扫描时间　　　　　　　　　　B. 减少重建时间

C. 减少部分容积效应　　　　　　　　D. 减少光电效应吸收衰减系数

E. 增加图像的宽容度

74. CT 成像是利用了衰减后的 X 线射线,并

A. 间接曝光成像　　　　　　B. 产生荧光成像　　　　　　C. 转换成模拟信号成像

D. 转换成数字信号成像　　　E. 转换成电信号数字成像

75. 关于 CT 检查的辐射特点,正确的叙述是

A. 在同样的照射条件下,CT 检查比普通 X 线检查的辐射线量少

B. CT 检查所用的 X 线穿透性小,吸收量大

C. CT 检查使用的探测器对 X 线能量损失大

D. CT 机 X 射线管的滤过要求没有普通 X 射线管高

E. 以上都是错误的

76. 下列关于 CT 成像物体对比度的叙述,正确的是

A. 两个相邻物体间的 X 线吸收差　　　　B. 相邻物体间组织边缘 CT 值差

C. 人体长轴方向分辨物体的能力差　　　　D. 原子序数相同的物体对比度大

E. 物体对比度与 CT 值相关

77. 关于 X 线吸收衰减系数 μ,**错误**的叙述是

A. X 线穿过人体某一部位时,其强度按指数规律衰减

B. X 线衰减系数与物质的原子序数和密度有关

C. X 线衰减系数与物质的厚度有关

D. X 线衰减系数与 CT 扫描的时间有关

E. X 线衰减系数与 CT 扫描时所采用的 X 线能量大小有关

78. CT 扫描成像基本步骤**不包括**

A. 产生 X 线　　　　　　　　B. 采集数据　　　　　　　C. 重建图像

D. 图像后处理　　　　　　　E. 显示图像

79. 关于 CT 机的工作原理,**错误**的叙述是

A. 利用窄束 X 线穿透被检部位

B. X 线穿透被检部位时,其强度呈负指数关系衰减

C. 透过被检体的 X 线被探测器接收直接成像

D. 模数转换器是将模拟信号转换为数字信号

E. 计算机将模拟信号变成数字信号,再重建图像

80. 下列**不属于** CT 基本成像步骤的是

A. 模数转换器将模拟信号转换为数字信号

B. X 射线管阴极端的电子高速撞击阳极靶面

C. 图像以数字图像的形式存入硬盘

D. 阵列处理器重建图像

E. X 线束经准直器成形

81. 完成 CT 图像显示的设备主要是
    A. 反投影处理器　　　　B. 阵列处理器　　　　C. 中央处理器
    D. 监视器　　　　E. 存储器

82. CT 扫描参数中,**不影响**采集数据量的是
    A. 扫描层厚　　　　B. 扫描层数　　　　C. 焦点尺寸
    D. 图像矩阵　　　　E. 探测器阵列

83. CT 机中用于进行减除空气值和修正零点漂移值的部件是
    A. 积分仪　　　　B. 对数器　　　　C. 卷积器
    D. 反投影器　　　　E. 模数微处理器

84. 对数字数据的线性化处理是指
    A. 对 X 线的线束硬化效应进行校正　　　　B. 对空气值进行减除
    C. 对零点漂移值进行修正　　　　D. 对扫描数据的总和进行检验和校正
    E. 对处理好的数字数据再进行卷积处理

85. 属于 CT 机准备工作的是
    A. 给予受检者镇静药　　　　B. 准备抢救设备　　　　C. CT 值校准
    D. 被检者呼吸训练　　　　E. 去除被检部位衣物

86. 下述关于重建函数核的叙述,正确的是
    A. 是 X 射线管窗口前的滤过装置　　　　B. 是 kV、mA 参数的组合
    C. 是一种降低噪声的算法　　　　D. 是一种图像重建算法函数
    E. 是螺旋扫描的成像参数

87. "部分容积效应"中的"部分容积"的含义是
    A. 被成像组织的面积　　　　B. 图像中所显示的像素数　　　　C. 相应大小的矩阵尺寸
    D. 该扫描层所包含的体素　　　　E. 包含所有体素的乘积

88. 下列必须采用原始数据内插滤波反投影的 CT 扫描方法是
    A. 横断面扫描　　　　B. 重叠扫描　　　　C. 螺旋扫描
    D. 冠状面扫描　　　　E. 高分辨力扫描

89. CT 图像重建目前应用广泛的方法是
    A. 迭代重建　　　　B. 傅里叶变换　　　　C. 滤波反投影
    D. 重复反投影　　　　E. 二维傅里叶变换

90. 关于 CT 扫描投影数据重建图像,**错误**的叙述是
    A. CT 图像的形成方式是数据重建
    B. 对采集到的数字数据要通过复杂运算,求得各坐标点的 μ 值后再重建出图像
    C. 不同的扫描方式将引起图像重建方法的某些改变
    D. 不同的重建方法,重建后的图像质量不一样
    E. 迭代法是目前 CT 图像重建技术中应用最广泛的方法

91. 目前多数 CT 机采用的图像重建基本方法是
    A. 反投影法　　　　B. 迭代法　　　　C. 滤波反投影法
    D. 傅里叶迭代重建法　　　　E. 线性叠加法

92. 在投影数据重建 CT 图像的方法中,应用最广泛的是
    A. 直接反投影法　　　　B. 迭代法

C. 二维傅里叶变换重建法   D. 空间滤波反投影法

E. 卷积反投影法

93. **不是**卷积反投影法特点的项是

A. 需进行一次傅里叶变换   B. 重建速度快   C. 重建图像质量高

D. 比其他变换复杂   E. 目前应用最广泛

94. CT 图像重建前,送计算机处理的信号必须经过的步骤是

A. 重建算法   B. 模数转换器   C. 脉冲发生器

D. 数模转换器   E. 平滑滤过

95. CT 图像重建中,直接反投影法的主要缺点是

A. 伪影太多   B. 成像不够清晰   C. 运算时间太长

D. 硬件成本昂贵   E. 需专用的重建处理器

96. 图像的重建时间是指

A. 病人定位至扫描结束的时间   B. 病人定位至扫描开始的时间

C. 扫描开始至扫描结束的时间   D. 原始数据重建成图像的时间

E. 扫描开始至图像生成的时间

97. 下列关于 CT 图像重建的叙述,正确的是

A. 迭代法是常用的重建方法   B. 扫描方式不同,但重建方法相同

C. CT 图像重建采用的是模拟数据   D. 阵列处理器只能接受数字信号

E. 螺旋扫描图像可直接通过内插获得

98. 下列**不属于** CT 图像重建方法的是

A. 迭代法   B. 3D 成像法   C. 直接反投影法

D. 卷积反投影法   E. 空间滤波重建法

99. 图像重建之前的数字数据处理项目**不包括**

A. 减除空气值   B. 修正零点漂移值   C. 收集数据

D. 线性化处理   E. 正常化处理

100. 关于螺旋 CT 扫描的图像重建方法,**错误**的叙述是

A. 原始数据的内插方式是螺旋 CT 扫描成像的关键

B. 线性内插方法的效果好,易使用

C. 线性内插方法有全扫描、不完全扫描、内插半扫描和外插半扫描等

D. 全扫描法是 360°收集原始投影数据

E. 不完全扫描法是最简单的内插算法

101. 关于 CT 扫描图像重建技术的描述,**错误**的是

A. CT 扫描图像重建是通过过滤函数的计算来完成的

B. 过滤函数是 CT 机内设定的算法,操作者不能选择

C. 根据观察不同组织的对比和诊断需要,选择不同的过滤函数

D. 选择适当的过滤函数,可提高图像质量

E. 过滤函数影响图像空间分辨力与密度分辨力

102. 关于图像重建的叙述,**错误**的是

A. 高分辨力重建必须保留原始数据

B. 冠状面、矢状面重建要保证扫描层面的连续性

C. 冠状面、矢状面重建要保证扫描参数的一致性

D. 高分辨力重建时,影像边缘锐利度高,但噪声大

E. 低分辨力重建时,影像边缘平滑度高,但噪声大

103. 冠状动脉 CT 血管成像横断图像重建算法是

A. 骨算法   B. 标准算法   C. 平滑算法

D. 锐利算法   E. 边缘增强算法

104. 下列 CT 图像重建算法中,空间分辨力最高的是

A. 标准算法   B. 精细算法   C. 边缘增强算法

D. 软组织算法   E. 平滑算法

105. 关于螺旋 CT 扫描的重建间隔,**错误**的叙述是

A. 重建间隔就是常规 CT 扫描的层间隔

B. 定义为被重建的相邻两层横断面之间长轴方向的距离

C. 重建间隔并非是常规 CT 扫描层厚的概念

D. 对原始数据的回顾性重建可采用任意间隔

E. 重建间隔大小的选择与图像的质量有关

106. 在 CT 机中,X 线连续发生,床面带动病人连续匀速移动,探测器连续采集数据的扫描方式是

A. 连续扫描   B. 螺旋扫描   C. 不间断扫描

D. 匀速扫描   E. 快速扫描

107. 下列与 CT 螺旋扫描方式**无关**的是

A. X 射线管围绕病人旋转   B. 病人一次屏气完成数据采集

C. 探测器接收采样数据   D. 球管停止旋转、移床

E. X 线曝光与床移同步

108. 在单层螺旋扫描方式中,扫描架旋转一周检查床运行的距离与射线束宽度的比值称

A. 层厚   B. 螺距   C. 床动指数

D. 扫描周期   E. 扫描时间

109. 关于层厚螺距,**错误**的叙述是

A. 层厚螺距是螺旋 CT 扫描新的成像参数

B. 层厚螺距的定义是床速与层厚的比值

C. 螺旋 CT 扫描若螺距等于零时与非螺旋 CT 扫描相同

D. 减少层厚螺距使探测器接受的射线量增加,并使图像的质量提高

E. 层厚螺距等于 0.5 时,层厚数据的获取一般采用 2 周机架的旋转及扫描

110. 单层螺旋 CT 检查中螺距的定义是

A. 扫描架旋转一周检查床运行的距离与层厚(或准直器宽度)的比值

B. 扫描架旋转一周层厚(或准直器宽度)与检查床运行距离的比值

C. 扫描架旋转一周检查床运行的距离

D. 扫描架旋转一周检查床运行距离的平方与层厚(或准直器宽度)的比值

E. 扫描架旋转一周检查床运行的距离与层厚(或准直器宽度)的乘积

111. 单层螺旋扫描中,在其他参数不变情况下,螺距减小,下列叙述正确的是

A. 图像质量保持不变   B. 图像质量改善   C. 图像质量衰退

D. 伪影增加   E. 伪影减少

112. 其他扫描条件不变,增大螺距可使

  A. 辐射剂量增加　　　　　　　B. 部分容积效应减少　　　　　C. 图像质量提高

  D. 扫描时间缩短　　　　　　　E. 图像重建速度降低

113. 大部分 4 层螺旋 CT 扫描仪**不采用**的重建预处理方法是

  A. 线性内插法　　　　　　　　B. 扫描交叠采样的修正　　　　C. Z 轴滤过长轴内插法

  D. 扇形束重建　　　　　　　　E. 多层锥形束体层重建

114. 关于 CT 高分辨力扫描的描述,正确的是

  A. 可提高图像密度分辨力　　　B. 可提高图像空间分辨力　　　C. 扫描层厚 3~5mm

  D. 采用较大扫描视野　　　　　E. 采用标准重建算法

115. 在单层螺旋扫描方式中,决定扫描层厚的是

  A. 检查床的运行距离　　　　　B. 探测器排列方式　　　　　　C. 像素的大小

  D. 准直器的宽度　　　　　　　E. 矩阵的尺寸

116. 单层螺旋 CT 任意的回顾性重建的含义是

  A. 可做任意螺距大小的图像重建　　　　　B. 可对原始数据进行修改的重建

  C. 可做任意间隔的重建　　　　　　　　　D. 可任意修改图像的重建方向

  E. 需将以前的检查对照后重建

117. 下列关于单层螺旋扫描螺距的叙述,正确的是

  A. 螺距是每秒钟床移动距离和层厚的比值

  B. 大螺距比小螺距获得的图像质量好

  C. 螺距是 X 射线管旋转一周检查床移动的距离与准直宽度的比值

  D. 临床应用的最佳图像质量螺距为 1

  E. 螺距越大,纵向分辨力越高

118. 螺旋 CT 特有的参数的是

  A. 矩阵　　　　B. 像素　　　　C. 灰阶　　　　D. 螺距　　　　E. 窗宽

119. 容积 CT 扫描应具备的要求**不包括**

  A. 基于滑环技术的扫描架连续旋转运动　　B. 检查床单向连续移动

  C. X 射线管冷却性能必须提高　　　　　　D. 采用螺旋扫描的图像重建算法

  E. X 射线管的负载减少

120. 下列关于 CT 层厚敏感曲线的叙述,**错误**的是

  A. 层厚敏感曲线影响 Z 轴空间分辨力　　B. 非螺旋 CT 层厚敏感曲线接近矩形

  C. 螺旋 CT 层厚敏感曲线呈铃形分布　　　D. 采用 180°线性内插可明显改善曲线

  E. 加大螺距可以改善层厚敏感曲线形状

121. CT 扫描中理想的层厚敏感曲线(SSP)应该是

  A. 矩形　　　　B. 方形　　　　C. 梭形　　　　D. 椭圆形　　　　E. 圆形

122. **不属于**螺旋 CT 扫描基本概念的是

  A. 扫描范围逐层数据采集　　B. 没有明确的层厚概念　　　　C. 非平面的层厚数据

  D. 有效扫描层厚增宽　　　　E. 容积数据内插预处理

123. 图像显示技术中,应用最多而且最重要的是

  A. 窗口技术　　　　　　　　　B. 放大技术　　　　　　　　　C. 黑白反转技术

  D. 三维图像重建技术　　　　　E. 图像方向旋转技术

124. 关于窗口技术,**错误**的叙述是

  A. 根据诊断需要调节图像的对比度和亮度的调节技术

B. 窗口技术包括窗宽、窗位的选择

C. 窗宽指显示图像时所选用的 CT 值的范围

D. 窗位指窗宽上、下限 CT 值的平均数

E. 如窗位和窗宽均调节至 80Hu，显示 CT 值的范围是 80～160Hu

125. 对"等宽型"多排探测器的叙述，**错误**的是
    A. 探测器的排列是对称的
    B. 探测器排列的层厚组合较灵活
    C. 等宽型探测器的排列亦呈对称型
    D. 与不等宽型相比，射线利用率高
    E. 过多的排间隔会造成有效信息的丢失

126. 4 层螺旋 CT 出现的年代是
    A. 1989 年
    B. 1990 年
    C. 1992 年
    D. 1995 年
    E. 1998 年

127. 多层螺旋 CT 主要采用的技术是
    A. 增加扫描射线的剂量
    B. 增加探测器的排数
    C. 采用多滑环技术
    D. 改进碳刷与滑环接触的方式
    E. 采用射线的动态分布技术

128. **不属于** 4 层螺旋 CT 扫描图像重建预处理的方法是
    A. Z 轴滤过长轴内插
    B. 交叠采样修正
    C. 优化采样扫描
    D. 锥形束投影
    E. 扇形束重建

129. 多层螺旋 CT 采用的重建预处理方法中，**不正确**的是
    A. 扫描交叠采样的修正
    B. Z 轴滤过长轴内插法
    C. 扇形束重建
    D. 多层锥形束体层重建
    E. 逐层扫描重建

130. 16 层螺旋 CT 机，一次旋转能同时得到的图像数和旋转一圈时间分别是
    A. 8，0.4s
    B. 8，0.5s
    C. 16，0.5s
    D. 16，0.2s
    E. 32，0.4s

131. 多层螺旋 CT 扫描的"各向同性"，是指空间分辨力像素的下述哪个方向大致相同
    A. AB 方向
    B. CD 方向
    C. XY 方向
    D. YZ 方向
    E. XYZ 方向

132. 多层螺旋 CT 纵向分辨力改善，成像质量改变最明显的是
    A. 密度分辨力
    B. 图像噪声
    C. 平面内空间分辨力
    D. 多平面重组
    E. 图像对比度

133. 关于 4 层螺旋 CT 的叙述，正确的是
    A. 实时 CT 扫描的简称
    B. 电子束发射架上 8 个靶面构成
    C. 属于动态空间成像技术
    D. 属于多排探测器成像技术
    E. 诞生于上世纪 80 年代末

134. 缩写词 MSCT 的中文含义是
    A. 常规 CT
    B. 螺旋 CT
    C. 滑环 CT
    D. 多层 CT
    E. 高分辨力 CT

135. 下述与 CT 扫描图像分辨力**无关**的是
    A. 层厚
    B. 层间距
    C. 螺距
    D. 矩阵大小
    E. 焦点尺寸

136. CT 机的密度分辨力范围，通常是

A. 0.1%~0.2%   B. 0.15%~0.25%   C. 0.25%~0.50%

D. 1%~3%   E. 5%~10%

137. CT 机的密度分辨力通常以一组参数表示,下列正确的是

    A. 剂量:mGy;密度差:%浓度;分辨力:mm 直径

    B. 剂量:mGy;对比度:‰比值;分辨力:mm 直径

    C. 剂量:mGy;密度差:%浓度;分辨力:LP/cm 直径

    D. 剂量:μGy;密度差:%浓度;分辨力:mm 直径

    E. 剂量:μGy;密度差:‰浓度;分辨力:mm 直径

138. 影响密度分辨力的主要因素

    A. 像素噪声   B. 物体大小   C. 扫描层厚

    D. 重建算法   E. 光子数量

139. CT 空间分辨力衰退是由于

    A. 扫描剂量不够

    B. 成像系统中探测器、放大电路和模数转换器的老化

    C. X 射线管焦点变大,机架内的机械结构磨损、颤动及探测器老化

    D. 扫描层厚过薄

    E. 显示器老化

140. 有关 CT 机极限空间分辨力,正确的是

    A. 极限空间分辨力高于常规 X 线检查

    B. 极限空间分辨力等于常规 X 线检查

    C. 极限空间分辨力低于常规 X 线检查

    D. 高档 CT 机极限空间分辨力等于常规 X 线检查

    E. 螺旋 CT 机极限空间分辨力高于常规 X 线检查

141. 关于 CT 的空间分辨力,**错误**的叙述是

    A. 是指在高对比的情况下鉴别细微结构的能力

    B. 可通过选择不同的卷积滤波器而改变

    C. 由 X 线束的几何尺寸所决定

    D. 高于普通 X 线检查的空间分辨力

    E. 受到探测器的大小、采样间隔等因素的限制

142. 正确的对比度分辨力的概念是

    A. 对比度分辨力就是影像的对比度   B. 对比度分辨力就是空间分辨力

    C. 单位长度内能观察到的线对数   D. 能分辨最低密度差别的能力

    E. 对于物体空间大小的鉴别能力

143. CT 的高分辨力算法扫描常用于

    A. 肌肉　脂肪   B. 肝脏　脾脏   C. 肺　骨骼

    D. 颅脑   E. 肾脏

144. 高分辨力 CT 扫描的特点是

    A. 黑白更为分明   B. 图像噪声相对较低   C. 密度分辨力相对较高

    D. 空间分辨力相对较高   E. 图像显示相对较为柔和

145. 纵向分辨力的含义是

    A. 图像平面内的分辨力   B. 等同于空间分辨力

C. 人体长轴方向的分辨力   D. 探测器的固有分辨力

E. 被扫描物体的分辨力

146. CT 机的高对比度分辨力衰退主要原因**不包括**

A. X 射线管焦点变大   B. 机械结构磨损严重   C. 机械结构颤动

D. 碳刷老化   E. 探测器老化

147. 关于高分辨 CT 扫描的叙述,**错误**的是

A. 采用较薄的扫描层厚   B. 采用高分辨力算法   C. 减少图像噪声

D. 提高空间分辨力   E. 减少部分容积效应

148. 关于高分辨力 CT 扫描技术特点,**错误**的叙述是

A. 具有极好的空间分辨力   B. 完全可替代常规 CT

C. 与肺功能检查有更好的相关性   D. 扫描层多、层薄、条件大

E. 扫描时不需造影增强

149. 关于 CT 图像空间分辨力的说法,正确的是

A. 空间分辨力与螺距无关

B. 不同的重建方法得到的图像空间分辨力不同

C. 空间分辨力与成像矩阵大小无关

D. 空间分辨力与探测器数目成反比

E. 空间分辨力与所扫物体密度有关

150. 关于 CT 图像空间分辨力的说法,**错误**的是

A. 空间分辨力即数字图像的高频响应

B. 数字图像的空间分辨力是由像素大小决定的

C. 当视野大小固定时,矩阵越大,像素尺寸越小

D. 像素尺寸越大,图像分辨力越高

E. 当视野大小固定时,矩阵越小,空间分辨力越低

151. CT 薄层扫描噪声增加的主要原因是

A. 采样平滑算法   B. 采样标准算法   C. 组织对比下降

D. X 线光子数减少   E. 系统 MTF 影响

152. 关于 CT 扫描技术参数,**错误**的叙述是

A. X 线剂量增加,使图像噪声加大,图像质量下降

B. 层面厚度是影响图像分辨力的一个重要因素

C. 显示视野可以根据欲观察的范围而改变其大小

D. 过滤函数是能改变图像重建算法的数字软件过滤器

E. 过滤函数有标准数学演算、软组织数学演算、骨细节数学演算三种演算方法

153. CT 图像的质量参数**不包括**

A. 空间分辨力和密度分辨力   B. 噪声与伪影   C. 部分容积效应

D. 周围间隙现象   E. 扫描视野

154. 关于 CT 伪影的叙述,**错误**的是

A. 伪影通常由设备产生   B. 伪影使图像质量下降

C. 伪影有时会引起误诊   D. 伪影是 CT 扫描图像中的一种异影

E. 由系统引起的伪影无法避免

155. CT 成像中,与产生图像伪影**无关**的是

　　A. 碘过敏试验　　　　　　B. 去掉金属饰物　　　　　　C. 扫描前屏气训练

　　D. 必要时给予镇静剂　　　E. 检查前不吃含金属的药物

156. CT 图像伪影是

　　A. 被检体内不存在的假象　　　　　　　　B. 被检体以外物质的影像

　　C. 图像中不正常的解剖影像　　　　　　　D. 图像中密度过高或过低的影像

　　E. 影片中图像的变形

157. 防止产生图像伪影的准备工作是

　　A. 换鞋入室　　　　　　　B. 碘过敏试验　　　　　　　C. 去除金属饰物

　　D. 带齐检查结果　　　　　E. 扫描前 4h 禁食

158. CT 检查时,由于病人吸气程度**不一致**会造成

　　A. 产生移动伪影　　　　　B. 改变扫描层厚　　　　　　C. 遗漏实际病变

　　D. 图像清晰度下降　　　　E. 增加部分容积效应

159. **不属于**缩短 CT 扫描时间优点的是

　　A. 减少重建时间　　　　　B. 缩短检查时间　　　　　　C. 提高病人周转率

　　D. 减少运动伪影　　　　　E. 动态器官成像

160. 常规 CT 扫描与螺旋 CT 扫描的本质区别在于

　　A. 扫描时间　　　　　　　B. 球管运动　　　　　　　　C. 数据采集

　　D. 图像重建　　　　　　　E. 图像信息

161. 与常规 CT 扫描相比,**不属于**螺旋 CT 扫描优点的是

　　A. 整个器官或一个部位一次屏息下的容积扫描,不会产生病灶的遗漏

　　B. 单位时间内扫描速度的提高,使对比剂的利用率提高

　　C. 层厚敏感曲线增宽,使纵向分辨力改变

　　D. 可任意进行回顾性重建,无层间隔大小的约束和重建次数的限制

　　E. 容积扫描,提高了多方位和三维重建图像的质量

162. 与常规 CT 扫描相比,螺旋 CT 扫描的最大优点是

　　A. 扫描速度快　　　　　　B. 连续旋转　　　　　　　　C. X 射线管容量大

　　D. 为容积扫描　　　　　　E. 存储容量大

163. 直接影响图像效果的 CT 检查前工作是

　　A. 仔细阅读申请单　　　　B. 划价交费　　　　　　　　C. 预约登记

　　D. 编写索引　　　　　　　E. 交代准备工作

164. 适合于危重或不易配合的病人扫描的最佳选择是

　　A. 一般扫描　　　　　　　B. 快速连续扫描　　　　　　C. 重叠扫描

　　D. 目标扫描　　　　　　　E. 放大扫描

165. CT 机动态范围的含义是

　　A. 最大响应与最小检测值间的比值　　　　B. 模拟信号与数字信号之间的比值

　　C. 探测器吸收转换效率的比值　　　　　　D. 扫描机架倾斜的范围

　　E. 扫描床移动的范围

166. CT 成像中,FOV 是指

　　A. 扫描视野　　　　　　　B. 兴趣区　　　　　　　　　C. 图像灰度标尺

　　D. 矩阵大小　　　　　　　E. 激光胶片分辨率

（二）多项选择题

1. 关于 CT 的叙述, 正确的是
   A. CT 图像是一种数字图像　　　　B. CT 成像仍使用 X 线　　　　C. CT 是多参数成像
   D. CT 扫描层是二维体积　　　　E. CT 可以进行薄层扫描

2. CT 重建的方法有
   A. 反投影法　　　　B. 迭代法　　　　C. 滤波反投影法
   D. 傅里叶重建法　　　　E. 扫场法

3. 有关窗口技术的叙述, 正确的是
   A. 利用窗口技术可将任一范围的 CT 值调到人眼可识别的 16 个灰阶
   B. 窗位是指窗宽上限与下限 CT 值的平均值（中点）
   C. 窗位与窗中心指的是同一个概念
   D. 调窗目的是为了适应胶片的感光度
   E. 视不同组织影像, 应适当地调整窗宽、窗位

4. 多层螺旋 CT 重建预处理方法有
   A. 360°线性内插　　　　B. 扫描交叠采样的修正　　　　C. Z 轴滤过长轴内插法
   D. 扇形束重建法　　　　E. 多层锥形束体层重建法

5. 多层螺旋 CT 的特点有
   A. 扫描速度快　　　　B. 图像分辨力高　　　　C. 可进行多参数成像
   D. 提高了 X 线利用率　　　　E. 可以进行更薄层的扫描

6. 关于 CT 噪声的叙述, **错误**的是
   A. 噪声的大小与扫描层厚有关　　　　B. CT 图像质量与噪声无关
   C. 噪声不受 X 线照射剂量的影响　　　　D. 噪声与激光胶片上的曝光量有关
   E. 噪声是一种外界干扰因素

7. CT 滤波函数中关于软组织模式的叙述, 正确的是
   A. 是一种平滑、柔和的函数　　　　B. 会提高密度分辨力　　　　C. 会降低噪声
   D. 会降低对比度　　　　E. 会强化边缘轮廓

8. CT 滤波函数中关于高分辨力滤波模式的叙述, 正确的是
   A. 是一种强化边缘轮廓的函数　　　　B. 会提高空间分辨力　　　　C. 会增加噪声
   D. 会平滑图像　　　　E. 会增加对比

9. 关于 CT 探测器作用的叙述, **错误**的是
   A. 探测病人位置是否准确　　　　B. 接受 X 线并将其转换成电信号
   C. 探测扫描时有无散射线　　　　D. 将模拟信号转变为数字信号
   E. 接受 X 线并检测有无散射线

10. CT 设备硬件的基本结构包括
    A. 扫描机架系统　　　　B. 扫描检查床
    C. X 射线管及数据采集系统　　　　D. 计算机及阵列处理机
    E. 激光打印机

二、名词解释

1. 热容量
2. 散热率

3. 有效焦点

4. 实际焦点

5. 吸收转换效率

6. 动态范围

7. 余辉

8. 数据采集系统(DAS)

9. 响应时间

10. 重建间隔

11. 滑环技术

12. 滤过板

13. 数模转换

14. 线衰减系数

15. 硬化效应校正

16. 多层螺旋 CT

17. 滤波反投影法

18. 数据预处理内插法

三、填空题

1. CT 装置数据采集系统由_____、_____、_____等组成。

2. CT 装置中固体探测器技术利用的是_____原理,其种类有_____、_____。

3. CT 装置中有两套计算机系统,分别是由_____、_____组成。

4. CT 扫描床面材料特点为_____。

5. 高压注射器作用为_____。

6. CT 机房温度应控制在_____。

7. CT 成像的基本过程有_____、_____、_____。

8. 多层螺旋 CT 图像重建前预处理方法有_____、_____法。

9. CT 数或亨斯菲尔德单位代表_____。

10. 滤波反投影通过_____提高了最终图像的质量。

11. 螺旋锥束 CT 扫描仪与扇束扫描仪相比的优势是_____。

12. 单能 CT 扫描仪与双能扫描仪不同是因为_____不同来区分的。

13. 通常来说,在获得 CT 图像时增加通过物体的投影的数量可以_____。

14. X 射线衰减取决于_____。

15. 多层螺旋 CT 心脏图像重建方法主要有_____和_____。

16. CT 图像重建方法主要有_____、_____和_____。

17. CT 数据采集方法主要有_____、_____。

四、简答题

1. 简述 CT 成像技术优点有哪些。

2. 说出多层螺旋 CT 硬件特点。

3. 说出 CT 成像物理基础,并简述非螺旋 CT 的成像过程。

4. 简述数据采集基本原理与原则。

5. 简述 CT 图像的重建方法及原理。

6. 简述单层螺旋 CT 的成像原理。

7. 简述多层螺旋 CT 探测器的结构特点,并说出多层螺旋 CT 的优势。

8. 简述双能 CT 的种类、工作原理及特点。

9. 简述 CT 的演变。

10. 简述 CT 图像处理与后处理。

第三章 CT 准备工作与扫描方式

一、选择题

(一)单项选择题

1. CT 检查中最常用的检查方法是

   A. 平扫　　　　　　　　　　　B. 增强扫描　　　　　　　　C. 灌注扫描

   D. 动态扫描　　　　　　　　　E. 造影 CT 扫描

2. CT 扫描的一般顺序是

   A. 常规扫描—增强扫描—定位扫描　　　　　B. 定位扫描—常规扫描—增强扫描

   C. 常规扫描—定位扫描—增强扫描　　　　　D. 定位扫描—增强扫描—常规扫描

   E. 增强扫描—常规扫描—定位扫描

3. CT 扫描前,病人必须除去金属物的目的是

   A. 防止饰物丢失　　　　　　　B. 防止掉入机架内　　　　　C. 可降低曝光条件

   D. 可避免产生图像伪影　　　　E. 病人躺卧更舒适

4. CT 扫描正确定位的意义是

   A. 减少扫描时间　　　　　　　B. 标注扫描方位　　　　　　C. 减少扫描工作量

   D. 减少不必要扫描　　　　　　E. 减少对比剂用量

5. 扫描过程中,对某一层面按时间间隔进行重复扫描的 CT 扫描方式为

   A. 多期增强扫描　　　　　　　B. 目标扫描　　　　　　　　C. 重叠扫描

   D. 动态多层扫描　　　　　　　E. 单层动态序列扫描

6. CT 薄层扫描的优点

   A. 降低设备损耗　　　　　　　B. 提高时间分辨力　　　　　C. 提高密度分辨力

   D. 减少部分容积效应　　　　　E. 减少病人辐射剂量

7. 脑池造影 CT 扫描是将对比剂注入

   A. 脑池　　　　　　　　　　　B. 脑室　　　　　　　　　　C. 中脑导水管

   D. 外周静脉　　　　　　　　　E. 脊髓蛛网膜下腔

8. 脑池造影 CT 常采用的阴性对比剂是

   A. 水　　　　　　　　　　　　B. 过滤空气　　　　　　　　C. 脂肪对比剂

   D. 离子型对比剂　　　　　　　E. 非离子型对比剂

9. 胆囊造影 CT 检查**不能**显示

   A. 胆囊位置　　　　　　　　　B. 阳性结石　　　　　　　　C. 阴性结石

D. 胆囊壁病变   E. 胆囊内占位性病变

10. 以下**不属于**CT 血管成像特点的是

 A. 属于微创检查   B. 必须依赖对比剂   C. 可显示血管壁状态

 D. 显示血流动力学信息   E. 显示血管立体结构影像

11. CT 图像的永久存储设备是

 A. U 盘   B. 硬盘   C. 软盘

 D. 光盘   E. 移动硬盘

12. **不属于**螺旋 CT 扫描基本概念的是

 A. 扫描范围逐层数据采集   B. 没有明确的层厚概念

 C. 非平面的层厚数据   D. 有效扫描层厚增宽

 E. 容积数据内插预处理

13. CT 成像中,FOV 是指

 A. 扫描视野   B. 兴趣区   C. 图像灰度标尺

 D. 矩阵大小   E. 激光胶片分辨率

14. 操作台**无法完成**的功能是

 A. 系统故障显示及诊断   B. 修改扫描参数   C. 输入病人信息

 D. 控制扫描程序   E. 改变病人体位

15. 间断式 CT 扫描与螺旋式 CT 扫描的相同点是

 A. X 射线管连续旋转   B. 连续产生 X 线   C. 连续取样

 D. 曝光时连续动床   E. 以上都不是

16. 常规 CT 扫描与螺旋 CT 扫描的本质区别在于

 A. 扫描时间   B. 球管运动   C. 数据采集

 D. 图像重建   E. 图像信息

17. 普通 CT 的重叠扫描是指

 A. 层间隔小于扫描层厚   B. 层间隔等于扫描层厚   C. 层间隔大于扫描层厚

 D. 重建间隔小于重建层厚   E. 重建间隔大于重建层厚

18. 多层螺旋 CT 螺距的定义是

 A. 扫描旋转架旋转一周检查床运行的距离与准直宽度的比值

 B. 扫描旋转架旋转一周层厚或准直宽度与检查床运行的距离的比值

 C. 扫描旋转架旋转一周检查床运行的距离

 D. 扫描旋转架旋转一周检查床运行的距离的平方与层厚或准直宽度的比值

 E. 扫描旋转架旋转一周检查床运行的距离与层厚或准直宽度的乘积

19. 关于螺距,**错误**的叙述是

 A. 螺距是螺旋 CT 扫描方式产生的新的成像参数之一

 B. 螺距的定义是床速与层厚的比值

 C. 螺旋 CT 扫描若螺距等于零时,与常规 CT 扫描相同

 D. 增加螺距使探测器接收的射线量增加并使图像的质量提高

 E. 螺距等于 0.5 时,层厚数据的获取一般采用 2 周机架的旋转及扫描

20. 与非螺旋 CT 扫描相比,**不属于**螺旋 CT 扫描优点的是

A. 整个器官一次屏息下的容积扫描,不会产生病灶的遗漏

B. 单位时间内扫描速度的提高,使造影剂的利用率提高

C. 层厚敏感曲线增宽,使纵向分辨力提高

D. 可任意地回顾性重建,无层间隔大小的约束和重建次数的限制

E. 容积扫描,提高了多方位和三维重建图像的质量

21. 与非螺旋 CT 扫描相比,螺旋 CT 扫描的最大优点是

A. 扫描速度快   B. 可连续旋转   C. X 射线管容量大

D. 为容积扫描   E. 存储容量大

22. 多层螺旋 CT 的优点**不包括**

A. 成像范围广   B. 扫描速度快

C. 空间分辨力高   D. 时间分辨力高

E. 机架旋转 1 周可以获得多层图像

23. 与 CT 扫描前的定位作用**无关**的是

A. 确定扫描视野   B. 确定扫描起始线   C. 确定扫描终止线

D. 确定扫描的范围   E. 确定扫描的层数

24. CT 增强扫描的作用是

A. 提高 Z 轴空间分辨力   B. 提高空间分辨力

C. 减少病人的 X 线剂量   D. 减少部分容积效应的影响

E. 增强感兴趣组织或结构的对比

25. 关于 CT 增强扫描正确的是

A. 增强扫描是高级 CT 特有的扫描程序

B. 增强扫描是指经血管注射对比剂后再行扫描的方法

C. 增强扫描就是螺旋扫描

D. 增强扫描不能用轴位扫描模式

E. 增强扫描就是两期和多期扫描

26. CT 机房和计算机机房的适宜温度为

A. 15~25℃   B. 16~22℃   C. 18~22℃

D. 18~26℃   E. 18~26℃

27. CT 机房的相对湿度应保持在

A. 20%以下   B. 20%~35%   C. 40%~65%

D. 70%~80%   E. 80%以上

28. 在临床应用中,螺旋 CT 检查效果**不如**常规 CT 的部位是

A. 胸部   B. 腹部   C. CT 血管成像

D. 头部   E. 以上都不是

29. 与检查效果密切相关的 CT 检查前工作是

A. 仔细阅读申请单   B. 划价交费   C. 预约登记

D. 编写索引   E. 交代准备工作

30. 下面 CT 检查前准备工作正确的是

A. 受检者可直接进入 CT 扫描室

B. 受检者进入 CT 检查室前,必须换鞋或穿拖鞋

C. CT 扫描速度较快,胸、腹部受检者的呼吸对检查影响不大

D. 胸部、腹部、盆部受检者,应口服 1%~2% 碘水对比剂

E. 由于 CT 扫描的管电压较高,穿透力较强,金属饰物的影响不大

31. 关于 CT 扫描检查注意事项正确的是

A. 婴幼儿扫描时的 mA 数值与成人相同

B. 低 kV 和大的 mA 数值,可以提高图像质量

C. 扫描检查时应有家属人员陪伴

D. CT 扫描检查辐射剂量非常低,应用范围较广

E. 确需陪伴扫描的,陪护人员应穿戴好防护用品

32. 对胸腹部 CT 检查病人作呼吸训练,其目的是为了避免

A. 病人产生紧张情绪　　　　B. 呼吸窘迫产生　　　　C. 呼吸运动伪影产生

D. 呼吸道堵塞　　　　E. 病人检查中咳嗽

33. 对屏气要求最严格的检查部位是

A. 肺　　　　B. 肝　　　　C. 冠状动脉

D. 盆腔　　　　E. 肾上腺

34. 对于 4 层螺旋 CT,若选择床速是 10mm/周,扫描层厚 5mm,则准直螺距为

A. 0.25　　　　B. 0.5　　　　C. 1

D. 2　　　　E. 4

35. 防止产生图像伪影的准备工作是

A. 换鞋入室　　　　B. 进行碘过敏试验　　　　C. 去除金属饰物

D. 带齐检查结果　　　　E. 扫描前 4h 禁食

36. 属于 CT 机准备工作的是

A. CT 值校准　　　　B. 给予镇静剂　　　　C. 审核 CT 检查申请单

D. 受检者的呼吸训练　　　　E. 去除被检部位金属物

37. 对每天开机后球管预热,下列描述**错误**的是

A. 每天开机后受限应对球管进行升温预热

B. 球管预热可以预防球管温度瞬间突然升高

C. 球管预热是由低的 kV 和 mA 条件逐步升高到高的 kV 和 mA 条件

D. 球管预热作用不大,不会延长球管使用寿命

E. 球管预热可以延长球管使用寿命

38. CT 开机后对 X 线球管进行加热训练,其目的是

A. 保护计算机　　　　B. 保护扫描架　　　　C. 保护 X 射线球管

D. 保护病人　　　　E. 保护显示器

39. 对螺旋扫描叙述**错误**的是

A. X 线球管和探测器连续旋转

B. 受检者随检查床沿纵轴方向匀速移动

C. X 线球管连续产生 X 线

D. 扫描轨迹呈螺旋状

E. 扫描速度较慢

40. 对薄层扫描的描述正确的是

    A. 能提高图像密度分辨力　　　B. 能提高图像空间分辨力　　　C. 能提高扫描速度

    D. 能降低 CT 检查剂量　　　E. 以上都不对

41. 关于增强扫描,**错误**的叙述是

    A. 注入造影剂后进行的 CT 扫描称增强扫描

    B. 增强就是增加组织之间对 X 线的吸收差

    C. 增强扫描的实质是加大 X 线照射量的扫描

    D. 增强后形成的图像对比度增加

    E. 增强扫描提高了病变的检出率和诊断率

42. 关于特殊 CT 造影增强法,**错误**的叙述是

    A. 脑池造影 CT,造影剂可分为阳性非离子型水溶性碘造影剂和阴性造影剂——空气

    B. 脑室造影 CT,是脑室注入造影剂后 6h 进行 CT 扫描

    C. 关节造影 CT,多用于肩关节和膝关节

    D. 脊髓造影 CT,要在造影剂注入 4~6h 之后再行 CT 扫描

    E. 以上都是错误的

43. 与图像左右正确标注**无关**的项目是

    A. 头先进或足先进　　　B. 仰卧位或俯卧位　　　C. 左侧卧位或右侧卧位

    D. 床进或床出　　　E. 以上都不是

44. 适合于危重或不易配合的病人扫描的最佳选择是

    A. 一般扫描　　　B. 快速连续扫描　　　C. 重叠扫描

    D. 目标扫描　　　E. 放大扫描

45. 在 CT 检查的防护措施中,与病人的防护**无关**的是

    A. 辐射实践的正当性　　　B. CT 检查的最优化　　　C. 受检者指导水平

    D. CT 机本身的固有防护　　　E. 机房设计的固有防护

46. 肺部高分辨力 CT 扫描必须具备的基本条件中,与降低噪声有关的是

    A. 全身 CT 扫描机,其固有空间分辨力<0.5mm

    B. 扫描层厚为 1.0~1.5mm 的超薄层扫描

    C. 使用高 kV 和高 mAs

    D. 应用 512×512 矩阵,采集、保留原始数据

    E. 图像重建使用高分辨力算法

47. 肺部高分辨力扫描的层厚

    A. 1mm　　　B. 2mm　　　C. 3mm

    D. 4mm　　　E. 5mm

48. 前瞻性心电门控触发 CT 扫描,叙述正确的是

    A. X 射线管球连续曝光　　　B. 检查床匀速运动　　　C. 扫描时间长

    D. 辐射剂量小　　　E. 可做心功能评价

49. 关于心脏门控成像的叙述,**错误**的是

    A. 前瞻性心电图传感器触发是在预先设定的心电时相扫描

B. 回顾性心电图传感器门控采用螺旋扫描采集心脏容积数据

C. 单扇区重建的时间分辨力高于多扇区重建

D. 数据采集的时间分辨力影响心脏成像的质量

E. 心脏成像采用半重建技术进行图像重建

50. 心电触发扫描序列中,受检者触发扫描的间期是

A. P-R 间期   B. Q-T 间期   C. R-R 间期

D. S-T 间期   E. P-P 间期

51. 胸部健康检查的 CT 扫描,最好采用

A. 常规扫描   B. 高分辨力扫描   C. 肺部增强扫描

D. 低辐射剂量扫描   E. 高分辨力增强扫描

52. 下列病变中,须做 CT 增强扫描确诊的是

A. 周围型肺癌   B. 肺结核   C. 升主动脉动脉瘤

D. 肺气肿   E. 大叶性肺炎

53. 进行胃 CT 扫描,应注意内容**不包括**

A. 检查前一天晚饭后开始禁食,检查当天早晨空腹

B. 应先详细询问有无过敏史,必要时做增强扫描

C. 检查前可肌注山莨胆碱 10mg

D. 需要口服温清水

E. 扫描时病人不需要屏气

54. 减少生理性移动最有效的措施是

A. 固定被照体   B. 选择曝光时机   C. 缩短曝光时间

D. 被照体尽量贴近胶片   E. 尽量选用小焦点摄影

55. 属于 CT 机房固有防护的是

A. 铅眼镜   B. 铅屏风   C. 铅围裙

D. 铅玻璃   E. 铅防护衣

56. 下列疾病中,CT 检查**不能**诊断的是

A. 鼻窦囊肿   B. 鼻窦炎   C. 眶壁外伤

D. 眶部肿瘤   E. 过敏性鼻炎

57. 胸部低辐射剂量 CT 扫描螺距应设定为

A. 0.1   B. 0.2   C. 0.5

D. 1.0   E. 1.5

58. HRCT 的中文含义是

A. 常规 CT   B. 螺旋 CT   C. 滑环 CT

D. 多层 CT   E. 高分辨力 CT

59. 肺间质病变的最佳检查方法是

A. 重叠扫描   B. 厚层扫描   C. 动态扫描

D. 增强扫描   E. 高分辨力扫描

60. 下列哪项工作**不需**由登记接待人员完成

A. 仔细核对病人姓名和申请单   B. 告知病人检查日期和时间

C. 详细解释准备工作的要求   D. 根据申请单要求选择参数

E. 根据轻重缓急安排检查时间

61. 腹部 CT 检查,口服稀释对比剂的浓度是

A. 1.00% ~ 1.50%   B. 0.10% ~ 0.15%   C. 2.00% ~ 2.50%

D. 3.00% ~ 3.50%   E. 5.00% ~ 10.00%

62. 通常碘对比剂的过敏反应**不包括**

A. 荨麻疹   B. 呼吸困难   C. 恶心、呕吐

D. 腹腔积气   E. 血压下降

63. 行颅脑 CT 血管成像检查时,病人的准备工作**不包括**

A. 去除金属发夹   B. 去除假牙   C. 去除耳环

D. 去除膏药   E. 去除上身衣物

64. 为确保获得冠状动脉 CT 血管成像检查的最佳效果,屏气期间心率变化应小于

A. 10%   B. 20%   C. 25%

D. 30%   E. 35%

65. 关于冠状动脉 CT 血管成像扫描前准备,**错误**的是

A. 扫描前 4h 开始禁食

B. 心率 60 次/min 以下不用心电门控

C. 心动过速需用药物控制,使心率在 60 次/min 左右

D. 嘱病人去掉外衣、紧身内衣和胸部金属饰物

E. 对病人进行反复的屏气训练

66. CT 检查前病人自己做准备工作的主要依据是

A. 申请单   B. 预约登记卡   C. 病人自己理解

D. 对家属的交代   E. 病人须知预约单

67. 16 层螺旋 CT 行心脏冠脉 CT 血管成像检查,**错误**的是

A. 检查前 4h 不宜吃固体食物,不做任何运动

B. 检查前需要将心率稳定在 70 次/min 以下

C. 连接导线按欧洲标准,红色电极应置于左锁骨中线锁骨下

D. 应对病人进行吸气后屏气训练,确保屏气期间心率变化应小于10%

E. 冠脉搭桥术后在内乳动脉对侧上肢进行静脉穿刺

68. 分辨力为 5LP/mm 时,其线对宽度为

A. 0.1mm   B. 0.2mm   C. 0.5mm

D. 1.0mm   E. 2.0mm

69. 观察肺弥漫性、肺间质病变时采用的 CT 扫描图像重建模式是

A. 低分辨力模式   B. 普通扫描模式   C. 高分辨力模式

D. 重叠扫描模式   E. 增强扫描模式

70. CT 扫描的正位定位相,X 线球管的位置是

A. 1 点钟   B. 3 点钟   C. 5 点钟

D. 9 点钟   E. 12 点钟

71. CT 定位扫描采用的扫描方式是

A. 逐层扫描   B. 常规扫描   C. 狭缝扇形束扫描

D. 快速螺旋扫描   E. 动态扫描

72. 下列**不属于**特殊扫描的是

     A. 薄层扫描   B. 高分辨力扫描   C. 靶扫描

     D. 加层扫描   E. 平扫

73. 属于螺旋 CT 扫描的新成像参数的是

     A. 矩阵   B. 像素   C. 灰阶

     D. 螺距   E. 窗宽

74. 用于 CT 增强的对比剂是

     A. 水合氯醛溶液   B. 钆喷酸葡胺注射液   C. 钆塞酸二钠注射液

     D. 马根维显   E. 碘普罗胺注射液

75. 对高分辨力扫描描述正确的是

     A. 可提高图像密度分辨力   B. 可提高图像空间分辨力

     C. 扫描层厚一般为 2~3mm   D. 应使用较大的扫描视野

     E. 采用标准重建算法

76. 头颅 CT 扫描一般层厚为

     A. 8mm   B. 9mm   C. 5mm

     D. 10mm   E. 7mm

77. 肝脏增强扫描对比剂注射方法一般是

     A. 静脉团注法   B. 点滴灌注法

     C. 多次大剂量快速注射法   D. 点滴大量快注法

     E. 大量快注滴注法

78. CT 图像中的伪影是指

     A. 受检者体内不存在的假象   B. 受检者以外物质的影像

     C. 图像中不正常的解剖影像   D. 图像中密度过高或过低的影像

     E. 影片中图像的变形

79. CT 检查的操作步骤**不包括**

     A. 输入受检者的资料   B. 体位的选择   C. 定位扫描

     D. 扫描检查   E. 阅片

80. 关于 CT 的窗口技术,**错误**的叙述是

     A. 根据诊断需要调节图像的对比度和亮度的调节技术

     B. 窗口技术包括窗宽、窗位的选择

     C. 窗宽指显示图像时所选用的 CT 值的范围

     D. 窗位指窗宽上、下限 CT 值的平均数

     E. 窗口技术也称为感兴趣区技术

(二)多项选择题

1. 通过是否注射对比剂来划分 CT 检查方法可以分为

     A. 平扫   B. 增强扫描   C. 螺旋扫描

     D. 高分辨力扫描   E. 造影 CT

2. 关于视野的叙述,正确的是

    A. 视野包括扫描视野、重建视野及显示视野

    B. 视野大小等于扫描架的扫描孔的大小

    C. 视野一定是正方形

    D. 重建视野一般等于扫描视野

    E. 扫描视野用 SFOV 表示

3. 对断面内的图像空间分辨力有影响的参数是

    A. 扫描层厚   B. 重建滤过算法   C. 重建矩阵

    D. 视野   E. 扫描范围

4. 对断面内的图像密度分辨力有影响的参数是

    A. 扫描层厚   B. 管电压   C. 管电流

    D. 重建滤过算法   E. 视野和矩阵

5. 防止产生 CT 图像伪影的准备工作是

    A. 换鞋或穿鞋套

    B. 保持身体或被检查部位固定不动

    C. 胸腹部受检者,必须做好呼吸训练

    D. 使用快速扫描,缩短扫描时间

    E. 腹部、盆腔受检者,检查前一周内应未做过食管、胃肠钡餐的检查

6. 应用对比剂后的增强扫描可以产生下列什么效果

    A. 使病变和正常组织之间的密度对比加大   B. 提高了病变的检出率

    C. 使 CT 扫描的层厚变薄   D. 病变更加明显

    E. 可以较好地显示图像细微结构

7. 对定位像扫描叙述正确的是

    A. 扫描时 X 线球管和探测器连续旋转

    B. 扫描时被检查者随着检查床在扫描孔内匀速移动

    C. 有正位定位像和侧位定位像两种方式

    D. 扫描时 X 线球管和探测器静止不动

    E. 扫描时床和被检查者静止不动

8. 下列属于增强扫描的有

    A. 灌注扫描   B. 动脉扫描   C. 肾动脉血管成像

    D. 肺部高分辨力 CT 扫描   E. 冠状动脉钙化积分扫描

9. CT 增强常用的对比剂是

    A. 泛影葡胺   B. 碘苯六醇   C. 胆影葡胺

    D. 碘化油   E. 碘化钠

10. 进行双期或多期增强扫描的部位或器官是

    A. 颅脑   B. 肺部   C. 肝脏

    D. 肾脏   E. 胰腺

11. 可以通过人为操作避免的伪影有

    A. 心脏与主动脉搏动伪影   B. 呼吸伪影   C. 肠蠕动伪影

D. 体外携带金属伪影　　　　　E. 动脉瘤银夹伪影

12. CT 的定量测定常用的方法有

A. 定量骨密度测定　　　　　　　　B. 心脏冠状动脉的钙化含量测定

C. 肺组织密度测量　　　　　　　　D. 病变位置测量

E. 病变大小测量

二、名词解释

1. 层厚(slice thickness)

2. 层间距(slice interval)

3. CT 常规扫描

4. 定位扫描(scout scan)

5. 轴位扫描(axial scan)

6. 螺旋扫描(sprial scan)

7. 薄层扫描(thin slice scan)

8. 重叠扫描(overlap scan)

9. 靶扫描(target scan)

10. 高分辨力 CT 扫描(high resolution CT,HRCT)

11. 定量 CT(quantitative computed tomography)

12. 电影扫描(movie scan)

13. 低剂量 CT

14. 心脏及冠脉 CT 成像

15. CT 透视

16. CT 增强扫描(computed tomography enhanced scan)

17. 多期增强扫描

18. 延迟增强扫描(delayed enhanced scan)

19. CT 灌注成像(CT perfusion imaging)

20. 回流法静脉成像

21. 首过法静脉成像

22. 非血管造影 CT

23. 胆系造影 CT 扫描

24. 空气校正(零点漂移校正)

25. 团注法

三、填空题

1. 多平面重建图像的质量与断面图像的层厚和螺旋扫描的螺距有直接的关系,层厚越
_____,螺距越_____,重建图像质量越好。

2. CT 扫描参数包括_____、_____、_____及_____等。

3. CT 平扫的扫描方式有_____、_____、_____及_____等。

4. CT 增强扫描的方式有_____、_____、_____及_____。

5. 广义的 CT 血管成像检查包括_____和_____。

6. 动脉 CT 血管成像扫描对_____及_____有特殊要求。

7. 一般静脉 CT 血管成像分为_____和_____两种。

四、简答题

1. CT 检查前的准备工作包括哪些？

2. 为什么每天开机后要预热球管？

3. CT 检查前对病人的准备包括哪些？其目的分别是什么？

4. 急诊 CT 检查的基本原则有哪些？

5. CT 检查基本步骤与流程是什么？

6. CT 检查参数中确定管电压及管电流的原则是什么？

7. CT 检查参数中确定层厚的原则是什么？

8. CT 增强扫描常用对比剂类型有哪些？

9. 在 CT 增强过程中使用对比剂注意事项有哪些？

10. CT 增强对比剂用量及注射方法有哪些？

11. 延迟增强扫描对肝脏小病灶及肝癌、肝血管瘤的检出及鉴别诊断区别很大,其基本原理是什么？

12. 常用的非血管造影的类型有哪些？

13. 能谱 CT 的临床应用有哪些？

五、病例分析

病人,男性,30 岁,突发头部剧烈疼痛,呕吐胃内容物数次,昏迷 10min,家属拨打 120 随即来院就诊。否认高血压、高血脂、糖尿病、肝炎、肺结核等病史,临床医师初步诊断为脑血管意外,电话提前告知影像科即将进行急诊 CT 检查并做好接诊准备。

1. 作为 CT 技师,病人检查前应该做什么准备,针对类似病人应遵循什么原则？

2. 病人首先应该做什么方式的扫描？

3. 当病人病情稳定后,临床医师为寻求病因,需要了解脑血管的情况,作为影像科技师,你认为该做什么检查？并简述检查过程。

4. 说出至少 3 种该病人可能存在的血管疾病。

第四章　CT 图像处理与辐射安全

一、单项选择题

1. 当窗宽选 200Hu,窗位选+40Hu 时,则表现为全黑的 CT 值限界为

　　A. 大于 140Hu　　　　　　　B. 大于 100Hu　　　　　　C. 小于 100Hu

　　D. 小于-40Hu　　　　　　　E. 小于-60Hu

2. 下列与重建时间**无关**的是

　　A. 检查效率　　　　　　　　B. 运动伪影　　　　　　　C. 内存容量

　　D. 重建图像矩阵　　　　　　E. 阵列处理器速度

3. CT 值测量时,同一扫描层面不同 CT 值的组织被平均计算,这种现象被称为

A. CT 值同化   B. CT 值的衰减   C. 部分容积效应

D. 体积同一性现象   E. 射线能量均衡分配

4. 关于高分辨力 CT 扫描的叙述,**错误**的是

    A. 采用较薄扫描层厚   B. 采用高分辨力算法   C. 减少图像噪声

    D. 提高空间分辨力   E. 减少部分容积效应

5. 以下需采用高分辨力 CT 扫描的是

    A. 心包囊肿   B. 孤立性肺结节   C. 脑梗死病灶

    D. 腹膜后血肿   E. 多发性肝囊肿

6. 下述 CT 图像重建术语中,属于螺旋扫描的方法是

    A. 算法   B. 线性内插   C. 卷积

    D. 重建函数核   E. 滤波反投影

7. **不属于**图像后处理方法的是

    A. 容积再现   B. 反投影重建   C. 多平面重组

    D. 仿真内镜   E. 最大密度投影

8. 冠状动脉 CT 血管成像横断图像重建的常规算法是

    A. 骨算法   B. 标准算法   C. 平滑算法

    D. 锐利算法   E. 边缘增强算法

9. CT 影像诊断中"灌注"的定义是

    A. 单位体积的含血量

    B. 某一体积组织内血液的含量

    C. 单位时间内流经单位体积的血容量

    D. 单位时间内流经某一体积组织的血容量

    E. 血液流过毛细血管床所需的时间

10. 下列参数中,与 CT 血管成像图像分辨力**无关**的是

    A. 重建算法   B. 重建速度   C. 扫描层厚

    D. 扫描螺距   E. 扫描延迟时间

11. 在 CT 成像中,**不是**与辐射剂量直接相关的影响因素有

    A. 管电压   B. 管电流   C. 进床方向

    D. 螺距   E. 扫描时间

12. 管电压和管电流等扫描技术因素对辐射剂量的影响哪项是**错误**的

    A. 增加管电压,辐射剂量也相应增加,但呈非线性增加

    B. 增加管电流量,辐射剂量增加,与辐射剂量线性成正相关

    C. 扫描时间与辐射剂量线性成正相关

    D. 螺距与辐射剂量成正比,选择小螺距(螺距小于1),辐射剂量低,选择大螺距(螺距大于1),辐射剂量高

    E. 多层螺旋 CT,增加螺距并不能减少受检者的辐射剂量

13. 辐射防护的主要目的是

    A. 防止有害的确定性效应,将随机性效应的发生率降至可接受的水平

    B. 保障从事放射工作的人员的安全,免受辐射照射的危害

C. 保障受检者及公众的安全,免受辐射照射的危害

D. 保护环境免受辐射污染,又要促进放射学、同位素、核技术等必要的辐射实践,使之造福人类

E. 以上都不正确

14. 辐射防护必须遵循的基本原则是

A. 辐射实践的正当性、辐射剂量最小化、防护最优化

B. 辐射实践的正当性、个人剂量限值、防护最优化

C. 辐射影像最优化、辐射剂量最小化、防护最优化

D. 辐射剂量最小化、防护最优化、个人剂量限值

E. 辐射影像最优化、辐射剂量最小化、个人剂量限值

15. 公众照射的剂量限值哪项是**错误**的

A. 年有效剂量:1mSv

B. 特殊情况下,如果 5 个连续年的年平均剂量不超过 1mSv,则某一单一年份的有效剂量可提高到 10mSv

C. 手和足的年平均剂量不超过 500mSv

D. 眼晶体的年当量剂量:15mSv

E. 皮肤的年当量剂量:50mSv

16. 降低辐射剂量可以从多方面入手,采取多种有效措施。下列哪项**不是**有效措施

A. 嘱病人屏气   B. 硬件的改进   C. 软件的完善

D. 扫描参数的优化   E. 屏蔽防护

17. 为了降低 CT 辐射剂量,哪项**不是**扫描方式优化的有效措施

A. 降低管电压   B. 降低管电流   C. 增加探测器数量

D. 增大螺距   E. 降低管电流量

18. 受检者所接受的剂量较常规剂量降低多少以上才能确认为低剂量

A. 10%   B. 20%   C. 30%

D. 40%   E. 5%

19. 职业照射的剂量限值,任何一年的最高有效剂量**不得**超过

A. 5mSv   B. 20mSv   C. 40mSv

D. 50mSv   E. 100mSv

20. 放射工作条件在年有效剂量当量有可能超过 15mSv/年时,定为

A. 乙种工作条件   B. 丙种工作条件   C. 戊种工作条件

D. 甲种工作条件   E. 丁种工作条件

二、名词解释

1. 重建技术

2. CT perfusion imaging

3. 重建层厚

4. CTDI

5. Neuro DSA

6. 重组

7. 重建

8. 重排

9. 各向同性

10. 插值

11. 重建算法

12. 多平面重组

13. 曲面重组

14. 表面遮盖显示

15. CT 仿真内镜

16. 容积再现三维成像

17. 最大密度投影法

18. 最小密度投影法

19. 平均密度投影法

20. 投影法

21. 透明曲线

22. 心脏图像单扇区重建法和多扇区重建法

三、填空题

1. CT 图像是利用 X 线通过_____衰减后数据,经过_____、_____处理,重建形成的图像,这种图像是由一系列像素组成的数字化影像。

2. 窗口技术关注_____组织的显示,以便更容易区分出 CT 值分布的细微差异。被放大或增强的 CT 值灰度显示范围称_____,上限 CT 值和下限 CT 值之差称为_____,CT 值范围的中心 CT 值称_____。

3. 常用的后处理重组技术有_____、_____、_____、_____、_____、_____、_____等。

4. _____可根据受检者个体差异及个体中_____自动调整_____强度,逐渐成为日常工作中_____扫描的主流。

5. CTP 能获得该颅脑层面内每一像素的_____,根据该曲线利用不同的数学模型计算出_____、_____、_____和_____等。

四、简答题

1. 通过什么技术可以显示不同的人体组织?有哪些具体应用?

2. CT 图像重建技术主要有哪些?阐述它们各自的优缺点和原因。

3. 试述双源 CT 的结构特点与临床应用。

4. 简述最大密度投影的成像原理和临床应用。

5. 简述职业照射和公众照射的剂量限值。

6. 简述 CT 辐射剂量防护原则。

7. 简述不同因素对辐射剂量的影响。

第五章 CT检查技术的临床应用

第一节 颅脑CT检查技术

一、选择题

（一）单项选择题

1. 颅脑横断面CT扫描时**不必**包括的结构是
   A. 颞叶底部   B. 蝶鞍   C. 上颌窦
   D. 第四脑室   E. 小脑下部

2. CT检查**不需**摄骨窗位的是
   A. 颅脑外伤   B. 颅骨病变   C. 内听道病变
   D. 脑萎缩   E. 眼眶肿瘤

3. CT的高分辨力算法扫描常用于
   A. 肌肉、脂肪   B. 肝脏、脾脏   C. 肺、骨骼
   D. 颅脑   E. 肾脏

4. 颅脑CT检查增强扫描实质期的延迟时间是
   A. 15~20s   B. 25~30s   C. 35~40s
   D. 45~50s   E. 60~70s

5. 脑肿瘤CT扫描,**不能**显示的是
   A. 大小   B. 部位   C. 形态
   D. 病理   E. 数目

6. 关于颅脑CT扫描体位与扫描范围的叙述中,**错误**的是
   A. 听眦位冠状面扫描时病人取仰卧位
   B. 横断扫描时病人常规采用仰卧位
   C. 横断扫描的扫描基线可酌情变化
   D. 鞍区垂体冠状面扫描的后界应包括鞍背
   E. 横断扫描的上界应达侧脑室体部上方约2cm处

7. 颅脑CT平扫的适应证**不包括**
   A. 颅内出血   B. 脑血管畸形   C. 脑梗死
   D. 脑萎缩   E. 先天性无脑

8. 颅脑CT扫描常规采用
   A. 冠状位   B. 矢状面   C. 横断面
   D. 俯卧位   E. 侧位

9. 颅脑CT血管成像对比剂注射参数中,**错误**的是
   A. 儿童按2ml/kg计算   B. 注射速率3.5~5.0ml/s   C. 成年用量100~150ml
   D. 必要时可口服对比剂   E. 注射开始后12~25s扫描

10. 颅脑灌注CT扫描的基线是
    A. 听眉线   B. 听眶线   C. 听鼻线
    D. 听口线   E. 听眦线

11. 需要做 CT 增强扫描的是
 A. 脑萎缩　　　　　　　　B. 颅内肿瘤　　　　　　　　C. 颅脑外伤
 D. 急性脑出血　　　　　　E. 颅颌面畸形

12. 颅脑 CT 图像的窗宽、窗位分别是 70Hu 和 30Hu，图像显示的 CT 值范围是
 A. 30~70Hu　　　　　　　B. −5~65Hu　　　　　　　C. 15~100Hu
 D. −30~100Hu　　　　　　E. 60~140Hu

13. 颅内最大的脑池是
 A. 环池　　　　　　　　　B. 鞍上池　　　　　　　　C. 小脑延髓池
 D. 四叠体池　　　　　　　E. 脚间池

14. 通过眶上裂的颅神经**不包括**
 A. 动眼神经　　　　　　　B. 滑车神经　　　　　　　C. 展神经
 D. 三叉神经（上颌支）　　E. 三叉神经（眼支）

15. 颅脑 CT 血管成像动脉期扫描延迟时间是
 A. 立即扫描　　　　　　　B. 5~12s　　　　　　　　C. 12~25s
 D. 25~40s　　　　　　　　E. 40~60s

16. 行颅脑 CT 血管成像检查时，病人的准备工作**不包括**
 A. 去除金属发夹　　　　　B. 去除假牙　　　　　　　C. 去除耳环
 D. 去除膏药　　　　　　　E. 去除上身衣物

17. 采用多排多层螺旋 CT 行颅脑 CT 血管成像检查，下列叙述**错误**的是
 A. 病人仰卧，下颌内收，两外耳孔与台面等距
 B. 一般取听眦线或听眉线为基线
 C. 对比剂注射速率为 3.5~5.0ml/s
 D. 注射对比剂 10~15s 做动脉期扫描
 E. 需利用后处理工作站进行二维或三维处理

18. 视神经管 CT 横断面非螺旋扫描最好采用的基线是
 A. 听眦线　　　　　　　　B. 听眉线　　　　　　　　C. 听眶线
 D. 听鼻线　　　　　　　　E. 后床突与鼻骨尖的连线

19. 观察蝶鞍时，最佳的扫描方式为
 A. 横断　　　　　　　　　B. 横断+矢状　　　　　　C. 矢状
 D. 横断扫描多方位重建　　E. 冠状

20. 最适合颅脑 CT 血管成像检查的是
 A. 颅脑先天性疾病　　　　B. 细菌性脑膜炎　　　　　C. 颅脑外伤
 D. 颅脑血管疾病　　　　　E. 病毒性脑炎

21. 下列颅脑 CT 检查中必须拍摄骨窗的是
 A. 常规颅脑扫描　　　　　B. 急性脑梗死　　　　　　C. 脑血管瘤
 D. 颅脑病变侵犯到颅骨　　E. 脑血管畸形病变

22. 外伤行脑 CT 检查时**不能**发现
 A. 颅内血肿　　　　　　　B. 皮下血肿　　　　　　　C. 颅底骨折

D. 下颌骨骨折　　　　　　　　　E. 脑挫裂伤

23. 亚急性脑外伤行 CT 增强扫描是为了发现

　　A. 皮下血肿　　　　　　　B. 颅底血肿　　　　　　　C. 等密度硬膜下血肿

　　D. 脑出血　　　　　　　　E. 脑挫裂伤

24. 病人女,40 岁,CT 平扫于鞍区可见一不规则混杂密度影,直径 75px,其内可见多发斑块钙化灶,左岩骨尖及鞍背可见骨破坏,增强后实性部分可见轻度强化,最可能的诊断是

　　A. 垂体瘤　　　　　　　　B. 颅咽管瘤　　　　　　　C. 脑膜瘤

　　D. 畸胎瘤　　　　　　　　E. 脊索瘤

25. **不适合做 CT 扫描的是**

　　A. 颅脑外伤　　　　　　　　　　　　B. 脑肿瘤

　　C. 新生儿缺氧缺血性脑病　　　　　　D. 精神分裂症

　　E. 脑实质变性

（二）多项选择题

1. 颅脑非螺旋 CT 扫描把听眉线(EML)作为扫描基线时的优点包括

　　A. 标志醒目,定位准确

　　B. EML 通过三个颅凹的最低处,扫描范围较理想

　　C. 采用 EML 扫描,显示组织结构较清楚,幕下显示第四脑室好,幕上显示基底节好

　　D. 听眉线(EML)与台面垂直时扫描,病人的位置较舒服,众多其他位置的扫描都以此线为基准

　　E. 扫描范围有效避开眼晶体,有利于辐射防护

2. 颅脑灌注 CT 在单位时间内扫描次数越多,则

　　A. 时间分辨力提高　　　　　B. 密度分辨力提高　　　　　C. 灌注曲线精度提高

　　D. 病人辐射剂量增加　　　　E. 图像噪声相应降低

3. 硬膜外血肿 CT 表现的特点包括

　　A. 多呈梭形　　　　　　　　B. 内缘光滑锐利　　　　　　C. 范围广泛,常跨越颅缝

　　D. 常合并骨折　　　　　　　E. 常伴有硬膜外积气

4. 关于 CT 扫描,属于垂体微腺瘤的间接征象的是

　　A. 垂体高度增加　　　　　　　　　　B. 垂体内有出血

　　C. 垂体柄偏移　　　　　　　　　　　D. 颈内动脉被包绕

　　E. 鞍底局限性下陷或局部骨质吸收

5. 鞍区 CT 扫描可以诊断的疾病包括

　　A. 垂体肿瘤　　　　　　　　B. 垂体泌乳素大腺瘤　　　　C. 颅咽管瘤

　　D. 脑膜瘤　　　　　　　　　E. 垂体萎缩

二、名词解释

1. 扫描基准线

2. 听眦线(OML)

3. 听眶线(RBL)

4. 听眶上线

5. 瞳间线

三、填空题

1. 颅脑 CT 常规平扫的扫描类型是 _____，颅脑 CT 血管成像扫描的扫描类型是_____。

2. 颅脑 CT 平扫的适应证有 _____、_____、_____、_____、_____、_____、_____等。

3. 颅脑 CT 血管成像检查的适应证有_____、_____、_____等。

4. 颅脑增强扫描可分为_____扫描和_____扫描两种方法。_____扫描是在平扫的基础上加做增强扫描。_____扫描是注入对比剂后的逐层连续扫描。增强后的扫描时间依据病变的性质而定。与血管有关的病变，如脑血管畸形、动脉瘤等，可在注射对比剂_____ ml 时开始扫描；颅内感染、囊肿等，可在注射对比剂_____ s 后开始扫描；颅内转移瘤、脑膜瘤等，可在注射对比剂_____ min 后开始扫描。

5. 根据疾病诊断的需要，灵活选用窗宽、窗位。颅脑 CT 图像常用脑窗摄影。窗宽_____ Hu，窗位_____ Hu 左右。颅底、内听道病变；颅脑外伤；颅骨病变或颅内病变侵犯颅骨，必须加摄_____窗。_____窗的窗宽 1 000 ~ 1 400Hu，窗位 300 ~ 500Hu。耳鸣及疑脑桥小脑角区病变者，应调节_____技术，以观察内听道有无扩大，并根据需要对局部进行放大。头皮下软组织病变，用_____窗摄影：窗宽 300 ~ 400Hu，窗位 35 ~ 45Hu。

6. 颅脑 CT 的检查方法有_____、_____、_____和_____等。

7. 随着 CT 技术不断发展和软件功能的不断提升，脑 CT 灌注成像在临床的应用也越来越广泛，在急性脑卒中、脑血管畸形、脑血管痉挛、脑外伤、脑肿瘤的评估与诊断中发挥重要的作用，其主要技术要点是：_____、_____。

8. 脑可分为四部分：_____、_____、_____和_____。

9. 颅脑 CTP 扫描后可得到的参数有_____、_____、_____和_____。

四、简答题

1. 请简述颅脑 CT 平扫的相关准备。

2. 请简述确定颅脑 CT 血管成像扫描开始时间的方法的种类。

3. 请简述头颅 CT 平扫的扫描体位。

4. 请简述鞍区（脑垂体）CT 扫描的适应证。

5. 请简述人体各部位的 CT 检查技术依据的基本原则。

6. 请简述碘对比剂不良反应的预防及处理方法。

7. 请简述颅脑 CT 血管成像扫描完成后所需要进行的后处理技术及应用。

8. 请简述颅脑 3D 扫描的优势。

五、病例分析

病例一

男性病人，30 岁，发生交通事故，急查头颅 CT，见图 1。

1. 请写出诊断、CT 表现。

2. 请写出鉴别诊断（包括病名及鉴别要点）。

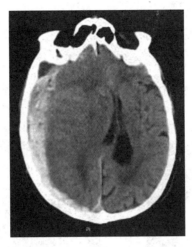

图1

病例二

病人女性,54岁,平衡失调伴头痛2、3周,并逐渐加重。影像检查图像见图2、图3、彩图4、图5、图6:

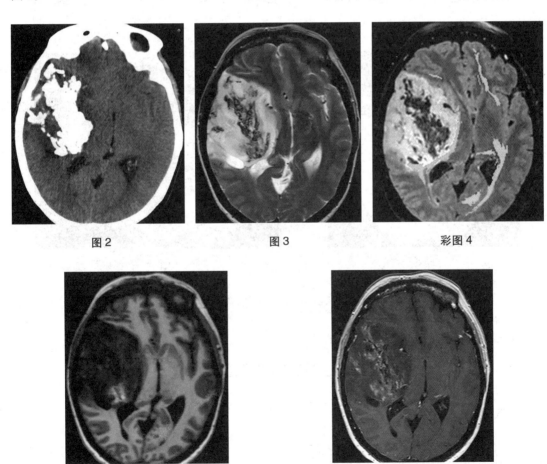

图2   图3   彩图4

图5   图6

1. 请写出 CT 图像的影像描述。

2. 若病理诊断为间变性少突胶质细胞瘤,该疾病在影像上需要与哪些疾病进行鉴别诊断,请写出 2 种。

病例三

病人女性,63 岁,左侧额顶部肿胀 6 年余,并逐渐增大,无明显头痛,无外伤史,神经功能无明显异常。CT 图像见图 7~图 10:

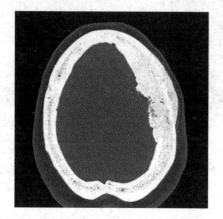

图 7

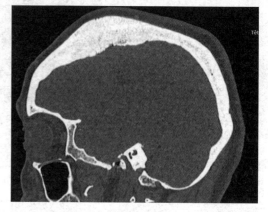

图 8

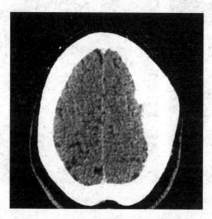

图 9

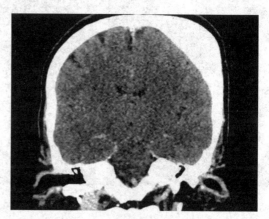

图 10

1. 请写出上图所用的窗口技术的类型。

2. 请写出图像的影像描述。

3. 请写出可能的诊断。

第二节 头颈部 CT 检查技术

一、选择题

（一）单项选择题

1. 眼及眼眶 CT 扫描技术适应证**不包括**

　A. 球内和眶内肿物　　　　　　　B. 炎性假瘤　　　　　　　C. 血管疾病

D. 结膜炎　　　　　　　　　E. 眼外伤

2. 眼及眼眶 CT 扫描技术**不包括**

　　A. 横断位扫描,听眶线与床面垂直

　　B. 横断位扫描,扫描基线为听眶线或听眦线

　　C. 冠状位扫描,扫描体位可用颌顶位或顶颌位

　　D. 冠状位扫描,听眶线与床面垂直

　　E. 冠状位扫描,扫描范围从眼球前部至海绵窦

3. 耳部 CT 扫描的适应证**不包括**

　　A. 先天性小耳畸形　　　　B. 听神经瘤　　　　　　C. 老年性耳聋

　　D. 化脓性中耳炎　　　　　E. 听小骨骨折

4. 耳部 CT 横断位扫描技术**不包括**

　　A. 病人的体位成标准的头颅前后位

　　B. 颞骨横断位扫描常用 0°和 30°断面

　　C. 0°轴位扫描时,头稍仰,使听眶线与床面垂直

　　D. 30°轴位扫描时,头稍前屈,使听眉线与床面垂直

　　E. 30°轴位扫描时,扫描基线为听眦线

5. 冠状位 CT 扫描鼻窦技术中**错误**的是

　　A. 扫描体位为头部颌顶位或顶颌位

　　B. 扫描层面平行于上颌窦上缘或与听眦线垂直

　　C. 扫描范围从蝶窦后壁起至额窦前壁止

　　D. 层厚 5mm,层间距 5mm

　　E. 用非螺旋扫描方式即可

6. 颌面部 CT 扫描技术的适应证**不包括**

　　A. 腮腺肿瘤　　　　　　　B. 甲状腺癌　　　　　　C. 颌面部骨折

　　D. 美容整形　　　　　　　E. 化脓性腮腺炎

7. 颌面部 CT 扫描技术**不包括**

　　A. 受检者仰卧,头部正中矢状面与床面中线垂直

　　B. 定位像为头部侧位定位像

　　C. 腮腺,以听眉线为扫描基线

　　D. 鼻咽部,从蝶鞍床突上扫描至硬腭上缘

　　E. 腮腺,扫描层厚 2~3mm,层间距 2~3mm

8. 颌面部 CT 增强扫描技术**不包括**

　　A. 静脉注射对比剂 50~60ml　　　　B. 流速 2.5~3.0ml/s

　　C. 延迟扫描时间 20~25s　　　　　　D. 扫描范围、层厚及层间距同颌面部平扫

　　E. 扫描方式可用连续扫描或螺距为 1.5 的螺旋扫描

9. 咽喉部 CT 扫描技术**不包括**

　　A. 病人仰卧,使颈部与床面平行

　　B. 咽喉部正位定位像

　　C. 咽喉部常规检查,一般以横断位、非螺旋扫描为主

　　D. 层厚与层间距用 5mm,小病灶可用 2~3mm

　　E. 咽部检查从口咽下 1cm 向上至颅底

10. **不是**颈部 CT 扫描适应证的是
    A. 颈总动脉狭窄或扩张   B. 气管炎   C. 甲状腺肿瘤
    D. 舌骨骨折   E. 淋巴结肿大

11. 颈部 CT 扫描技术的描述**错误**的是
    A. 病人仰卧,颈部与床面平行
    B. 摄取颈部侧位定位像
    C. 甲状腺扫描范围从第 3 颈椎下缘至第 1 胸椎
    D. 甲状腺的扫描层厚与层间距可用 5mm
    E. 扫描方式:螺旋或非螺旋均可

12. 关于颈部 CT 增强扫描技术,叙述**错误**的是
    A. 增强扫描协助对占位性病变的定位和定性
    B. 选择层厚 3~5mm,层间距 3~5mm 的薄层扫描
    C. 对比剂用量 60~80ml
    D. 静脉注射的流速 2.5~3.0ml/s
    E. 延迟扫描时间 50s

13. 甲状腺 CT 灌注扫描技术的描述**错误**的是
    A. 扫描范围从 $C_4 \sim T_1$ B. 层厚与层间距为 5mm   C. 对比剂 50ml
    D. 流速 4~5ml/s   E. 摄取颈部侧位定位像

14. 下面关于眼及眼眶 CT 扫描技术的叙述**错误**的是
    A. 横断位扫描,听眶线与床面垂直
    B. 横断位扫描,扫描基线为听眶线或听眦线
    C. 扫描范围一般从眶底至眶顶
    D. 冠状位扫描听眶线与床面平行
    E. 冠状位扫描,扫描范围从眼球前部至鞍底

15. 下面关于眼及眼眶 CT 扫描技术的叙述正确的是
    A. 横断位扫描,听眦线与床面平行
    B. 横断位扫描,扫描基线为听眶线或听眦线
    C. 扫描范围一般从眶底至额窦
    D. 冠状位扫描,听眶线与床面垂直
    E. 冠状位扫描,扫描范围从眼球后部至海绵窦

16. 耳部 CT 扫描的适应证**不包括**
    A. 先天性小耳畸形   B. 肿瘤   C. 炎症
    D. 药物性失聪   E. 外伤

17. 下面对耳部 CT 扫描技术的叙述**错误**的是
    A. 横断位扫描,两外耳孔与床面等距
    B. 颞骨横断位扫描常用 0°和 30°断面
    C. 0°轴位扫描时,头稍仰,使听眶线与床面垂直
    D. 30°轴位扫描时,头稍前屈,使听眉线与床面垂直
    E. 扫描范围从外耳道下缘至眼眶上缘

18. 下面对耳部 CT 扫描技术的描述正确的是
    A. 冠状位扫描,头冠状面与床面平行

   B. 颞骨冠状位扫描常用 0°和 30°断面

   C. 0°轴位扫描时,头稍仰,使听眶线与床面垂直

   D. 30°轴位扫描时,头稍前屈,使听眶线与床面垂直

   E. 扫描范围从外耳道下缘至眼眶上缘

19. 鼻与鼻窦 CT 扫描技术正确的是

   A. 横断位扫描病人仰卧,先扫头颅正位定位像

   B. 冠状位扫描对鼻窦病变的上下关系能清晰显示

   C. 横断位扫描,扫描范围从硬腭至蝶窦

   D. 冠状位扫描,扫描范围从蝶窦后壁起至上颌窦前壁止

   E. 必须用螺旋扫描方式扫描

20. 下面对颌面部 CT 扫描技术的描述**错误**的是

   A. 适应证有肿瘤及放疗后复查、炎症、外伤等

   B. 平扫时,头部正中矢状面与床面中线垂直

   C. 扫描范围,鼻咽部从蝶鞍床突上扫描至舌根

   D. 鼻咽部,扫描基线与硬腭平行

   E. 腮腺以听眦线为扫描基线

21. 咽喉部 CT 扫描技术**不包括**

   A. 平扫病人仰卧,颈部与床面平行

   B. 定位像:咽喉部侧位定位像

   C. 咽喉部常规检查,一般以横断位、螺旋扫描为主

   D. 扫描范围,喉部从舌骨平面至环状软骨下缘

   E. 扫描基线:扫描层面分别与咽部或喉室平行

22. 咽喉部 CT 扫描技术中正确的是

   A. 咽喉部 CT 检查适用于咽喉部炎症

   B. 病人仰卧,使正中矢状面与床面平行,两外耳孔与床面等距

   C. 定位像为咽喉部正位定位像

   D. 咽喉部常规检查,一般以横断位、非螺旋扫描为主

   E. 增强扫描延迟扫描时间 35s

23. 颈部 CT 扫描的适应证**不包括**

   A. 占位性病变   B. 淋巴结肿大   C. 血管性病变

   D. 神经炎   E. 颈部外伤

24. 下面对颈部 CT 扫描技术的描述**错误**的是

   A. 平扫,使颈部与床面平行,两外耳孔与床面等距

   B. 摄取颈部侧位定位像,在定位像上选择从胸腔入口至下颌角区域进行扫描

   C. 甲状腺扫描范围从第 5 颈椎下缘至第 1 胸椎

   D. 甲状腺的扫描层厚与层间距可用 10mm

   E. 扫描方式为螺旋或非螺旋均可

25. 下面对颈部血管造影扫描技术的描述**错误**的是

   A. 病人仰卧,头后仰,使下颌支与扫描床面垂直

   B. 在颈部侧位定位像上,设定从胸腔入口至颅底的扫描区域

   C. 静脉注射对比剂 100ml,流速 5ml/s

D. 单层螺旋的扫描层厚 2~3mm,间隔 1.0~1.5mm;多层螺旋的扫描层厚 0.75~1.00mm,重建层厚 1mm,间隔 0.7~3.0mm

E. 延迟扫描时间 15~18s

26. 上呼吸道最狭窄处是

    A. 鼻后孔   B. 喉口   C. 前庭裂

    D. 声门裂   E. 喉与气管交界处

27. 下列开口于鼻窦中鼻道前份的是

    A. 上颌窦   B. 额窦   C. 筛窦

    D. 蝶窦   E. 矢状窦

28. 下列**不参与**构成喉支架的软骨是

    A. 甲状软骨   B. 环状软骨   C. 会厌软骨

    D. 杓状软骨   E. 气管软骨

29. 连接中耳和咽部的管道是

    A. 蜗管   B. 咽鼓管   C. 前庭阶

    D. 鼓阶   E. 鼓室

30. 颞骨内微小结构的评价最有优势的检查方法为

    A. X 线平片检查   B. CT   C. MRI

    D. B 超   E. 功能磁共振成像

31. 眼眶扫描基线最接近视神经走向的是

    A. 瞳间线   B. 听眉线   C. 听眦线

    D. 听鼻线   E. 听眶线

32. **不适于** CT 检查的疾病是

    A. 眼眶部骨折   B. 视神经瘤   C. 球内异物

    D. 假性近视   E. 眶内肿瘤

33. **不属于**眼部组织结构的是

    A. 眼外直肌   B. 眼内直肌   C. 额骨

    D. 筛骨   E. 腭骨

34. 眼部球内异物应选择的检查项目是

    A. B 超   B. X 线检查   C. MRI 检查

    D. CT 螺旋扫描   E. 以上都不是

35. 检查时眼球**不能**转动的目的是

    A. 有利于防护   B. 防止伪影产生

    C. 使受检者消除紧张情绪   D. 使受检者舒适

    E. 防止设备损坏

36. 眼部扫描体位描述正确的是

    A. 仰卧位听鼻线垂直床面   B. 仰卧位听眦线垂直床面

    C. 仰卧位听眉线垂直床面   D. 仰卧位听眶线垂直床面

    E. 仰卧位听口线垂直床面

37. 眼部增强扫描的目的是

    A. 提高图像分辨力   B. 减少受检者辐射剂量

    C. 减少部分容积效应对图像的影响   D. 增加受检区域组织对比度

E. 提高空间分辨力

38. 眼部 CT 检查说法**不正确**的是
    A. 低剂量扫描　　　　　　　B. 采用螺旋扫描　　　　　　C. 厚层扫描薄层重建
    D. 眼球可随意转动　　　　　E. 尽量小的视野

39. 增强扫描结束后受检者应该
    A. 适当多食蔬菜　　　　　　B. 适当多饮糖盐水　　　　　C. 适当多食水果
    D. 适当多食高脂肪食品　　　E. 适当多食高蛋白食品

40. 眼部冠状面显示眼球径面最大的层面是
    A. 眶后层　　　　　　　　　B. 球后　　　　　　　　　　C. 眶尖
    D. 眶前缘　　　　　　　　　E. 眼球赤道附近

41. 关于眼部 CT 扫描,**错误**的是
    A. 常规采用仰卧位　　　　　　　　B. 常规采用螺旋扫描
    C. 扫描层厚常规采用 5mm　　　　　D. 增强扫描的延迟时间为 90s
    E. 扫描时需闭眼并保持眼球固定

42. 眼部正位定位像**不正确**的是
    A. 双侧眼眶对称　　　　　　B. 双侧颞骨对称　　　　　　C. 包括部分乳突尖
    D. 包括双侧上颌窦上部　　　E. 颞骨岩部居于眼眶中心

43. 眼底血管最佳检查方法
    A. CT 普通扫描　　　　　　B. CT 增强扫描　　　　　　C. 眼底荧光造影
    D. CT 高分辨力扫描　　　　E. 眼底 CT 血管成像

44. **不适宜**做耳部 CT 扫描的疾病是
    A. 耳部外伤　　　　　　　　B. 耳部肿瘤　　　　　　　　C. 化脓性中耳炎
    D. 先天性耳廓畸形　　　　　E. 先天性外耳道闭锁

45. 耳部扫描时垂直于床面的是
    A. 瞳间线　　　　　　　　　B. 听眶线　　　　　　　　　C. 听眦线
    D. 听鼻线　　　　　　　　　E. 听口线

46. **不属于**耳部组织结构的是
    A. 鼓部　　　　　　　　　　B. 岩部　　　　　　　　　　C. 鳞部
    D. 额骨　　　　　　　　　　E. 乳突

47. 耳部扫描采用的扫描方式是
    A. 普通 CT 扫描　　　　　　B. 普通螺旋扫描　　　　　　C. 高分辨力扫描
    D. 直接增强扫描　　　　　　E. 平扫加增强扫描

48. 首选 CT 检查的耳部疾病是
    A. 先天性耳聋　　　　　　　B. 耳部外伤　　　　　　　　C. 听神经瘤
    D. 耳部肿瘤　　　　　　　　E. 慢性化脓性中耳炎

49. 颞骨内细小结构发生病变时首选的检查是
    A. B 超　　　　　　　　　　B. MRI　　　　　　　　　　C. 高分辨 CT
    D. X 线平片　　　　　　　　E. 功能磁共振成像

50. 耳部增强扫描属于重度过敏反应的是
    A. 全身灼热感　　　　　　　B. 恶心呕吐　　　　　　　　C. 面色潮红
    D. 皮肤荨麻疹　　　　　　　E. 血压急剧下降

51. 耳部横断面最底层的主要标志应该是
    A. 中耳   B. 内耳   C. 听小骨
    D. 外耳道   E. 乳突尖

52. 耳部横断面最高层的主要标志应该是
    A. 外耳道   B. 听小骨   C. 岩骨尖
    D. 乳突尖   E. 乳突小房

53. **不属于**中耳结构的部位是
    A. 鼓室   B. 前庭   C. 听小骨
    D. 乳突窦   E. 乳突小房

54. 增强扫描发生过敏反应时,**不属于**轻度过敏反应的是
    A. 头晕、头痛   B. 恶心、呕吐   C. 打喷嚏、流眼泪
    D. 面色潮红、荨麻疹   E. 心慌气短、呼吸困难

55. 增强扫描前禁食时间是
    A. 2h   B. 3h   C. 4h
    D. 5h   E. 6h

56. 耳部常规扫描时,层厚、层间距一般采用
    A. 2~3mm   B. 3~5mm   C. 2mm 以下
    D. 2mm 以上   E. 5mm 以上

57. 鼻窦冠状位 CT 扫描方法的叙述**错误**的是
    A. 层厚 3~5mm   B. 扫描体位为头部颏顶位
    C. 扫描范围从额窦前壁起至蝶窦后壁止   D. 可以用非螺旋扫描方式
    E. 扫描层面平行于上颌窦上缘

58. 有关常规鼻窦 CT 扫描体位的描述正确的是
    A. 仰卧位   B. 俯卧位   C. 左侧位
    D. 右侧位   E. 顶颏位

59. 鼻与鼻窦 CT 扫描的适应证叙述中正确的是
    A. 牙周炎
    B. 上颌骨骨折
    C. 下颌骨骨折
    D. 腮腺囊肿
    E. 鼻窦肿瘤大小、范围及与周围组织的关系

60. 关于 CT 检查价值,能够对放疗效果做出评价的是
    A. 鼻息肉   B. 鼻咽癌   C. 筛窦骨瘤
    D. 鼻窦黏膜下囊肿   E. 上颌骨纤维异常增生症

61. 鼻窦常规 CT 扫描与 X 线检查相比**不足**之处是
    A. 骨质结构显示不清   B. 软组织结构显示不清
    C. 病变的扩散情况显示不清   D. 肿瘤侵犯范围显示不清
    E. 射线剂量增加

62. 常规鼻窦 CT 扫描,层厚与层间距一般选择
    A. 0.5~1.0mm 连续扫描   B. 3.0~5.0mm 连续扫描
    C. 5.0~10.0mm 连续扫描   D. 6.0~15.0mm 连续扫描
    E. 10.0~20.0mm 连续扫描

63. 喉部 CT 扫描,层厚与层间距一般选择

    A. 0.5~1.0mm 连续扫描   B. 1.0~1.5mm 连续扫描

    C. 2.0~3.0mm 连续扫描   D. 4.0~5.0mm 连续扫描

    E. 6.0~7.0mm 连续扫描

64. 常规喉部 CT 扫描,应用的窗技术是

    A. 骨窗   B. 肺窗   C. 软组织窗

    D. 边缘增强   E. 骨窗+软组织窗

65. 喉部横断面 CT 扫描的呼吸要求是

    A. 自然呼吸   B. 深吸气屏气   C. 深呼气屏气

    D. 瓦式呼吸   E. 腹式呼吸

66. 喉部 CT 扫描病人双肩下垂的意义在于

    A. 防止与扫描机架碰撞   B. 降低扫描的辐射剂量   C. 防止肩部伪影产生

    D. 病人体位舒适   E. 减少颈部厚度

67. 鼻咽部 CT 扫描范围正确的是

    A. 从鞍底到硬腭平面   B. 从硬腭到会厌游离缘

    C. 从会厌游离缘或舌骨平面至环状软骨下缘   D. 舌骨平面至环状软骨下 1cm

    E. 从硬腭至蝶窦

68. 胸内甲状腺扫描范围是

    A. 甲状软骨上缘至第 6 颈椎椎体下缘   B. 甲状软骨上缘至甲状软骨下缘

    C. 甲状软骨上缘至主动脉弓上缘   D. 舌骨下缘至主动脉弓上缘

    E. 第 1~6 颈椎

69. 颈部正常淋巴结的大小为

    A. 1~3mm   B. 3~5mm   C. 5~10mm   D. 3~10mm   E. 5~8mm

70. 颈部 CT 扫描图像软组织窗的窗宽与窗位分别为

    A. 窗宽 250~300Hu、窗位 30~50Hu   B. 窗宽 250~300Hu、窗位 60~80Hu

    C. 窗宽 1 000~1 500Hu、窗位 30~50Hu   D. 窗宽 1 000~1 500Hu、窗位 60~80Hu

    E. 窗宽 250~300Hu、窗位 50~60Hu

(二)多项选择题

1. 颈部 CT 扫描的适应证包括

    A. 甲状腺肿瘤   B. 颈部各种肿块   C. 淋巴结肿大

    D. 胰腺炎   E. 颈动脉体瘤

2. CT 图像后处理术语搭配的描述,正确的是

    A. CPR——曲面重建   B. CTVE——CT 仿真内镜   C. MPR——多平面重建

    D. VR——容积再现技术   E. MIP——最小密度投影

3. CT 检查常用的三维重建技术包括

    A. 容积再现   B. 仿真内镜   C. 图像后重建

    D. 最大密度投影   E. 表面遮盖显示

4. 耳部 CT 扫描体位设计时应注意的是

    A. 去除异物   B. 听眶线垂直床面   C. 头部保持不动

    D. 两外耳孔与床面等距   E. 头部躺正、双侧对称

5. 鼻窦横断位扫描图像能显示

    A. 上颌窦前壁   B. 上颌窦内壁   C. 额窦后壁

D. 额窦前壁　　　　　　　　　　　　E. 腮腺

二、填空题

1. 耳部 CT 扫描常规采用_____加左右侧_____技术,其最大的优点是具有良好的_____,可清楚显示耳部小病灶细微结构。

2. 颈部扫描时,受检者采用头先进,取仰卧位,头部稍后仰,以减少_____与颈部的重叠,同时两肩放松,两上臂置于身体两侧,以减少_____骨骼结构对下颈部扫描的影响;听眦线垂直于台面,两外耳孔与床面等距离,对病人_____进行防护。

3. 全颈部扫描范围:_____至_____。

4. 甲状腺扫描范围:自_____至_____;胸内甲状腺扫描下界应达_____水平。

5. 鼻与鼻窦 CT 检查技术的扫描体位包括_____、_____。

6. 腮腺扫描范围:从_____至_____。

7. 耳 分_____、_____和_____。外耳包括_____、_____和_____三部分。中耳由_____、_____、_____和_____组成。内耳又称_____,全部位于骨岩部的骨质内,在鼓室内侧壁与内耳道底之间,其形状不规则,构造复杂,由_____和_____两部分组成。

8. 咽既是_____,又是_____。人为地将咽腔分为_____、_____和_____三部分。喉主要由喉软骨和喉肌构成,上界是_____,下界为_____。

9. 甲状腺位于_____,呈_____形,分为左、右两个侧叶,之间以_____相连。甲状旁腺是上下两对扁圆形小体。_____位置比较固定,位于甲状腺侧叶后缘上、中 1/3 交界处。_____位置变异较大,大多位于甲状腺侧叶后缘近下端的甲状腺下动脉处。

10. 眼眶:常规图像采取_____,外伤或可疑骨质破坏应选取_____图像,排版时厚层采集全部横断面图像;病变部位应追加矢状面和冠状面的图像采集,球内异物图像采集采用冠状面、横断面和矢状面相结合,同时标注_____,为手术提供可靠路径,提高手术成功率。

三、简答题

1. 简述颈部 CT 检查的适应证。
2. 简述眼部扫描的体位设计。
3. 简述耳部常规平扫的扫描方法。
4. 简述颈部 CT 扫描的体位设计。
5. 简述颈部 CT 血管成像的扫描方法。
6. 简述鼻和鼻窦的扫描体位。
7. 简述眼部采用 CT 低剂量扫描的理由。
8. 简述头颈部扫描前的相关准备。
9. 简述颌面部 CT 检查的适应证。
10. 简述头颈部扫描的注意事项。
11. 简述颌面部 CT 的扫描体位。
12. 简述眼部 CT 的扫描方法。

四、病例分析

病人,男性,61 岁,主诉左前颈部气管旁无痛性包块 3 个月,位置固定,左颈部及颌下区可触及多发结节。初步诊断为甲状腺左叶肿瘤性病变。

    1. 应选择 CT 检查的哪种扫描方式?

    2. 简述 CT 检查的体位设计及扫描要点。

第三节　胸部 CT 检查技术

一、选择题

(一)单项选择题

1. CT 的高分辨力算法扫描常用于

    A. 肌肉　　　　　　　　　B. 肝脏　　　　　　　　　C. 肺

    D. 颅脑　　　　　　　　　E. 肾脏

2. 下列 CT 扫描中,经常采用大窗宽显示的部位是

    A. 肝脏　　　　　　　　　B. 脾脏　　　　　　　　　C. 肾脏

    D. 肺　　　　　　　　　　E. 前列腺

3. 下列可采用侧卧位或俯卧位的情况是

    A. 鉴别肺内良恶性肿瘤　　　　　　　　B. 鉴别结核与肿瘤

    C. 了解肺内间质性病变　　　　　　　　D. 鉴别少量胸腔积液和胸膜增厚

    E. 确诊肺气肿

4. 胸部健康检查的 CT 扫描,最好采用

    A. 胸部 CT 平扫　　　　　B. 胸部高分辨力扫描　　　C. 胸部增强扫描

    D. 胸部低剂量扫描　　　　E. 胸部 CT 血管成像

5. 胸部 CT 扫描的一般顺序为

    A. 常规扫描—增强扫描—定位扫描　　　B. 定位扫描—常规扫描—增强扫描

    C. 常规扫描—定位扫描—增强扫描　　　D. 定位扫描—增强扫推—常规扫描

    E. 增强扫描—常规扫描—定位扫描

6. 弥漫性、间质性病变诊断最有价值的 CT 扫描方法是

    A. 常规 CT 扫描　　　　　B. 增强 CT 扫描　　　　　C. 高分辨力 CT 扫描

    D. 低剂量扫描　　　　　　E. 常规扫描和图像重建

7. 下列病变中须做 CT 增强扫描确诊的是

    A. 周围型肺癌　　　　　　B. 肺结核　　　　　　　　C. 气胸

    D. 肺气肿　　　　　　　　E. 大叶性肺炎

8. 胸部 CT 扫描骨窗窗宽、窗位的常规范围是

    A. 窗宽 600~800Hu,窗位 100~150Hu　　　　B. 窗宽 800~1 000Hu,窗位 150~200Hu

    C. 窗宽 1 000~1 500Hu,窗位 200~250Hu　　D. 窗宽 1 000~1 500Hu,窗位 250~350Hu

    E. 窗宽 1 000~1 500Hu,窗位 350~400Hu

9. CT 高分辨力扫描的优点是

    A. 辐射剂量低　　　　　　　　　　　　B. 可以做 0.1mm 的超薄层重建

    C. 用于冠状动脉等小血管成像　　　　　D. 病灶内部显示清晰,部分容积影响小

    E. 后处理图像不会产生阶梯伪影

10. 关于常规胸部 CT 扫描叙述**不正确**的是

    A. 采用螺旋扫描　　　　　　　　　　　B. 扫描范围为肺尖至肺底

C. 呼吸方式为深吸气屏气　　　　　　　　　　D. 定位像为侧位像

E. 受检者取仰卧位

11. 构成右下肺门外缘的主要解剖结构是

A. 右下肺动脉及肺静脉　　　　　　　　　　　B. 右下肺动脉及支气管

C. 右下肺动脉、支气管和肺静脉　　　　　　　D. 右下肺动脉

E. 右下肺静脉

12. 胸部 CT 导向穿刺体位要求是

A. 仰卧正位　　　　　　　B. 俯卧正位　　　　　　　C. 侧位

D. 斜位　　　　　　　　　E. 任选合适体位

13. 窗宽、窗位均选为 200Hu,则 CT 值的显示范围是多少 Hu

A. −150 ~ −50　　　　　　B. −100 ~ 100　　　　　　C. 100 ~ 200

D. 100 ~ 300　　　　　　　E. 150 ~ 300

14. 胸部 CT 增强扫描的禁忌证**不包括**

A. 碘过敏　　　　　　　　B. 严重甲亢　　　　　　　C. 脑卒中

D. 严重肾衰竭　　　　　　E. 良恶性肿瘤鉴别

15. 胸部增强扫描静脉期延迟时间为

A. 20 ~ 25s　　　B. 25 ~ 35s　　　C. 35 ~ 45s　　　D. 45 ~ 50s　　　E. 55 ~ 65s

16. 胸部增强扫描动脉期延迟时间为

A. 20 ~ 25s　　　B. 25 ~ 30s　　　C. 35 ~ 45s　　　D. 45 ~ 50s　　　E. 55 ~ 65s

17. 与胸部图像显示上下位置偏移有关的操作是

A. 扫描机架倾角过大　　　　　　　　　　　　B. 扫描机架倾角过小

C. 病人摆位向左或向右偏移　　　　　　　　　D. 床面进出调节有误

E. 床面升降调节有误

18. 胸部常规 CT 扫描中,基线确定的范围是

A. 胸锁关节至肺底　　　　　B. 胸骨颈静脉切迹至肺底　　　C. 胸骨角至肺底

D. 肺尖至肺底　　　　　　　E. 肺尖至剑突

19. 关于胸部 CT 图像后处理**不正确**的是

A. 利于病变准确定位　　　　　　　　　　　　B. 改善图像质量

C. 增加图像信息量　　　　　　　　　　　　　D. 不利于鉴别诊断

E. 根据病变部位、性质及临床要求选择后处理方法

20. 与胸部 X 线平片相比,**不是**胸部 CT 优势的是

A. 密度分辨力增高　　　　　B. 空间分辨力增高　　　　　C. 可做图像后处理

D. 病变显示更清晰　　　　　E. 可做定量分析

21. 下列关于胸部 CT 扫描正确的是

A. 只需扫描纵隔窗　　　　　B. 只需扫描骨窗　　　　　　C. 只需扫描肺窗

D. 必须扫描肺窗、纵隔窗　　　E. 必须扫描肺窗、纵隔窗和骨窗

22. 胸部连续扫描时,如果出现 CT 图像重复出现,最常见原因为

A. 呼吸运动　　　　　　　　B. 设备故障　　　　　　　　C. 操作失误

D. 定位有误　　　　　　　　E. 心律不齐

23. 为减少运动伪影产生,下列采取的措施中最重要的是
    A. 训练受检者呼吸与屏气　　　　　　B. 消除受检者的紧张情绪
    C. 对不配合者采取镇静药物　　　　　D. 缩短扫描时间
    E. 固定受检者

24. 下列关于胸部 CT 图像排版的叙述,**不正确**的是
    A. 按照人体的解剖顺序从上到下排版　　B. 依次输入平扫图像、增强图像和后处理图像
    C. 正确的选择窗宽、窗位　　　　　　D. 肺窗和纵隔窗交叉排版
    E. 需将带有定位线的定位片排入

25. 胸部 CT 扫描时,病人屏气困难,最好的措施是
    A. 给病人做手势指令　　　　　　　　B. 捂住病人口鼻
    C. 让病人腹式呼吸　　　　　　　　　D. 不需要屏气
    E. 增大电流,缩短曝光时间

（二）多项选择题

1. 下列关于 CT 高分辨力扫描较常规 CT 扫描的描述,正确的是
   A. 使用高电压　　　B. 具有更高的空间分辨力　　　C. 具有更高的密度分辨力
   D. 图像噪声相对较低　　E. 图像比较柔和

2. 对呼吸困难不能屏气者或婴幼儿,可采取下列哪些措施减少运动伪影
   A. 适当加大管电压　　B. 适当减小管电压　　　C. 适当减少曝光时间
   D. 适当增加螺距　　　E. 适当减小螺距

3. 下列 CT 扫描中,通常只需要做平扫即可确诊的是
   A. 肺动脉栓塞　　　B. 冠状动脉狭窄　　　C. 主动脉夹层
   D. 肺炎　　　　　　E. 肺气肿

4. 下列哪些属于胸部 CT 扫描的适应证
   A. 肋骨骨折　　　　B. 包裹性气胸　　　C. 肋间神经炎
   D. 肺炎　　　　　　E. 肺结核

5. 与胸部 CT 扫描技术有关的是
   A. 病人仰卧、头先进
   B. 侧面定位线对准人体正中冠状面
   C. 定位像为胸部前后正位像
   D. 扫描基准线从膈顶开始
   E. 常规胸部 CT 扫描采用螺旋扫描,层厚 10mm,层间隔 10mm

二、名词解释

1. HRCT
2. 空气支气管征
3. 空洞
4. 空腔
5. 中央型肺癌
6. 周围型肺癌
7. 哑铃征

三、填空题

1. 窗宽、窗位均选为 200Hu,则 CT 值的显示范围是_____。

2. 胸部连续扫描时,如果出现 CT 图像重复扫描或漏层扫描,最常见原因为_____。

3. 胸部常规 CT 扫描中,扫描范围是_____。

4. 胸部增强扫描动脉期延迟时间为_____。

5. 胸部 CT 导向穿刺的体位要求是_____。

6. 构成右下肺门外缘的主要解剖结构是_____。

7. 胸部 CT 扫描骨窗窗宽、窗位常规范围是_____、_____。

8. 对弥漫性、间质性病变诊断最有价值的胸部 CT 扫描方法是_____。

9. 胸部健康检查的 CT 扫描,最好采用的扫描方法是_____。

10. 驼背、不宜仰卧者或需对少量胸腔积液和胸膜增厚进行鉴别诊断等特殊情况采取的体位是_____或_____。

11. 与胸部 X 线平片相比,胸部 CT 的优势是_____、_____、_____和_____。

12. 胸部 CT 扫描图像通常采用_____窗和_____窗进行观察。

13. 胸部 CT 扫描时,病人屏气困难,最好的措施是_____、_____、_____。

14. 肺部 HRCT 扫描的扫描参数采用_____和_____。

15. 胸部 CT 扫描图像通常采用_____和_____进行观察,必要时增加_____。

四、简答题

1. 肺部 HRCT 扫描的适应证是什么?

2. 胸部 CT 扫描注意事项有哪些?

3. 简述胸部 CT 扫描的体位设计。

4. 简述如何进行胸部 CT 图像的排版与打印。

5. 胸部 CT 增强检查的禁忌证有哪些?

五、病例分析

病例一

病人,男,70 岁。痰中带血 1 个月,吸烟 20 年。胸部 X 线片:右肺门肿块影伴右上肺不张,支气管镜见右上叶开口内新生物。

1. 首先考虑该病人的肺癌类型是什么?

2. 该病人首选的下一步影像学检查是?

病例二

男,50 岁。间断性咳嗽、咳痰、胸痛 2 年余,并伴有食欲减退症状,经抗感染治疗效果欠佳。查体:体型消瘦,双上肺可闻及少量湿啰音。胸部 X 线片表现为双上肺野见不规则的空洞影,周围伴有条索影,双侧肺门上提,肺纹理垂直向下呈垂柳状。

1. 该病人最可能的诊断是什么?简述该病的常见 CT 影像学表现。

2. 该病诊断的金标准是什么?

3. 该病的治疗原则是什么?

第四节 腹部 CT 检查技术

一、选择题

（一）单项选择题

1. 中上腹部 CT 检查**不能**明确肝内感染性病灶的
   - A. 部位
   - B. 大小
   - C. 内部及边缘情况
   - D. 与周围组织的关系
   - E. 感染的菌种

2. 常规肝脏 CT 平扫的窗宽、窗位是
   - A. 窗宽 150～200Hu，窗位 25～30Hu
   - B. 窗宽 150～200Hu，窗位 35～45Hu
   - C. 窗宽 200～250Hu，窗位 25～30Hu
   - D. 窗宽 200～250Hu，窗位 35～45Hu
   - E. 窗宽 250～300Hu，窗位 35～45Hu

3. 儿童中上腹部 CT 增强检查中对比剂用量为每千克体重
   - A. 0.1～0.5ml
   - B. 0.5～1.0ml
   - C. 1.0～1.5ml
   - D. 1.5～2.0ml
   - E. 2.0～2.5ml

4. 泌尿系统 CT 增强检查有利于观察肾盂内占位的延迟时间为
   - A. 25～30s
   - B. 60～90s
   - C. 90～110s
   - D. 100～180s
   - E. 180～300s

5. 下列**不属于**肾脏 CT 检查适应证的是
   - A. 肾脏囊肿
   - B. 肾脓肿
   - C. 肾周积液
   - D. 肾盂癌
   - E. 肾病综合征

6. 观察腹膜后间隙病变首选的检查方法是
   - A. 腹部 X 线平片检查
   - B. 腹部 CT 检查
   - C. 超声检查
   - D. 腹部 MRI 检查
   - E. 腹膜后充气造影检查

7. 小肠及结肠 CT 增强扫描的延迟期时间是
   - A. 30s
   - B. 40s
   - C. 50s
   - D. 60s
   - E. 120s

8. 胰腺通常采用"双期"扫描，延迟时间通常为
   - A. 动脉期 25～35s，实质期 50～55s
   - B. 动脉期 25～35s，实质期 65～70s
   - C. 动脉期 25～35s，实质期 75～80s
   - D. 动脉期 35～40s，实质期 50～70s
   - E. 动脉期 35～40s，实质期 65～70s

9. 怀疑肝血管瘤时，首选的 CT 检查方法为
   - A. 肝脏 CT 平扫
   - B. 肝脏 CT 动脉期
   - C. 肝脏 CT 静脉期
   - D. 肝脏 CT 延迟扫描
   - E. 肝脏 CT 多期扫描

10. 下列各部位的 CT 扫描范围，**不正确**的是
    - A. 肝脏扫描范围自膈顶至肝右叶下缘
    - B. 泌尿系扫描范围自肾上极上缘至肾下极下缘
    - C. 胃扫描范围自剑突至脐平面，部分病情需扩大扫描范围
    - D. 全腹扫描范围自膈肌至耻骨联合
    - E. 腹膜腔及腹膜后病变部位不明确时，扫描范围自膈顶向下至髂嵴水平

11. 对临床怀疑嗜铬细胞瘤而肾上腺区扫描阴性者,应往下扫描至
    A. 髂嵴水平　　　　　　　　　B. 髂前上棘水平　　　　　　　C. 腹主动脉分叉处
    D. 髂总动脉分叉处　　　　　　E. 耻骨联合上缘

12. 下列所述病变与相对应的 CT 增强特征性表现**不相符**的是
    A. 肝细胞癌——"快进快出"
    B. 肝海绵状血管瘤——"晚进晚归"
    C. 细菌性肝脓肿——"环征"+"脓肿内小气泡"
    D. 肝局灶性结节性增生——"瘤巢延迟强化"
    E. 肝转移瘤——"牛眼征"

13. 泌尿系统结石的 CT 增强扫描,最易明确诊断结石梗阻部位的是
    A. 动脉期　　　　　　　　　　B. 静脉期　　　　　　　　　　C. 排泄期
    D. 毛细血管期　　　　　　　　E. 肾盂肾盏期

14. 与常规增强扫描相比,**不属于**动态增强扫描优点的是
    A. 提高小病灶的检出率　　　　　　　　　B. 提高对病灶性质的鉴别能力
    C. 显示肝内血管解剖较好　　　　　　　　D. 显示血管受侵犯和癌栓较好
    E. 显示肝实质强化程度较好

15. 常规胰腺 CT 平扫的窗宽、窗位是
    A. 窗宽 100~200Hu,窗位 25~30Hu　　　　　B. 窗宽 150~200Hu,窗位 25~30Hu
    C. 窗宽 200~250Hu,窗位 25~30Hu　　　　　D. 窗宽 200~250Hu,窗位 40~45Hu
    E. 窗宽 250~280Hu,窗位 40~45Hu

16. 泌尿系统 CT 增强扫描的窗宽、窗位是
    A. 窗宽 150~200Hu,窗位 25~30Hu　　　　　B. 窗宽 200~250Hu,窗位 25~30Hu
    C. 窗宽 250~300Hu,窗位 45~60Hu　　　　　D. 窗宽 300~350Hu,窗位 45~60Hu
    E. 窗宽 350~400Hu,窗位 45~60Hu

17. 下列**不属于**腹部 CT 扫描适应证的是
    A. 胃炎　　　　　　　　　　　B. 肝血管瘤　　　　　　　　　C. 泌尿系统结石
    D. 直肠癌　　　　　　　　　　E. 脾破裂

18. 腹部 CT 扫描时,病人的最佳呼吸状态是
    A. 平静呼吸下屏气　　　　　　B. 深吸气下屏气　　　　　　　C. 深呼气下屏气
    D. 平静呼吸　　　　　　　　　E. 连续腹式呼吸

19. 胃部 CT 平扫的窗宽、窗位是
    A. 窗宽 150~200Hu,窗位 25~30Hu　　　　　B. 窗宽 200~250Hu,窗位 25~30Hu
    C. 窗宽 250~300Hu,窗位 45~55Hu　　　　　D. 窗宽 300~350Hu,窗位 45~55Hu
    E. 窗宽 350~400Hu,窗位 45~55Hu

20. 怀疑肝左叶病变,横断位扫描不理想时,应选择
    A. 冠状位　　　　　　　　　　B. 矢状位　　　　　　　　　　C. 左侧斜位
    D. 右侧斜位　　　　　　　　　E. 俯卧位或右侧卧位

21. 胰腺 CT 检查中,为清楚显示胰头可采用
    A. 右侧卧位　　　　　　　　　B. 俯卧位　　　　　　　　　　C. 冠状位
    D. 矢状位　　　　　　　　　　E. 左侧卧位

22. 下列关于小肠和结肠 CT 扫描的描述,**错误**的是
    A. 常规为仰卧位
    B. 扫描范围为膈下平面至耻骨联合平面
    C. 增强通常采用"双期扫描"
    D. 可做 CT 仿真内镜后处理
    E. 常规选用软组织窗

23. 肝脏增强 CT 观察门静脉血栓时,延迟扫描的时间是
    A. 25~30s
    B. 30~50s
    C. 50~60s
    D. 60~120s
    E. 120~180s

24. 腹部 CT 扫描时,位于脾动脉后下方并与其平行走形的血管是
    A. 肝固有动脉
    B. 脾静脉
    C. 门静脉
    D. 肠系膜上动脉
    E. 胃左静脉

25. 下列有关肾脏 CT 扫描的叙述,**错误**的是
    A. 能区分肾脏的良恶性肿瘤
    B. 髓质期有利于观察肾盏内的占位
    C. 排泄期亦可观察膀胱病变
    D. 平扫可发现钙化或结节
    E. 常采用标准或软组织算法

26. 关于胰腺 CT 检查方法,下列哪项是正确的
    A. 平扫不能发现钙化及结节
    B. 扫描前禁服钡剂
    C. 扫描前禁食 12h
    D. 检查前 2h 口服清水 200~300ml,充盈十二指肠
    E. 胰腺病灶均无须做增强扫描

27. 关于肝脏解剖的描述,**不正确**的是
    A. 肝脏分为 5 叶 8 段
    B. 肝尾状叶为段 I
    C. 肝左外叶上段为段 II
    D. 肝右前叶上段为段 VII
    E. 肝右前叶下段为段 VIII

(二)多项选择题

1. 输尿管的生理狭窄位于
    A. 腹段
    B. 盆段
    C. 肾盂连接处
    D. 越过骨盆边缘处
    E. 进入膀胱处

2. 关于胰腺 CT 检查适应证的叙述,正确的是
    A. 外伤
    B. 胰腺钙化结石
    C. 肿瘤
    D. 慢性胰腺炎
    E. 急性胰腺炎

3. 胃 CT 扫描的受检者中,**不宜**肌注山莨菪碱的是
    A. 青光眼
    B. 陈旧性心肌梗死
    C. 排尿困难
    D. 前列腺肥大
    E. 萎缩性胃炎

4. 关于胃 CT 扫描的叙述,正确的是
    A. 检查前一天晚饭后开始禁食,检查当天早晨空腹
    B. 必要时做增强检查
    C. 必要时可肌注山莨菪碱
    D. 需要对被检者训练呼吸
    E. 下腹部可用腹带加压

5. 腹部 CT 扫描技术的适应证包括哪些
    A. 肝肿瘤
    B. 脂肪肝
    C. 胰腺炎
    D. 肿瘤淋巴结转移
    E. 肠痉挛

二、名词解释

1. "双管征"
2. "快进快出"
3. "早出晚归"

三、填空题

1. 常规肝脏 CT 平扫的窗宽、窗位是_____和_____。
2. 儿童中上腹部 CT 增强检查中对比剂用量为每千克体重_____。
3. 泌尿系统 CT 增强检查有利于观察肾盂内占位的延迟时间为_____。
4. 泌尿系统结石的 CT 增强扫描,最易明确诊断结石梗阻部位的期相是_____。
5. 观察腹膜后间隙病变首选的影像学检查方法是_____。
6. 小肠及结肠增强通常采用"三期扫描",分别为_____、_____和_____;扫描延迟时间分别为_____、_____和_____。
7. 急性胰腺炎的病理分型为_____和_____。
8. 临床怀疑肝血管瘤时,首选的 CT 检查方法为_____。
9. 肝脏增强 CT 观察门静脉血栓时,延迟扫描的时间是_____。
10. 肝脏常规 CT 扫描中,扫描范围是_____,全腹扫描范围是_____,小肠和结肠扫描范围是_____,泌尿系统扫描范围是_____,腹膜腔及腹膜后病变部位不明确时,扫描范围是_____。
11. 对临床怀疑嗜铬细胞瘤而肾上腺区扫描阴性者,应往下扫描至_____。
12. 常规胰腺 CT 平扫的窗宽、窗位是_____和_____。
13. 泌尿系统 CT 增强扫描的窗宽、窗位是_____和_____。
14. 胃部 CT 平扫的窗宽、窗位是_____和_____。
15. 腹部 CT 扫描时,病人最佳呼吸状态是_____。
16. 腹部 CT 扫描时,位于脾动脉后下方并与其平行走形的血管是_____。
17. 输尿管的生理狭窄位于_____、_____和_____。
18. 胰腺可分为_____、_____、_____及_____四部分。
19. 肾脏增强通常采用"三期扫描",分别为_____、_____、_____。
20. 肝脏增强通常采用"三期扫描",分别为_____、_____和_____。

四、简答题

1. 腹部 CT 图像排版过程中需要注意哪些问题?
2. 简述胰腺 CT 增强扫描的扫描方式和扫描时间。
3. 简述肝脏 CT 增强扫描的扫描方式和扫描时间。
4. 简述肾脏 CT 增强扫描的扫描方式和扫描时间。
5. 腹部 CT 扫描的适应证是什么?

五、病例分析

病例一

男,75 岁。进行性黄疸 3 个月,伴中上腹部持续性胀痛,夜间平卧时加重。消瘦显著。查体:

慢性消耗性面容。皮肤、巩膜黄染。腹部平坦,脐右上方深压痛,未触及块状物,Courvoisier 征阳性。

1. 该病人首先考虑的诊断是什么?

2. 怀疑该种疾病首选的影像学检查方法是什么?

病例二

男,50 岁。病人腹胀、偶感疲乏 1 年,无其他病史。查体:肝脏肋下 3cm 可触及,质地中等,表面尚平滑,边缘整齐,无压痛。肝功能检查正常。

1. 该病人最可能的诊断是什么?

2. 请简述该种疾病的 CT 影像学表现。

第五节　脊柱 CT 检查技术

一、选择题

（一）单项选择题

1. 腰椎椎间盘横断 CT 扫描前的定位像常规采用

   A. 正位   B. 侧位   C. 左前斜位

   D. 右前斜位   E. 右后斜位

2. 腰椎间盘突出症直接 CT 表现是

   A. 硬膜囊外脂肪间隙消失   B. 硬膜囊前缘受压   C. 神经根肿胀

   D. 反应性骨质硬化   E. 椎间盘后缘"局限性"软组织影

3. 最容易损伤脊髓的外伤是

   A. 横突孔骨折伴附件骨折   B. 椎体压缩性骨折伴横突骨折

   C. 胸椎骨折伴肋骨骨折   D. 下腰椎骨折,骨折碎片进入椎管

   E. 胸椎附件骨折,骨折碎片进入椎管

4. 实际应用中,表示 X 线量的单位是

   A. mA   B. mAs   C. kVp

   D. HVL   E. Hu

5. 关于图像重建的叙述,**错误**的是

   A. 高分辨力重建必须保留原始数据

   B. 冠矢状面重建要保证扫描层面的连续性

   C. 冠矢状面重建要保证扫描参数的一致性

   D. 高分辨力重建时影像边缘锐利度高但噪声大

   E. 低分辨力重建时影像边缘平滑度高但噪声大

6. 关于人体对 X 线衰减的叙述,**错误**的是

   A. 组织对 X 线衰减不同形成影像对比   B. 软组织对 X 线衰减相当于水

   C. 脂肪对 X 线衰减最小   D. 骨对 X 线衰减大约相当于铝

   E. 骨组织对 X 线衰减最大

7. 以下组织中,CT 值最低的是

   A. 组织渗出液   B. 静脉血   C. 凝固血

   D. 脑灰质   E. 淋巴结

8. 曲面重组的英文缩写是

   A. CPR   B. VRT   C. MPR

D. MIP
E. SSD

9. 腰椎黄韧带增厚并钙化主要引起
   A. 脊髓受压
   B. 神经受压
   C. 椎板受压
   D. 椎管狭窄
   E. 椎间孔狭窄

10. 对危重不配合的病人宜选用
    A. 一般扫描
    B. 定位扫描
    C. 快速连续扫描
    D. 动态扫描
    E. 重叠扫描

11. 人体组织对 X 线的衰减由大变小的顺序是
    A. 骨、肌肉、脂肪、空气
    B. 骨、脂肪、肌肉、空气
    C. 肌肉、骨、脂肪、空气
    D. 骨、肌肉、空气、脂肪
    E. 肌肉、骨、空气、脂肪

12. 与辐射损伤有关的因素中,属于个体因素的是
    A. 照射范围
    B. X 线剂量
    C. 健康状况
    D. 照射方式
    E. 辐射线种类

13. X 线球管围绕人体矢状轴(上下轴)旋转进行的扫描称
    A. 轴位扫描
    B. 冠状位扫描
    C. 矢状位扫描
    D. 正位定位扫描
    E. 侧位定位扫描

14. 以下哪个不受病人的体型的影响
    A. 空间分辨力
    B. 密度分辨力
    C. 噪声
    D. 扫描 FOV
    E. 辐射剂量

15. 不会影响 CT 图像质量的是
    A. X 线剂量
    B. X 线的光谱特性
    C. 被扫描物体的穿透性
    D. 扫描层厚
    E. 扫描床的大小

16. 关于扫描层厚对影像质量影响的叙述,正确的是
    A. 层厚薄,空间分辨力低
    B. 层厚厚,密度分辨力低
    C. 层厚厚,空间分辨力高
    D. 层厚薄,空间分辨力高
    E. 层厚薄,密度分辨力高

17. 单位质量的物质吸收电离辐射能量大小的物理量称为
    A. 照射量
    B. 照射率
    C. 吸收剂量
    D. 剂量当量
    E. 剂量当量率

18. 对螺旋 CT 扫描方式出现之前的 CT 扫描方式目前通称为
    A. 常规 CT 扫描
    B. 螺旋 CT 扫描
    C. 非螺旋 CT 扫描
    D. 普通 CT 扫描
    E. 单层 CT 扫描

19. 不属于图像后处理方法的是
    A. 容积再现
    B. 反投影重建
    C. 多平面重组
    D. 仿真内镜
    E. 最大密度投影

20. 低压滑环 CT 机的旋转机架内安装部件不包括
    A. 准直器
    B. 数模转换器
    C. 高压发生器
    D. 探测器
    E. 滤过器

21. 多层螺旋 CT 主要采用的技术是
    A. 增加扫描射线的剂量
    B. 增加探测器的排数
    C. 采用多滑环技术
    D. 改进碳刷与滑环接触的方式

E. 采用射线的动态空间分布技术

22. CT 扫描参数中，**不影响**采集数据量的是
    A. 扫描层厚   B. 扫描层数   C. 焦点尺寸
    D. 图像矩阵   E. 探测器阵列

23. 线性衰减系数对 CT 成像特性影响最大的是
    A. CT 值   B. 噪声   C. 辐射剂量
    D. 空间分辨力   E. 密度分辨力

24. 关于人体组织 CT 值得叙述，正确的是
    A. 肌肉的 μ 值接近水   B. 软组织的 μ 值比水高约 5%
    C. 脂肪的 μ 值比水低约 0.5%   D. 骨的 μ 值约为水的两倍
    E. 脑灰白质的 μ 值比水高约 1%

25. 国家标准规定放射工作人员任何一年接受的辐射照射有效剂量**不超过**
    A. 1mSv   B. 5mSv   C. 10mSv
    D. 20mSv   E. 50mSv

26. 单层螺旋 CT，当扫描机架旋转一周，检查床运行的距离为 2cm，扫描层厚为 1cm，螺距是
    A. 1/2   B. 1/2cm   C. 2
    D. 2cm   E. 1

27. 胸椎 CT 平扫示椎体骨小梁密集，前缘骨皮质呈阶梯状，首先应考虑为
    A. 椎体压缩性骨折   B. 致密性骨炎   C. 椎体血管瘤
    D. 椎体成骨性转移   E. 强直性脊柱炎

28. **不是**脊柱 CT 扫描技术适应证的是
    A. 椎管狭窄   B. 椎间盘病变   C. 椎骨外伤
    D. 脊髓炎   E. 椎骨先天性变异

29. 下面关于脊柱 CT 扫描技术的叙述正确的是
    A. 病人侧卧于检查床上
    B. 颈椎和腰椎常规扫描正位定位像
    C. 若是以观察椎体和椎旁组织为主，则扫描基线应平行于椎间盘
    D. 若是以观察椎间盘为主，则扫描基线应平行相应的椎间隙
    E. 腰椎间盘扫描常规扫描 $L_1 \sim L_2$、$L_2 \sim L_3$、$L_3 \sim L_4$、$L_4 \sim L_5$ 四个椎间盘

30. 关于脊柱 CT 扫描技术的叙述，下列**错误**的是
    A. 颈椎椎体扫描采用 5mm 层厚，5mm 层间距
    B. 颈椎椎间盘扫描采用 2mm 层厚，2mm 层间距
    C. 胸椎扫描采用 5~8mm 层厚，5~8mm 层间距
    D. 腰椎椎间盘扫描采用 3~5mm 层厚，3~5mm 层间距
    E. 腰椎及骶椎、尾椎扫描采用 8mm 层厚，8mm 层间距

31. 脊柱 CT 扫描可用于检查下面哪种疾病
    A. 早期髓核变性   B. 髓核积气   C. 脊髓灰质炎
    D. 神经炎   E. 所有椎间关节的病变

32. 椎骨外伤观察碎骨片情况最合适的影像学检查方法是
    A. DR 检查   B. CT 平扫   C. MRI 平扫
    D. 超声检查   E. DSA 检查

33. 关于脊柱 CT 平扫的技术叙述,下列**错误**的是
    A. 颈椎扫描,病人头部略垫高,使椎体尽可能与床面平行
    B. 胸椎扫描,病人双手抱头
    C. 腰椎扫描,用专用的腿垫,把病人的双腿抬高
    D. 骶椎扫描,病人侧卧
    E. 颈椎和腰椎常规扫描做侧位定位像

34. 下列关于颈椎间盘扫描叙述**错误**的是
    A. 被检者仰卧于扫描床上
    B. 两肩部尽量下垂
    C. 扫描层厚采用 1~2mm,扫描间隔 1~2mm
    D. 图像重建采用高分辨力算法
    E. 扫描倾斜角度应平行于椎间隙的角度

35. 颈椎 CT 扫描**错误**的是
    A. 颈椎外伤一般只扫描椎体,不扫椎间盘
    B. 颈椎扫描,头部略垫高使椎间隙与床面平行
    C. 椎间盘检查应使机架倾斜与扫描的椎间隙平行
    D. 水平定位线平颈静脉切迹,冠状定位线平颈后 1/3
    E. 层厚和层间距一般为 2mm,螺距≤1

36. 腰椎椎管前后径 CT 测量值的正常范围是
    A. 25~30mm   B. 15~25mm   C. 12~15mm
    D. 10~12mm   E. 8~10mm

37. 腰椎 CT 扫描**错误**的是
    A. 矢状定位线与人体正中轴重合   B. 水平定位线平剑突下
    C. 冠状定位线平腋后线   D. 双腿屈曲使腰椎生理弧度减小
    E. 层厚一般为 5mm,层间距一般为 2~3mm

38. 椎间盘突出最常见于
    A. $C_{1~2}$ B. $T_{3~4}$ C. $L_{4~5}$
    D. $L_{1~2}$ E. $C_7 ~ T_1$

39. 成年人的腰椎侧隐窝前后径是
    A. >2mm   B. >3mm   C. >4mm
    D. >5mm   E. >6mm

40. 脊柱结核好发于
    A. 颈椎   B. 胸椎   C. 腰椎
    D. 骶椎   E. 尾椎

41. 对于脊柱结核的检查,CT 优于平片在于能够显示
    A. 骨质破坏   B. 椎间隙变窄   C. 骨质增生
    D. 钙化   E. 椎管内脓肿

42. **不属于**脊柱退行性改变的征象是
    A. 椎间隙狭窄   B. 椎小关节骨质增生   C. 前纵韧带增厚
    D. 椎旁软组织肿胀   E. 椎间孔狭窄

43. 以下**不是**强直性脊柱炎影像特点的是
    A. 早期骶髂关节面侵蚀破坏,关节间隙假性增宽
    B. 椎体前部角隅处发生骨炎、骨质破坏和硬化,椎体呈方形改变

C. 骶髂关节髂骨面明显硬化,骶骨面正常

D. 椎旁软组织钙化和椎体间骨桥形成

E. 椎体常后凸畸形,多发生在胸腰段交界处

44. CT 测量颈椎、腰椎椎管矢状径的正常值下限是

    A. 10mm、12mm   B. 12mm、13mm   C. 12mm、14mm

    D. 10mm、13mm   E. 11.5mm、12.5mm

45. 成人椎体结核与肿瘤 X 线片的主要鉴别点是

    A. 椎体破坏程度   B. 椎间隙是否变窄或消失   C. 死骨形成

    D. 椎旁软组织阴影   E. 以上都是

46. CT 显示颈椎横突孔骨折,提示

    A. 重要神经损伤   B. 脊髓损伤   C. 椎动脉损伤

    D. 椎静脉损伤   E. 无重要意义

47. 病人,男,28 岁。进行性腰痛、僵硬 5 年,X 线平片示腰椎生理曲度变直,椎体呈方形,腰椎小关节间隙模糊变窄,双侧骶髂关节间隙变窄,关节面模糊。考虑为

    A. 脊椎转移   B. 脊椎结核   C. 化脓性脊椎炎

    D. 脊椎骨软骨炎   E. 强直性脊柱炎

48. 病人,女,24 岁。腰痛 2 个月余,查体:体温 38.3℃,$L_2 \sim L_3$ 水平棘突和椎旁压痛,椎体活动受限;CT 检查发现 L_2 椎体和 L_3 椎体左侧份骨质破坏,$L_2 \sim L_3$ 椎间隙狭窄,$L_2 \sim L_3$ 椎间隙左侧腰大肌处肿块形成。首先考虑为

    A. 腰椎转移瘤   B. 腰椎结核   C. 化脓性脊柱炎

    D. 神经源性肿瘤   E. 骨髓瘤

(二)多项选择题

1. CT 质量控制的基本内容包括

    A. 高对比分辨力   B. 低对比分辨力   C. 噪声水平

    D. X 线球管的输出   E. 测试模体的厚度

2. 辐射防护原则包括

    A. 辐射实践正当性   B. 体位设计最佳化   C. 防护水平最优化

    D. 曝光剂量最小化   E. 剂量限值与约束

3. 影响 X 线衰减的因素有

    A. 射线能量   B. 被照体原子系数   C. 被照体密度

    D. 被照体每克电子数   E. 被照体厚度

4. 多层螺旋 CT 的优势是

    A. X 线利用率高   B. 扫描覆盖范围长   C. 扫描时间短

    D. 图像质量高   E. 利于病灶筛选

5. CT 血管成像图像后处理采用的方法是

    A. 多平面重组   B. 最大密度投影   C. 表面阴影显示

    D. 容积再现技术   E. 线性内插滤过技术

6. 对腰椎间盘扫描叙述正确的是

    A. 从 $L_1 \sim S_1$ 确定 3 个间盘扫描计划   B. 扫描层厚采用 5~7mm

    C. 扫描倾斜角度应平行于椎间隙   D. 每个间盘扫描 3~4 层面

E. 图像重建采用高分辨力算法

二、名词解释

1. 脊柱三柱理论
2. 椎间盘突出症
3. 椎间盘膨出
4. 许莫氏结节

三、填空题

1. CT 螺旋扫描又称_____,采用_____技术,扫描轨迹呈_____状。

2. CT 检查时,提高窗位图像变_____,降低窗位图像则变_____;加大窗宽图像层次_____,组织对比_____,缩窄窗宽图像层次_____,组织对比_____。

3. CT 图像是由一定数目从黑到白不同灰度的_____按矩阵排列所构成的_____。

4. 正常的椎间盘应包括_____、_____和_____。

5. 常见的重建算法包括_____、_____和_____。

6. CT 的分辨力包括_____、_____和_____,是判断 CT 机性能和图像质量的三个重要指标。

7. 脊柱由多节脊椎及软组织组成,脊椎包括_____、_____、_____、_____和_____。软组织包括_____、_____、_____、_____及_____。

8. 脊柱由四个生理弯曲构成,即_____、_____、_____和_____。

9. 常用的图像后处理技术有_____、_____、_____、_____和_____。

10. 在脊柱 CT 检查技术中,椎体扫描常用于检查脊柱外伤所引起的骨折、脱位,结核或肿瘤引起的骨质破坏等病变,扫描范围要包括整个病变部位,采用_____扫描。椎间盘扫描时多采用_____扫描,包括椎间盘及其上下椎体的终板上缘或下缘。

11. 脊柱 CT 扫描图像的显示一般选用_____窗和_____窗同时观察。

12. CT 图像以不同的_____来表示,反映器官和组织对 X 线的_____程度。

四、简答题

1. CT 的图像后处理技术有哪些?
2. 简述脊柱 CT 检查前的相关准备。
3. 简述脊柱 CT 检查的扫描体位。
4. 脊柱 CT 检查的适应证有哪些?
5. 简述重叠扫描的方法及其优缺点,并说出重叠扫描的应用场合。
6. CT 机的运行对机房环境有什么要求?
7. 简述影响图像空间分辨力的因素。
8. 简述薄层扫描的主要用途。
9. 简述增强扫描的原理。

五、病例分析

病人 50 岁男性,搬重物时,突感腰部剧烈疼痛,随后腰部活动困难,被急速送院就诊。病人自诉近年来曾多次出现腰部僵直性疼痛,弯腰或搬举重物时加重。此次疼痛异常剧烈,当时感觉脊柱下部有"弹响",疼痛向右侧大腿和小腿后面延伸;右侧小腿外侧、足和小趾麻木。

　　检查见病人腰部弯向右侧,第5腰椎下方有明显压痛;右下肢伸直后抬高时疼痛明显,右大腿沿坐骨神经有压痛。CT 检查显示腰 5~骶 1 椎间盘突出。

　　1. 椎间盘具有什么功能?什么是椎间盘突出?

　　2. 哪些部位的椎间盘易发生突出?为什么?

　　3. 脊柱侧弯与椎间盘突出的部位有什么关系?

　　4. 该腰椎间盘突出的病人腰部弯向右侧说明什么?

　　5. 简述急性创伤性椎间盘突出的 CT 直接征象与 CT 间接征象。

第六节　盆腔 CT 检查技术

一、选择题

（一）单项选择题

1. 常规子宫或前列腺 CT 平扫的窗宽、窗位是
   A. 窗宽 100~150Hu,窗位 20~30Hu
   B. 窗宽 150~200Hu,窗位 20~30Hu
   C. 窗宽 200~250Hu,窗位 20~30Hu
   D. 窗宽 250~300Hu,窗位 40~50Hu
   E. 窗宽 300~350Hu,窗位 40~50Hu

2. 女性生殖系统检查的最佳影像学方法是
   A. X 线平片检查
   B. CT 检查
   C. MRI 检查
   D. 超声检查
   E. 子宫输卵管造影检查

3. 盆腔 CT 扫描常规检查前口服稀释碘水的量为
   A. 500~800ml
   B. 1 000~1 500ml
   C. 1 500~2 000ml
   D. 2 000~2 500ml
   E. 2 500~3 000ml

4. 下列**不属于**盆腔 CT 检查适应证的是
   A. 膀胱癌
   B. 前列腺增生
   C. 卵巢癌
   D. 卵巢囊肿
   E. 宫颈炎

5. 前列腺癌的主要发生部位为
   A. 移行带
   B. 中央带
   C. 周围带
   D. 前纤维基质
   E. 前列腺被膜

6. 盆腔 CT 图像**不能**显示的解剖结构或病变是
   A. 正常精囊腺
   B. 前列腺增生
   C. 纵隔子宫
   D. 膀胱结石
   E. 正常卵巢

7. 发生严重的碘过敏反应时,**不当**的处理措施是
   A. 立即停止注射对比剂
   B. 送急诊室抢救
   C. 建立静脉通道
   D. 立即给予抗过敏药物
   E. 迅速给氧,必要时进行气管插管

8. 盆腔增强通常采用"三期扫描",静脉期扫描延迟时间为
   A. 40~45s
   B. 45~50s
   C. 45~60s
   D. 60~75s
   E. 75~80s

9. 盆腔 CT 检查前,病人准备工作的主要依据是
    A. 申请单   B. 病人的口述   C. 预约登记卡
    D. "病人须知"预约单   E. 家属的口述

10. 曝光时,X 射线管和探测器不动,床带动病人动,称为
    A. 常规扫描   B. 定位扫描   C. 连续扫描
    D. 动态扫描   E. 增强扫描

11. 与盆腔 CT 图像重建效果**无关**的因素是
    A. 保留原始数据   B. 根据需要选用特定的重建方法
    C. 保证扫描条件的一致性   D. 保证扫描层面的连续性
    E. 保持重建时间的准确性

12. 盆腔 CT 检查的扫描范围是
    A. 两侧髂嵴至耻骨联合上缘   B. 两侧髂嵴至耻骨联合下缘
    C. 两侧髂前上棘至耻骨联合上缘   D. 两侧髂前上棘至耻骨联合下缘
    E. 两侧髋臼连线至坐骨下缘

13. 常规 CT 扫描采用俯卧位的是
    A. 胸部 CT 平扫   B. 腹部 CT 平扫   C. 盆腔 CT 平扫
    D. 双侧膝关节 CT 平扫   E. 双侧腕关节 CT 平扫

14. 下列哪项**不是** CT 图像后处理技术
    A. 多平面重组   B. 最大密度投影   C. 容积再现技术
    D. 曲面重组   E. 薄层骨算法重建

15. 关于盆腔 CT 扫描前的准备,**不正确**的是
    A. 必须训练屏气   B. 检查前做好肠道清洁准备
    C. 检查前不吃含金属药物   D. 检查前不做消化道造影检查
    E. 去除盆腔所有金属物

16. 儿童盆腔 CT 增强扫描时对比剂量为
    A. 30~40ml   B. 40~50ml   C. 50~70ml
    D. 70~80ml   E. 80~90ml

17. 盆腔增强扫描,动脉期扫描延迟时间为
    A. 20~30s   B. 30~35s   C. 40~45s
    D. 50~55s   E. 55~60s

18. 常规盆腔 CT 扫描的定位像是
    A. 正位像   B. 侧位像   C. 斜位像
    D. 冠状位像   E. 矢状位像

19. 子宫肌瘤最常发生的位置是
    A. 黏膜下   B. 肌层内   C. 浆膜下
    D. 宫颈处   E. 宫底处

20. 盆腔 CT 扫描的呼吸方式为
    A. 平静呼吸   B. 深吸气末屏气   C. 深呼气末屏气
    D. 平静呼吸屏气   E. 连续呼吸

(二)多项选择题

1. 下列盆腔 CT 扫描技术,正确的是
    A. 病人仰卧,头先进
    B. 定位像为盆腔前后正位像

C. 扫描范围从双侧髂嵴至耻骨联合上缘

D. 盆腔扫描采用标准或软组织算法

E. 盆腔增强 CT 延迟期可用于观察膀胱病变

2. 关于盆腔 CT 检查的叙述,**不正确**的是

A. 膀胱检查时,检查前应大量饮水、憋尿,使膀胱充盈

B. 常规取横断面扫描

C. 被检者平静呼吸下屏气

D. 前列腺层厚 5~15mm

E. 重建算法可采用标准算法或软组织算法

二、名词解释

1. 膀胱精囊三角区

2. 直肠子宫陷凹

三、填空题

1. 常规子宫或前列腺 CT 平扫的窗宽、窗位是_____、_____,乙状结肠或直肠的窗宽、窗位为_____、_____。

2. 女性生殖系统检查的最佳影像学方法是_____。

3. 盆腔常规 CT 扫描检查前,口服稀释碘水的量为_____。

4. 前列腺癌的主要发生部位为_____,前列腺增生的主要发生部位是_____。

5. 盆腔 CT 检查前,病人准备工作的主要依据是_____。

6. 曝光时,X 射线管和探测器不动,床带动病人动,称为_____;采用滑环技术,X 射线管和探测器不间断 360°旋转,连续产生 X 线,同时检查床沿 Z 轴方向匀速移动称为_____;层厚小于 5mm 的扫描方法,称为_____;层间距小于层厚,相邻的扫描层面部分重叠的扫描方法,称为_____;通过薄层扫描,大矩阵、骨算法重建图像,获得具有良好空间分辨力图像的扫描方法,称为_____;利用 CT 检查来测定某一感兴趣区内特殊组织的某一种化学成分含量的扫描方法,称为_____。

7. 盆腔常规 CT 检查的扫描范围是_____。

8. 盆腔常规 CT 检查的体位是_____,定位像是_____。

9. 盆腔 CT 增强扫描时,儿童对比剂用量为_____;成人对比剂用量为_____。

10. 盆腔增强扫描,动脉期扫描延迟时间为_____;静脉期扫描延迟时间为_____;延迟期扫描延迟时间为_____。

11. 子宫肌瘤最常发生的位置是_____。

12. 盆腔 CT 扫描的呼吸方式为_____。

13. 常规盆腔 CT 扫描时,骨窗的窗宽、窗位是_____、_____。

14. 盆腔 CT 检查重建算法常采用_____或_____。

15. 盆腔增强通常采用"_____",分别为_____、_____和_____。

16. 前列腺解剖带分为_____、_____、_____及_____。

四、简答题

1. 盆腔 CT 增强检查的禁忌证是什么?

2. 盆腔 CT 增强扫描对比剂的浓度及用量使用原则是什么？

3. 简述盆腔 CT 增强检查前的相关准备。

4. 简述盆腔 CT 检查适应证与禁忌证。

5. 简述盆腔常规扫描前的相关准备。

五、病例分析

病例一

女,55 岁。阴道少量出血 3 次。查体:腹部膨隆,无腹水。B 超显示:巨大肿块,30cm×40cm×20cm,囊性,多房性。体重、饮食、二便均无变化。有心脏起搏器植入史。

1. 该病人最可能的诊断为卵巢的什么病变?

2. 术前判断肿瘤是否侵犯周围组织、大血管的检查方法是什么?

病例二

女性,30 岁。月经量增多,白带增多 1 年,经期及周期基本正常。影像学检查图像见图 11~图 14:

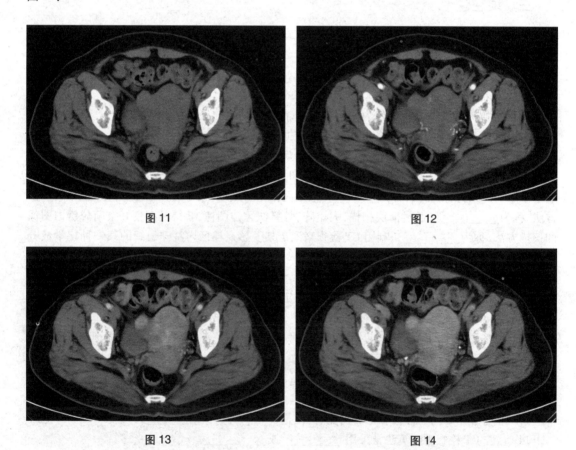

图 11

图 12

图 13

图 14

1. 该病人采用的是哪种影像学检查方式?

2. 结合病史及影像学表现,病人的诊断是什么?

3. 对该疾病的筛查最常用的影像学检查方法是什么? 发现和诊断该疾病最敏感的影像学检查方法是什么?

第七节　四肢骨关节与软组织 CT 检查技术

一、选择题

（一）单项选择题

1. 肩关节 CT 扫描时，扫描范围为
   A. 喙突到关节盂下缘
   B. 肩峰到关节盂下缘
   C. 喙突到肩胛骨下缘
   D. 肩峰到肩胛骨下缘
   E. 关节盂上缘到肩胛骨下缘

2. 骨关节图像骨窗的范围一般为
   A. 窗宽 150~200Hu，窗位 35~70Hu
   B. 窗宽 1 500~2 000Hu，窗位 350~700Hu
   C. 窗宽 500~1 200Hu，窗位 350~700Hu
   D. 窗宽 100~200Hu，窗位 350~700Hu
   E. 窗宽 1 500~2 000Hu，窗位 35~70Hu

3. 骨关节 CT 扫描，怀疑骨折，横轴位扫描图像重建一般采取什么算法
   A. 骨算法　　B. 标准算法　　C. 软组织算法　　D. 肺算法　　E. 迭代算法

4. 骨关节 CT 扫描，要进行三维重建，所需薄层图像一般采取什么算法
   A. 骨算法　　B. 标准算法　　C. 软组织算法　　D. 肺算法　　E. 迭代算法

5. 下列扫描参数，适合扫描髋关节的是
   A. 管电压 120kV，管电流 80~120mAs，转速 0.5s/周，螺距 1.0~1.5，FOV 25cm
   B. 管电压 120kV，管电流 180~220mAs，转速 0.5s/周，螺距 1.0~1.5，FOV 25cm
   C. 管电压 100kV，管电流 80~120mAs，转速 0.5s/周，螺距 1.0~1.5，FOV 35cm
   D. 管电压 120kV，管电流 80~120mAs，转速 1.0s/周，螺距 0.8~1.0，FOV 40cm
   E. 管电压 120kV，管电流 180~220mAs，转速 1.0s/周，螺距 1.0~1.5，FOV 15cm

6. 四肢软组织病变如果平扫不能定性，需要做增强扫描，关于增强扫描下列说法**不正确**的是
   A. 增强扫描扫描参数一般和平扫相同
   B. 为观察病变血供特点，一般需要扫描动脉期和静脉期
   C. 需要注射对比剂
   D. 需要增大扫描条件
   E. 一般使用碘对比剂

7. 关于肩关节解剖结构的说法**不正确**的是
   A. 肩关节是指上肢与躯干连接的部分
   B. 由肩胛骨关节盂和肱骨头构成
   C. 属于球窝关节
   D. 由肩胛骨关节盂和肱骨头及锁骨构成
   E. 关节囊较松弛

8. 关于腕关节解剖结构的说法**不正确**的是
   A. 腕关节包括桡腕关节、腕骨间关节和腕掌关节
   B. 手骨由腕骨、掌骨、指骨构成
   C. 腕骨由 8 块骨组成，排成近远两列，每列 4 块
   D. 掌骨有 5 块
   E. 腕关节关节囊较松弛

9. 关于关节脱位，下列说法**不正确**的是
   A. 关节脱位也称脱臼，是指构成关节的上下两个骨端失去了正常的位置，发生了错位
   B. 肩、肘、下颌及髋关节最易发生脱位

C. 关节脱位时关节处疼痛剧烈

D. 关节脱位时关节的正常活动丧失

E. 关节脱位时关节部位出现畸形

10. 下列关于四肢骨关节及软组织 CT 扫描技术的叙述**错误**的是

 A. 双手及腕关节的扫描采用俯卧位

 B. 双肩关节、胸锁关节的扫描采用仰卧位

 C. 双膝关节、踝关节和下肢长骨的扫描采用俯卧位

 D. 双足扫描时应取仰卧位

 E. 双髋关节及股骨上端的扫描采用仰卧位

（二）多项选择题

1. 适合 CT 检查的项目包括

 A. 骨折及关节脱位   B. 骨肿瘤   C. 退行性关节病

 D. 骨髓炎   E. 骨结核

2. CT 检查前病人的准备包括

 A. CT 检查前,病人需携带相关的检查资料

 B. 检查前去除检查部位的金属异物,如带金属的衣服,金属饰物,防止产生伪影

 C. 不合作的病人,如婴幼儿、昏迷的病人,应事先给予镇静剂

 D. 检查前需要空腹

 E. 需要家属陪同

3. 关于肩关节 CT 扫描说法正确的是

 A. 一般采取仰卧位   B. 双上臂自然平伸置于身体两侧,手心向上

 C. 一般扫描单侧,身体向对侧偏移   D. 一般采用螺旋扫描

 E. 扫描范围为肩峰上缘到肩胛骨下缘

4. 关于肘关节相关解剖正确的是

 A. 由肱骨远侧端和桡尺骨近端关节面组成

 B. 包括三个关节:肱尺关节、肱桡关节和桡尺近侧关节

 C. 肱尺关节为肱骨滑车与尺骨滑车切迹构成的滑车关节

 D. 肱桡关节为肱骨小头与桡骨头关节凹构成的球窝关节

 E. 桡尺近侧关节为桡骨的环状关节面与尺骨的桡切迹构成的圆柱关节

5. 四肢骨关节及软组织 CT 扫描注意事项包括

 A. 检查安全,尤其是外伤病人,在搬动病人及扫描床移动时注意观察病人,避免二次伤害

 B. 骨关节扫描注意一定要包全病变,尤其是对骨折及骨肿瘤的病人

 C. 一般需要重建骨算法及标准算法,骨算法可以观察病变细节,标准算法图像可以进行三维重建

 D. 骨关节及软组织 CT 扫描不需要做增强检查

 E. 骨关节扫描需要高管电压

6. CT 图像后处理包括

 A. 测量:测量病变大小、体积及密度   B. 标注:可以对病变位置进行注释

 C. 窗口技术   D. 三维立体重建

 E. 图像融合

7. 关于 CT 图像排版与打印的说法正确的包括

 A. 图像的排版与打印没有严格的规范   B. 胶片应该包全检查部位的所有信息

C. 包括病变位置即可   D. 应该包括不同的窗宽图像

E. 应该包括不同的窗位图像

二、名词解释

1. 骨折

2. 关节脱位

3. 关节退行性改变

三、填空题

1. 肩关节指上肢与躯干连接的部分,包括_____、_____、_____ 及_____所在的背部区域等身体很大的一部分。

2. 肘关节包括_____、_____和_____三部分。

3. 腕关节是由多关节组成的复杂关节,包括_____、_____和_____。

4. 骶髂关节由_____与_____构成。

5. 膝关节由_____、_____和_____构成。

6. 踝关节由_____、_____和_____构成。

7. CT 扫描对骨折可以显示_____,同时还能显示_____、_____、_____以及相邻组织的有关情况,CT 的_____可以多方位显示骨折情况。

8. 肩关节的 CT 扫描范围是_____到_____。

9. 骨关节 CT 扫描数据如果要进行三维重建,原始图像需要采取_____算法。

四、简答题

1. 简述四肢骨关节及软组织 CT 检查的适应证。

2. 简述行骨关节 CT 检查的病人所应做的相关准备。

3. 简述髋关节 CT 扫描及重建参数。

4. 简述踝关节 CT 扫描及重建参数。

5. CT 扫描时,哪些组织可以适用于双侧对比扫描,有何优势?

五、病例分析

病例一

病人男,70 岁,下楼梯时滑倒,腰疼,坐立位时加重。既往体健;糖尿病史 7 年。临床申请腰椎及骶椎、尾椎 CT 检查。

1. 应采用哪种 CT 扫描方式? 后处理应该采取哪些方式?

2. 检查过程中有哪些注意事项?

病例二

病人男,65 岁,在雪地滑倒,右侧上肢着地,现右肩疼痛剧烈,肩关节活动受限。既往体健,临床申请右肩关节 CT 扫描及三维重建。

1. 应采用哪种 CT 扫描方式? 后处理应该采取哪些方式?

2. 检查过程中有哪些注意事项?

3. 扫描参数及重建方式如何设置?

第八节 心脏与血管 CT 检查技术

一、选择题

（一）单项选择题

1. 关于冠状动脉 CT 血管成像扫描前的准备,**错误**的是
   A. 扫描前 4h 开始禁食
   B. 心动过速须用药物控制,使心率 60 次/min 以下
   C. 心率 60 次/min 以下不用心电门控
   D. 去掉受检者外衣和颈、胸部金属异物
   E. 训练受检者扫描时屏气

2. 颅脑 CT 血管成像的扫描要求和有关参数中,**错误**的是
   A. 检查需在受检者的配合下完成
   B. 必须做过敏试验
   C. 一般扫描从后床突下 30mm 开始,向上达后床突上 50~60mm
   D. FOV 为 200mm
   E. 开始注射对比剂后 12~25s 做动脉期扫描

3. 心脏冠脉 CT 检查关于扫描时相的说法,正确的是
   A. 扫描时相是指在心电图的哪个位置采集图像数据
   B. 扫描时相是指在注射对比剂后何时采集图像数据
   C. 扫描时相一般选择 75%
   D. 扫描时相选择与设备相关
   E. 扫描时相一般选择 35%

4. 心脏冠脉 CT 检查扫描范围为
   A. 气管分叉下 1cm 到心底,使用内乳动脉搭桥病人扫描上限包括锁骨下动脉
   B. 胸骨切迹到膈顶
   C. 气管分叉到膈脚
   D. 肺尖到肺底
   E. 主动脉弓到膈顶

5. 关于回顾性心脏冠脉扫描说法正确的是
   A. 回顾性心脏冠脉扫描是在心率较快时应用
   B. 回顾性心脏冠脉扫描是指全心动周期图像采集
   C. 回顾性心脏冠脉扫描一般采集 25% 的时相
   D. 回顾性心脏冠脉扫描一般采集 75% 的时相
   E. 回顾性心脏冠脉扫描一般采集 45% 的时相

6. 关于前瞻性心脏冠脉扫描说法正确的是
   A. 辐射剂量较回顾性心脏冠脉扫描低
   B. 前瞻性心脏冠脉扫描是指全心动周期图像采集
   C. 前瞻性心脏冠脉扫描一般采集 25% 的时相
   D. 前瞻性心脏冠脉扫描一般采集 75% 的时相
   E. 前瞻性心脏冠脉扫描一般采集 45% 的时相

7. 关于前瞻性心脏冠脉扫描说法正确的是
   A. 前瞻性心脏冠脉扫描可以提前选定数据采集时相
   B. 前瞻性心脏冠脉扫描不能重建多时相数据

C. 前瞻性心脏冠脉扫描一般采集 25% 的时相

D. 前瞻性心脏冠脉扫描一般采集 75% 的时相

E. 前瞻性心脏冠脉扫描一般采集 45% 的时相

8. 关于心脏冠脉扫描说法正确的是

A. 高端设备可以不用控制心率进行图像采集
B. 扫描时心率必须降到 60 次/min 以下

C. 扫描时心率必须降到 70 次/min 以下
D. 辐射剂量很高

E. 使用碘对比剂量很大

9. 关于心血管扫描碘对比剂使用说法正确的是

A. 必须使用高浓度对比剂
B. 使用剂量比一般增强扫描多

C. 降低管电压可以降低碘对比剂用量
D. 降低管电流可以降低碘对比剂用量

E. 升高管电流可以降低碘对比剂用量

10. 下列关于心脏及大血管描述**错误**的是

A. 心脏分为四心腔,分别为右心房、右心室、左心房及左心室

B. 左心室与主动脉相连,右心室与肺动脉相连

C. 左、右冠状动脉分别起源于主动脉的左、右冠瓣膜

D. 二尖瓣是位于左心房与左心室之间的瓣膜

E. 二尖瓣是位于右心房与右心室之间的瓣膜

（二）多项选择题

1. 心脏与血管检查适应证包括

A. 冠状动脉疾患 　　B. 冠脉支架术后 　　C. 冠脉搭桥术后复查

D. 主动脉夹层 　　E. 动脉瘤

2. 心脏冠脉 CT 检查前病人的准备包括

A. 病人心率的控制

B. 呼吸训练

C. 检查前去除检查部位的金属异物,如带金属的衣服和金属饰物,防止产生伪影

D. 检查前需要空腹

E. 检查前做碘过敏试验

3. CT 血管成像的优势是

A. 诊断准确率较高 　　B. 属于无创或微创检查

C. 三维重组显示立体结构清楚 　　D. 是血管检查的金标准

E. 空间和时间分辨力比 DSA 强

4. 心脏冠脉扫描模式有哪些

A. 回顾性扫描模式 　　B. 前瞻性扫描模式 　　C. 螺旋扫描模式

D. 电影扫描模式 　　E. 低剂量扫描模式

5. 心脏冠脉检查碘对比剂的使用方法正确的是

A. 注射速度与管电压相关 　　B. 注射速度与管电流相关

C. 注射速度与螺距相关 　　D. 注射持续时间与扫描时间相关

E. 注射量与心率相关

二、名词解释

1. CT 血管成像（computed tomography angiography）

2. 右优势冠脉发育

3. 左优势冠脉发育

4. 均衡性冠脉发育

三、填空题

1. 心脏冠脉 CT 扫描模式分为两种：_____ 和 _____。
2. 心脏冠脉根据发育分布情况分为 _____、_____ 和 _____ 三型。
3. 血管病变从形态上分类包括 _____、_____、_____ 等。CT 血管成像检查一般都是形态学检查，也就是能够显示血管形态。

四、简答题

1. 简述心脏冠脉检查的适应证。
2. 心脏冠脉检查前病人的准备有哪些？
3. 简述心脏冠脉扫描时相的概念。
4. 简述前瞻性冠脉扫描概念及优缺点。
5. 简述回顾性冠脉扫描概念及优缺点和适应证。
6. 心脏及血管 CT 检查安全注意事项有哪些？
7. 简述心脏冠脉 CT 检查后处理内容。
8. 简述冠脉检查中碘对比剂注射方案的确定方法。

五、病例分析

病人男，50 岁，活动后心前区疼痛 1 个月余，既往高血压病史 10 年，糖尿病史 7 年，近期查血脂甘油三酯偏高。临床申请心脏冠脉 CT 检查，检查时心率 60 次/min，所用 CT 设备为 64 排 CT，管球转速 0.35s/周。

1. 应采用哪种 CT 扫描方式？后处理应该采取哪些方式？
2. 检查过程中有哪些注意事项？

第九节 CT 介入检查技术

一、选择题

（一）单项选择题

1. 男性病人，57 岁，右下肺近胸膜处有一处 2cm×3cm 小肿块，选择活检方法最佳的是
   A. 纤维支气管镜下活检 B. 经气管内活检 C. 纤维支气管镜冲刷活检
   D. 经皮穿刺肺活检 E. 经气管穿刺活检
2. 下列哪项**不是**胃癌介入治疗的禁忌证
   A. 心、肝、肺、肾功能不全病人 B. 高龄病人 C. 全身广泛转移病人
   D. 出、凝血功能障碍病人 E. 全身衰竭病人
3. 下列**不属于**非血管介入过程的是
   A. 经皮穿刺胆道造影 B. 食管狭窄球囊扩张 C. 经皮肝穿刺门静脉造影
   D. 胆道支架置入 E. CT 引导穿刺肺活检
4. 下列哪种情况**不适宜**做 CT 引导下经皮肺穿刺活检
   A. 肺内多发结节 B. 大量胸腔积液 C. 肺良性病
   D. 严重肺气肿 E. 心包囊肿
5. CT 导向穿刺活检拔针后扫描目的在于
   A. 观察病灶有无缩小 B. 观察穿刺针眼有无闭合 C. 观察有无早期合并症

D. 观察出血量的多少　　　　　　E. 观察穿刺层面是否标准

6. 对于胸部 CT 导向穿刺活检的论述,**错误**的是
   A. 利用目标扫描选择出最佳定位层面
   B. 穿刺活检的定位层面病变显示应最大、最清晰
   C. 穿刺时病人必须采取仰卧正位,保持不动
   D. 穿刺针穿入后,应于该层面扫描确认准确与否
   E. 穿刺针拔出,活检完毕,亦应继续扫几层

7. 胸部 CT 导向穿刺与定位测量**无关**的是
   A. 进针深度　　　　　　B. 进针角度　　　　　　C. 进针路线
   D. 进针粗细　　　　　　E. 进针长度

8. 经皮穿刺的引导设备是
   A. CT　　　　B. DSA　　　　C. MR　　　　D. ECG　　　　E. PET

9. CT 引导经皮穿刺肺活检的相对禁忌证**不包括**
   A. 肺门肿块　　　　　　　　　　　　B. 伴有严重慢性阻塞性肺病
   C. 穿刺路线不能避开叶间胸膜或肺大泡　　D. 怀疑所穿刺病灶可能是动静脉瘘
   E. 怀疑所穿刺病灶可能是肺棘球蚴病

10. CT 在医学领域的应用范围**不包括**
    A. CT 检查几乎可包括人体的任何一个部位　　B. 注射对比剂后能分清血管的解剖结构
    C. 可以作穿刺活检检查　　　　　　　　D. 可作各种定量计算工作
    E. 可用作脑功能定位

11. 胸部 CT 导向穿刺体位要求
    A. 仰卧正位　　　　　　B. 俯卧正位　　　　　　C. 侧位
    D. 斜位　　　　　　　　E. 任选适当体位

12. CT 引导下肺穿刺的禁忌证为
    A. 周围型肺癌　　　　　B. 凝血功能障碍　　　　C. 肺部占位合并肺不张
    D. 肺门部位占位　　　　E. 高龄

13. **不适宜**在 CT 引导下腹腔穿刺的脏器是
    A. 胰腺　　B. 肝脏　　C. 肾脏　　D. 腹膜后淋巴结　　E. 空肠

14. CT 引导经皮肺穿刺活检,以下做法**不正确**的是
    A. 依据靶病灶的位置选择适当的体位　　B. 选择合适的穿刺针
    C. 穿刺前贴好定位标记并扫描　　　　D. 平静呼吸状态时直接进针
    E. 穿刺活检结束后不需 CT 扫描

15. 穿刺针需要
    A. 灭菌　　　　　　　　B. 高水平消毒　　　　　C. 中水平消毒
    D. 低水平消毒　　　　　E. 清洁

16. 腰椎穿刺的目的是
    A. 检查椎体　　　　　　B. 检查锥体束　　　　　C. 检查椎间盘
    D. 检查脑脊液　　　　　E. 检查脊髓

17. 腰椎穿刺最常用于
    A. 测定脑压、检验脑脊液　　　　　　B. 做核素脑池扫描

C. 做脑断层显像检查　　　　　　　　　　D. 鞘内注射药物

E. 放出部分脑脊液以减轻症状

18. 腰椎穿刺禁忌证是

A. 中枢神经系统炎症　　　　　　　　　　B. 蛛网膜下腔出血

C. 颅内高压症伴明显视乳头水肿者　　　　D. 脱髓鞘性病变

E. 脑膜癌

19. 骨髓穿刺时,**错误**的是

A. 穿刺针进入骨质后不可摆动　　B. 抽吸骨髓量不可过多　　C. 玻片必须干燥

D. 抽出骨髓后,不可立即涂片　　E. 涂片时要厚薄适宜

20. 介入放射学分为

A. 外科和内科　　　　　　　　B. 中医和西医　　　　　　　C. 血管和非血管技术

D. 全科和专科　　　　　　　　E. 妇科和儿科

21. 介入活检的目的是

A. 了解脏器或组织的贮备功能　　B. 了解脏器的血流　　　　　C. 鉴别病变的良、恶性

D. 提高图像的分辨力　　　　　　E. 加快显像剂的排泄

22. **不属于**介入器材产品的是

A. 心脏起搏器　　　　　　　　B. 导管　　　　　　　　　　C. 导丝

D. 穿刺针器　　　　　　　　　E. 穿刺包

（二）多项选择题

1. 关于介入放射学的概念,下述正确的是

A. 以影像诊断为基础　　　　　　　　　　B. 需有医学影像诊断设备的引导

C. 需使用穿刺针、导管及其他介入器材　　D. 可以对疾病进行治疗

E. 可采集组织学、细菌学等资料进行诊断

2. 介入放射影像监视设备有

A. 直接 X 线透视　　　　　　　B. DSA　　　　　　　　　　C. 超声波检测器

D. CT　　　　　　　　　　　　E. MR

二、名词解释

1. CT 介入检查
2. CT-Pinpoint 系统

三、填空题

1. 介入放射影像监视设备有＿＿＿＿＿、＿＿＿＿＿＿、＿＿＿＿＿＿、＿＿＿＿＿＿和＿＿＿＿＿＿。

2. CT 引导下的介入穿刺检查常用的器材有：＿＿＿＿＿＿、＿＿＿＿＿＿、＿＿＿＿＿＿、＿＿＿＿＿＿、＿＿＿＿＿＿。

3. CT 引导下的穿刺肺活检的并发症有：＿＿＿＿＿＿、＿＿＿＿＿＿、＿＿＿＿＿＿。

4. CT 介入检查的穿刺针大致可分为三类：＿＿＿＿＿＿、＿＿＿＿＿＿、＿＿＿＿＿＿。

四、简答题

1. 请简述 CT 引导下的穿刺活检的适应证和禁忌证。
2. 简述 CT 介入检查的基本操作方法。

第六章 CT 图像存储传输与质量控制

一、选择题

（一）单项选择题

1. PACS 中 C 的意思是
   A. 控制　　　　B. 编码　　　　C. 传输　　　　D. 连接　　　　E. 成本
2. 下列属于临床信息系统的是
   A. HIS　　　　B. CIS　　　　C. RIS　　　　D. LIS　　　　E. PIS
3. 下列属于医院信息系统的是
   A. HIS　　　　B. RIS　　　　C. CIS　　　　D. LIS　　　　E. PAS
4. 放射科信息系统的英文简称是
   A. HIS　　　　B. LIS　　　　C. PACS　　　　D. RIS　　　　E. CIS
5. 实验室信息系统的英文简称是
   A. RIS　　　　B. HIS　　　　C. LIS　　　　D. CIS　　　　E. PIS
6. 关于 PACS 的组成及架构叙述**不正确**的是
   A. 基本组成部分不包括医学图像管理
   B. 系统的软件架构选型主要有 C/S 和 B/S 模式
   C. B/S 模式常用在广域网中
   D. C/S 模式常用于局域网中
   E. B/S 模式信息安全性较强
7. 关于 C/S 架构模式的叙述**不正确**的是
   A. 即客户机/服务器架构　　　　　　B. 信息安全性高
   C. 客户机需要安装程序　　　　　　D. 不利于软件升级和随时扩大应用范围
   E. 运算在服务器端完成
8. 关于 B/S 架构模式的叙述**不正确**的是
   A. 即浏览器/服务器架构　　　　　　B. 主要运算在服务器端完成
   C. 常用于局域网中　　　　　　　　D. 信息安全性较弱
   E. 软件升级容易
9. 下列关于典型的数字化医院的工作流程叙述**错误**的是
   A. 病人首先办理就诊卡或住院登记　　B. 临床医生开具检查申请单
   C. 影像科进行检查　　　　　　　　D. 由技师采集图像
   E. 生成的图像首先自动发送到医生工作站
10. PACS 解决的问题**不包括**
    A. 影像获取　　　　　B. 影像显示　　　　　C. 病人管理
    D. 影像存储　　　　　E. 网络传输
11. **不是** PACS 的基础的是
    A. 数字成像技术　　　　B. 计算机技术　　　　C. 网络技术
    D. 数字图像显示技术　　E. 数字加密技术
12. 从整体结构上 PACS **不包括**
    A. 影像存储管理系统　　　B. 影像采集系统　　　C. 影像工作站系统

D. 网络及通讯系统　　　　　　　E. 影像软拷贝输出系统

13. 影像采集系统的功能**不包括**

　　A. 从各种影像设备采集数字图像　　　　B. 将图像送往 PACS 服务器

　　C. 提供 PACS 与 HIS/RIS 接口　　　　D. 负责图像的存储归档、管理

　　E. 对图像进行预处理

14. PACS 的核心是

　　A. 影像采集系统　　　　　　B. 影像存储管理系统　　　　　C. 影像工作站系统

　　D. 影像硬拷贝输出系统　　　　E. 网络及通讯系统

15. PACS 的中文名称是

　　A. 图像存储系统　　　　　　B. 图像传输系统　　　　　　　C. 图像网络信息

　　D. 图像通信系统　　　　　　E. 图像存档与传输系统

16. 关于影像存储管理系统的叙述,**错误**的是

　　A. 是 PACS 的核心

　　B. 不能向临床医生提供各种类型的图像查询/提取服务

　　C. 将图像自动发送至临床医生图像诊断工作站

　　D. 负责图像的存储归档管理与通信

　　E. 主要功能是控制 PACS 图像数据流程

17. 关于 PACS 的网络及通讯系统叙述,**错误**的是

　　A. 目前较多采用的是星形总线结构　　　B. 网络传输协议标准是 TCP/IP,DICOM

　　C. DICOM 通讯是基于 TCP/IP 基础之上的　　D. TCP/IP 是可跨平台通讯协议

　　E. 网络及通讯系统主要基于广域网

18. 由某种传输介质所连接的一组计算机和其他设备称为

　　A. 网络　　　　B. 网关　　　　C. 服务　　　　D. 连接　　　　E. 通信

19. 关于医学图像存储叙述,**错误**的是

　　A. 高速在线存储用于保证医院对大容量、高速度、高可靠的短期数据存储要求

　　B. 近线存储价格相对低廉

　　C. 备份存储设备分为在线备份存储和离线备份存储

　　D. 目前通常采用磁盘阵列进行图像存储

　　E. 光盘、磁带的优点是读取速度慢,数据不易出错

20. 下列**不是** PACS 系统管理内容的是

　　A. 软硬件管理　　　　　　　B. 存储管理　　　　　　　　　C. 安全性管理

　　D. 统计分析　　　　　　　　E. 非医学设备管理

21. **不是** PACS 的影像数据安全管理原则的是

　　A. 以病人为中心的医疗记录　　　　　B. 确保影像数据安全性

　　C. 数据内容不可随意更改　　　　　　D. 当存储空间不足时可以删除部分数据内容

　　E. 对数据内容的修改应当留下修改痕迹

22. **不是**积极主动的应急方案要点的是

　　A. 及时判断　　　　　　　　B. 统一调度　　　　　　　　　C. 病患疏导

　　D. 事后处置　　　　　　　　E. 统计分析

23. OSI 模型的第 7 层是

　　A. 网络层　　　　　　　　　B. 传输层　　　　　　　　　　C. 应用层

D. 数据链路层   E. 会话层

24. HL7 中 7 的意思是

    A. 包括七部分内容   B. 标准的第七版   C. 标准的第七部分

    D. OSI 模型的第七层   E. 共有 7 种功能

25. DICOM 的中文名称是

    A. 医院信息通讯标准   B. 医学信息对象标准

    C. 医学数字存储标准   D. 医学数字成像与通信

    E. 医学数字图像与传输

26. 下列哪项**不是**影响空间分辨力的因素

    A. 像素尺寸   B. 探测器性能   C. 滤波函数重建算法

    D. 受检者运动伪影   E. 矩阵大小

27. CT 图像质量控制的主要措施**不包括**

    A. 提高空间分辨力   B. 增加密度分辨力   C. 降低噪声

    D. 避免一切伪影   E. 减少运动模糊

28. 下列哪项是正确的

    A. 层厚越薄,图像空间分辨力越高

    B. 层厚越厚,图像空间分辨力越高

    C. 层厚较小,CT 影像会受到部分容积效应而造成伪影的影响

    D. 改变层厚对空间分辨力和密度分辨力的影响是一致的

    E. 层厚越薄,图像密度分辨力越高

29. 下列哪项是正确的

    A. 层厚越薄,图像的密度分辨力越高

    B. 层厚越厚,图像的密度分辨力则越高

    C. 如果层厚较大,CT 影像会受到运动伪影的影响

    D. 如果层厚较薄(如 1~2mm),影像可能会受到(量子)噪声的影响,导致空间分辨力下降

    E. 如果层厚较厚(如 10mm),影像可能会受到(量子)噪声的影响,导致密度分辨力下降

30. CT 成像技术参数有两类:一是与剂量相关的参数,二是与影像处理和影像观察相关条件的参数。下列哪一项**不是**与剂量相关的参数

    A. 曝光参数(kV、mA 等)   B. 扫描层厚   C. 层间距

    D. 螺距   E. 扫描时间

31. CT 成像技术参数有两类:一是与剂量相关的参数,二是与影像处理和影像观察相关条件的参数。下列哪一项**不是**与影像处理和影像观察相关条件的参数

    A. 曝光参数(kV、mA 和扫描时间)   B. 视野

    C. 重建矩阵大小   D. 窗宽、窗位

    E. 重建算法

32. 减小部分容积效应的方法是

    A. 增加重建矩阵大小   B. 尽可能减小扫描层厚

    C. 尽可能增加扫描层厚   D. 增加管电压

    E. 缩短曝光时间

33. 去除或减少伪影的方法,**错误**的有

    A. 提高管电流、缩短曝光时间等手段可减少运动伪影

    B. 放射样条状伪影可通过减小扫描剂量去除或减少

    C. 增加滤过板的厚度可减小射线硬化效应伪影

    D. 定期进行设备校准,定期进行专业的维护保养

    E. 通过屏气等手段可减少运动伪影

34. 降低噪声的方法正确的有

    A. 增加 X 线曝光量(mAs)　　　B. 减小扫描层厚　　　　　　C. 采用骨算法

    D. FOV 一定时,增加矩阵　　　E. 固定肢体

(二)多项选择题

1. CT 图像质量控制的主要措施包括

    A. 提高空间分辨力　　　　　　　　　　　B. 增加密度分辨力

    C. 降低噪声　　　　　　　　　　　　　　D. 消除伪影

    E. 减小部分容积效应和周围间隙现象

2. 关于 ROC 的说法,正确的是

    A. 受试者操作特性曲线　　　　　　　　　B. 最初用于雷达信号分析

    C. 是研究观察者水平的理想手段　　　　　D. 已应用于医学影像领域

    E. 是一种客观评价影像的方法

3. 下述属于客观评价方法有

    A. 特性曲线　　　　　B. ROC 法　　　　　C. DQE　　　　　D. MTF　　　　　E. SNR

4. 当视野大小固定,下列叙述**错误**的是

    A. 矩阵越大,像素越小　　　B. 矩阵越大,像素越大　　　C. 矩阵变小,像素不变

    D. 矩阵越小,像素越小　　　E. 矩阵越大,像素越少

5. 下列叙述,**错误**的是

    A. 像素数量少,则像素尺寸小　　B. 像素越大,细节越多　　　C. 像素越小,分辨力越高

    D. 像素越小,图像越大　　　　　E. 像素越大,图像越小

6. 关于灰度级数与图像的关系,正确的是

    A. 像素位数越多,灰度级数越多　　　　　　B. 像素位数越多,图像细节越多

    C. 灰度级数越多,图像细节越多　　　　　　D. 灰度级数越少,图像质量越高

    E. 灰度级数越多,图像越细腻

二、名词解释

1. PACS

2. DICOM

3. 质量管理

4. 质量保证

5. 质量控制

6. 空间分辨力

7. 密度分辨力

8. 时间分辨力

9. 噪声

10. 噪声水平

11. 信噪比

12. 纵向分辨力

13. 层厚敏感曲线

14. 重建算法

15. 伪影

16. 射线硬化效应伪影

17. 混叠伪影

18. 部分容积效应

三、填空题

1. 图像显示工作站硬件由_____、_____、_____组成。

2. 常用的存储介质有_____、_____、_____、_____等。

3. 常用网络连接设备有_____、_____、_____等。

4. 常用的网络连接介质有_____、_____、_____等。

5. 在 CT 成像中,与辐射剂量直接相关的影响因素有:_____、_____、_____、_____、_____。

6. 为了达到辐射防护目的,辐射防护必须遵循辐射_____、_____和_____三项基本原则。

7. CT 成像技术条件直接影响 CT 影像质量、辐射剂量,包括_____、_____、_____、_____、_____、_____等。

8. 说出几种常见的 CT 图像伪影_____、_____、_____、_____、_____等。

9. 着眼于不同的系统目标、应用需求和系统结构,PACS 分类有_____ PACS、_____ PACS、_____ PACS、_____ PACS。

四、简答题

1. 说出 PACS 组成及分类。

2. 简述 PACS 在远程放射学的应用。

3. 简述提高空间分辨力的方法。

4. 简述提高密度分辨力的方法。

5. 说出减小伪影和噪声的措施。

6. 简述 CT 辐射剂量管理的原则。

7. 简述管电压和管电流等扫描技术因素对辐射剂量的影响。

8. 简述职业人员的辐射剂量限值。

9. 简述公众人员的辐射剂量限值。

10. 简述 PACS 在 CT 技术方面的应用。

11. 简述影响噪声的因素。

模拟试题一

（一）单项选择题

1. 关于 CT 说法，**错误**的是

    A. CT 的中文名称为计算机（X线）体层摄影

    B. CT 是 X 线摄影技术与重建数学/计算机技术相结合的体层成像方法

    C. X-CT 属于发射型 CT

    D. CT 主要是通过影像设备/成像方法等获取优质图像

    E. CT 能以直观的形式展示人体内部的结构形态与脏器功能

2. CT 机问世的时间是

    A. 1967 年   B. 1969 年   C. 1970 年

    D. 1971 年   E. 1972 年

3. CBCT 是

    A. 锥形束 CT   B. 微型 CT   C. 螺旋 CT

    D. 电子束 CT   E. 能谱 CT

4. 自伦琴发现 X 线以来，放射学领域最重要的成就是

    A. MRI   B. CT   C. SPECT

    D. PET   E. EBCT

5. 下列哪项**不属于** CT 检查技术的范畴

    A. DSA-CT   B. SPECT/CT   C. PET/CT

    D. DR   E. 放疗定位用 CT 模拟机

6. 完成 CT 图像重建相关数学问题的是

    A. 雷登   B. 伦琴   C. 考迈克

    D. 豪斯菲尔德   E. 安普鲁斯

7. 关于电子束 CT 的说法，**错误**的是

    A. 由美国 Douglas boyd 博士开发的技术

    B. 其英文缩写为 EBCT

    C. 于 1983 年发明

D. 使心脏、大血管及冠状动脉疾病的影像检查成为现实

E. 扫描速度提高到亚毫秒级

8. 滑环技术出现的时间是

    A. 1967 年   B. 1969 年   C. 1970 年

    D. 1985 年   E. 1976 年

9. 下列哪项堪称 CT 发展的里程碑

    A. 电子束 CT   B. 螺旋 CT   C. 非螺旋 CT

    D. 双源 CT   E. 能谱 CT

10. Spiral CT 问世的时间是

    A. 1983 年   B. 1985 年   C. 1987 年

    D. 1989 年   E. 1992 年

11. 多层螺旋 CT 的英文缩写为

    A. MSCT   B. HRCT   C. MCT

    D. SCT   E. HCT

12. 下列哪项开创了容积数据成像的新纪元

    A. 4 排螺旋 CT   B. 16 排螺旋 CT   C. 64 排螺旋 CT

    D. 128 排螺旋 CT   E. 双源 CT

13. DSCT 是指

    A. 数字减影血管造影 CT   B. 双源 CT   C. 能谱 CT

    D. 双层螺旋 CT   E. 多层螺旋 CT

14. 下列哪项标志着"后 64 排 CT 时代"的到来

    A. EBCT   B. MSCT   C. HRCT

    D. PET/CT   E. DSCT

15. 能谱 CT 可产生多少个单能级 CT 影像

    A. 41   B. 61   C. 81

    D. 101   E. 121

16. 超高端 CT **不能**实现

    A. 宽体探测器成像   B. 快速扫描成像   C. 全身功能成像

    D. 低剂量成像   E. 能量成像

17. CT 的密度分辨力比常规 X 线检查高

    A. 25 倍   B. 20 倍   C. 15 倍

    D. 10 倍   E. 5 倍

18. CT **不如**常规 X 线成像的是

    A. 时间分辨力   B. 空间分辨力   C. 密度分辨力

    D. 后处理技术   E. 检查范围

19. **不属于** CT 检查技术成像优势的是

    A. 密度分辨力高   B. 可做定量分析   C. 断面图像

    D. 功能成像多   E. 可进行各种后处理

20. 对感兴趣的部位或层面作较薄的层厚层间距扫描称为

    A. 目标扫描   B. 多期扫描   C. 重叠扫描

    D. 动态多层扫描   E. 动态单层扫描

21. 关于像素的说法,**错误**的是
    A. 像素又称像元
    B. 像素是组成数字图像矩阵的一个小方格
    C. 像素与体素相对应,体素的大小在 CT 图像上的表现,即像素
    D. 用每个体素对 X 线束的衰减系数来代表像素的图像信息
    E. 像素不是构成 CT 图像的最小单位

22. 关于矩阵的描述,**错误**的是
    A. 矩阵是一个物理概念,是指构成图像的像素阵列
    B. 矩阵表示在图像上横行和纵列排列的数字方阵
    C. 矩阵是由纵横排列的直线相交而成栅格状
    D. 图像矩阵中的每个元素即为像素
    E. 图像的矩阵大小直接与图像的空间分辨力和密度分辨力相关

23. 采集矩阵是指
    A. 最初重建视野范围内所使用的矩阵
    B. 监视器(显示器)上显示的图像所含像素数目
    C. 原始重建结果基础上为提高显示图像的细腻度而使用的矩阵
    D. 数字成像方式中,采集原始影像时所选择的像素阵列
    E. 医学数字成像设备显示终端的像素阵列

24. 下列哪项 CT 值最低
    A. 脾脏   B. 胆囊   C. 血块
    D. 肝脏   E. 胰腺

25. 脑白质、脑灰质的 CT 值分别为
    A. 25~32Hu,30~40Hu   B. 30~40Hu,25~32Hu   C. 10~30Hu,20~42Hu
    D. 20~42Hu,10~30Hu   E. 以上都不对

26. 关于窗口技术的说法,**错误**的是
    A. 将某段 CT 值范围内灰度放大或增强的技术称为窗口技术
    B. 窗位是要观察组织的平均 CT 值
    C. 窗口技术是通过选择不同的窗宽和窗位来显示成像区域,使之清晰地显示病变部位
    D. 窗宽是 CT 图像上所包括的 CT 值范围
    E. 窗口技术可改变人体组织或结构上的真实差异

27. 关于采集矩阵、重建矩阵,下列说法**错误**的是
    A. 采集矩阵越大,包含的像素数目越多
    B. 采集矩阵越大,重建后影像的空间分辨力越高
    C. 重建矩阵与图像的空间分辨力无关
    D. 重建矩阵等于重建视野所含像素数目
    E. 重建矩阵直接关系到像素大小

28. 关于采集矩阵、重建矩阵与显示矩阵,下列说法**错误**的是
    A. 显示矩阵一般大于或等于采集矩阵
    B. 显示矩阵大小受显示影像的动态范围制约
    C. 显示矩阵增大时,会使已有图像的信息显示得更好

D. 工作中使用的显示矩阵总是低于重建矩阵

E. 显示矩阵增大时,不增加图像的空间分辨力

29. 在一定的视野下,增大矩阵规模,**不可以**

A. 缩小像素 B. 提高空间分辨力 C. 增加像素数目

D. 提高密度分辨力 E. 增加计算量

30. 关于正常人体组织、器官 CT 值,排列正确的是

A. 脂肪<脑脊液<胆囊<胰腺<钙化 B. 脂肪<脑脊液<胰腺<胆囊<钙化

C. 脑脊液<脂肪<胆囊<胰腺<钙化 D. 脑脊液<脂肪<胰腺<胆囊<钙化

E. 脂肪<脑脊液<胆囊<钙化<胰腺

31. 靶重建用全部显示矩阵显示局部区域的重建影像,是缩小了哪种视野

A. 重建视野 B. 扫描视野 C. 显示视野

D. 采集视野 E. DFOV

32. 关于显示视野和局部放大的描述,**错误**的是

A. 局部放大时,显示视野缩小

B. 局部放大又称影像内插放大

C. 显示视野通常等于扫描视野,也可以小于扫描视野,但不能大于扫描视野

D. 局部放大可以提高显示影像的空间分辨力

E. 显示视野不能大于扫描视野

33. 对于 4 层螺旋 CT,若层厚为 5mm,床速为 20mm/周,则螺距等于

A. 0.5 B. 1 C. 2.22 D. 2 E. 1.5

34. 关于螺距的说法,**错误**的是

A. 目前在临床使用中,多层螺旋 CT 螺距有两种,即准直螺距和层厚螺距

B. 减小螺距不能改善图像质量

C. 增加螺距使探测器接收的射线量减少

D. 增加螺距使图像的质量下降

E. 螺距的定义为床速与整个准直宽度的比值

35. 层厚敏感曲线(SSP)的形状近似

A. 线形 B. 螺旋形 C. 梯形

D. 钟形 E. 三角形

36. 随着重组层厚的增加,层厚敏感曲线

A. 迅速变平阔 B. 逐渐变平,宽度不变 C. 迅速变窄变高

D. 逐渐变窄变高 E. 逐渐变平阔

37. 半高宽

A. 是螺旋 CT 的重建层厚

B. 是螺旋 CT 的扫描层厚

C. 是层厚敏感曲线(SSP)最大幅值 50% 所对应曲线上两点间的横向距离长度

D. 不是螺旋 CT 的实际层厚

E. 不是螺旋 CT 的有效层厚

38. 缩小扫描视野的 CT 扫描方式称为

A. 薄层扫描 B. 放大扫描 C. 多期扫描

D. 重叠扫描　　　　　　　　E. 增强扫描

39. 薄层扫描是指层厚小于多少的扫描?

　　A. 2mm　　　　　　B. 3mm　　　　　　C. 5mm　　　　　　D. 7mm　　　　　　E. 10mm

40. 用 10mm 的层厚,曝光时间 20s,螺距 1.0 时,扫描范围为

　　A. 100mm　　　　　　　　B. 400mm　　　　　　　　C. 20mm

　　D. 40mm　　　　　　　　E. 200mm

41. 成像范围

　　A. 小于扫描范围　　　　　B. 大于扫描范围　　　　　C. 等于扫描范围

　　D. 大于、等于扫描范围　　E. 大于、等于或小于扫描范围

42. 重建层厚可

　　A. 大于实际层厚　　　　　B. 等于实际层厚　　　　　C. 小于实际层厚

　　D. 大于、等于或小于实际层厚　　E. 等于、小于实际层厚

43. 关于层厚的说法,**错误**的是

　　A. CT 设备上将层厚分为扫描层厚、实际层厚与重建层厚

　　B. 扫描层厚不总是等于实际层厚

　　C. 实际层厚又称采集层厚、有效层厚

　　D. 实际层厚是实际采集的成像层面的厚度

　　E. 实际层厚不是决定 CT 影像空间分辨力的重要因素

44. 低对比度是指 CT 值

　　A. 大于 10Hu 时的对比度差　　　　　　B. 大于 100Hu 时的对比度差

　　C. 大于 10Hu 小于 100Hu 时的对比度差　　D. 小于 10Hu 时的对比度差

　　E. 小于 100Hu 时的对比度差

45. 在 CT 成像中,与对比度**无关**的是

　　A. 窗的设置　　　　　　　B. 物体的原子序数　　　　C. 接收器亮度的调节

　　D. 物体的大小和密度　　　E. 重建算法

46. 通常 CT 机的密度分辨力为

　　A. 0.01%~0.10%　　　　　B. 0.05%~0.50%　　　　　C. 0.25%~0.50%

　　D. 0.20%~1.50%　　　　　E. 1.00%~10.00%

47. 下列关于脂肪组织的 CT 值范围,正确的是

　　A. 0Hu　　　　　　　　　B. −90~−30Hu　　　　　　C. 1 000Hu

　　D. 20~50Hu　　　　　　　E. 30~90Hu

48. 密度分辨力是物体与均质环境的 X 线衰减系数差别的相对值在什么情况下,CT 图像能分辨该物体的能力

　　A. 小于 1% 时　　　　　　B. 大于 1% 时　　　　　　C. 小于 10% 时

　　D. 大于 10% 时　　　　　E. 小于等于 1% 时

49. 空间分辨力为物体与均质环境的 X 线衰减系数差别的相对值在什么情况下,CT 图像能分辨断层面上相邻两点的能力

　　A. 大于 1% 时　　　　　　B. 大于 10% 时　　　　　C. 小于 1% 时

　　D. 小于 10% 时　　　　　E. 大于等于 10% 时

50. 对比度分辨力是指

　　A. 空间分辨力　　　　　　B. 高对比度分辨力　　　　C. 时间分辨力

    D. 动态分辨力   E. 密度分辨力

51. 密度分辨力通常用

    A. 扫描一周的最快速度来表示   B. 能分辨两个点间的最小距离来表示

    C. 能分辨的最小差异的百分数来表示   D. 线对数/cm 来表示

    E. 灰阶来表示

52. 高分辨力算法是

    A. 标准算法   B. 平滑算法   C. 软组织算法

    D. 骨算法   E. 以上都不对

53. 关于噪声的说法,**错误**的是

    A. 狭义上,噪声是指影像的亮度或灰度水平随机出现的波动

    B. 噪声可以完全消除

    C. 广义上,噪声是指医学影像上任何随机出现的、妨碍观察者解释的影像成分或特征

    D. 通过采取措施可适度减少噪声

    E. 信噪比是指信号与噪声的比值

54. 下列说法**错误**的是

    A. 部分容积效应与 CT 扫描层厚有直接关系

    B. 周围间隙现象实质上是一种部分容积效应

    C. 扫描层厚越厚、体素越大,部分容积效应越不明显

    D. 周围间隙现象是扫描 X 线束在两种组织的交界处其测量值相互重叠造成的物理现象

    E. 部分容积效应和周围间隙现象属于伪影的范畴

55. 原始数据经计算机采用特定的算法处理而得到能用于诊断的横断面图像的过程,称为

    A. 重组   B. 重排   C. 重建滤过

    D. 重建   E. 重建增量

56. 卷积处理通常需要使用哪项来修正图像

    A. 重建算法   B. 重建间隔   C. 傅里叶变换

    D. 重建滤过   E. MTF

57. 卷积处理结束后,形成一个新的用于图像重建的

    A. 显示数据   B. 投影数据   C. 图像数据

    D. 重组后数据   E. 以上都不对

58. 层间距可以

    A. 等于层厚   B. 小于层厚   C. 大于层厚

    D. 小于或大于层厚   E. 等于、小于或大于层厚

59. 下列哪项**不是**重建间隔的别称

    A. 重建增量   B. 重建间距   C. 成像间距

    D. 重建滤过   E. 层面间距

60. 关于重组的说法,**错误**的是

    A. 重组包括多平面图像重组、曲面重组、三维图像处理等

    B. 重组图像的质量与已形成的横断面图像有密切关系

    C. 重组一般是涉及原始数据处理的一种图像处理方法

    D. 扫描和重建的横断面层厚越薄,重组后的图像质量越高

    E. 扫描和重建的图像数量越多,重组后的三维显示的效果越好

61. 下列哪项是适应标准图像重建平行线束的一个中间处理步骤
    A. 重组　　　　　　　　　　B. 重排　　　　　　　　　　C. 重建
    D. 卷积　　　　　　　　　　E. 重建滤过

62. 下列哪项是螺旋 CT 图像重建的一种预处理方法
    A. 重排　　　　　　　　　　B. 重建　　　　　　　　　　C. 算法
    D. 内插　　　　　　　　　　E. 卷积

63. 超薄层扫描是指层厚小于多少的扫描
    A. 2mm　　　　　　　　　　B. 3mm　　　　　　　　　　C. 5mm
    D. 7mm　　　　　　　　　　E. 10mm

64. CT 薄层扫描的作用是
    A. 减少球管损耗　　　　　　B. 减少运动伪影　　　　　　C. 减少扫描时间
    D. 减少病人辐射剂量　　　　E. 减少部分容积效应

65. 下列哪项是以突出显示拟重点观察的结构、忽视不拟重点观察的结构的 CT 影像重建方法
    A. 重建算法　　　　　　　　B. 重建率　　　　　　　　　C. 重组
    D. 重建滤过　　　　　　　　E. 重建增量

66. 关于单扇区重建的说法, **错误**的是
    A. 单扇区重建质量较好　　　B. 单扇区重建可靠性高　　　C. 单扇区重建失真较少
    D. 单扇区重建是首选　　　　E. 单扇区重建采集时间短

67. 多扇区重建主要用于
    A. 肾动脉 CT 血管成像检查　　　　　　　B. 大脑中动脉 CT 血管成像检查
    C. 肺动脉 CT 血管成像检查　　　　　　　D. 冠状动脉 CT 血管成像检查
    E. 肝动脉 CT 血管成像检查

68. 关于纵向分辨力的说法, **错误**的是
    A. 纵向分辨力又称 Z 轴空间分辨力
    B. 纵向分辨力表示了 CT 机多平面和三维成像的能力
    C. 纵向分辨力主要影响与人体短轴方向有关的图像质量
    D. 纵向分辨力通常以扫描层厚或有效层厚表示
    E. 纵向分辨力是指扫描床移动方向或人体长轴方向的图像分辨力

69. 各向同性主要用于
    A. 肾动脉的 CT 扫描　　　　B. 冠状动脉的 CT 扫描　　　C. 肝动脉的 CT 扫描
    D. 主动脉的 CT 扫描　　　　E. 肺动脉的 CT 扫描

70. 共轭采集重建时, 分别采集
    A. 360°和180°的扫描数据　　　　　　　B. 90°和360°的扫描数据
    C. 90°和180°的扫描数据　　　　　　　　D. 180°和360°的扫描数据
    E. 180°和120°的扫描数据

71. 关于飞焦点技术的说法, **错误**的是
    A. 焦点飞动一次,采集信息提高一倍
    B. 飞焦点技术可提高扫描图像的纵向分辨力
    C. 飞焦点技术时焦点能在两个点之间进行快速变换,每秒达到 300 次
    D. 飞焦点技术也称动态焦点技术
    E. 飞焦点技术时 X 射线管的焦点作极快速小角度摆动

72. 常规 CT 扫描是指

    A. CT 平扫   B. 增强扫描   C. 定位扫描

    D. 动态扫描   E. 目标扫描

73. 上腹部 CT 扫描范围包括

    A. 脾脏的上、下界   B. 肝脏的上、下界   C. 胰腺的上、下界

    D. 肝脏上界—肾脏下界   E. 肝脏上界—胰腺下界

74. CT 扫描中正确定位的意义是

    A. 减少扫描时间   B. 标注扫描方位   C. 减少扫描工作量

    D. 减少不必要扫描   E. 减少对比剂用量

75. CT 平扫**不能**显示的病变是

    A. 血管壁钙化   B. 肾阳性结石   C. 夹层动脉瘤

    D. 支气管扩张   E. 肺间质纤维化

76. 以下关于 CT 增强扫描的描述,**错误**的是

    A. 是将对比剂注入体内后进行扫描的方法   B. 其作用是增加体内不同组织间的对比度

    C. 血供丰富的组织或器官强化明显   D. 能提高小病灶的检出率

    E. CT 检查都需进行增强扫描

77. **不属于** CT 平扫注意事项的是

    A. 准确定位   B. 做必要的记录

    C. 选择正确的延迟扫描时间   D. 四肢检查尽可能双侧同时扫描

    E. 体位、方向须准确标明

78. CT 增强扫描的作用是

    A. 提高 Z 轴空间分辨力   B. 提高空间分辨力

    C. 减少病人的 X 线剂量   D. 减少部分容积效应的影响

    E. 增强感兴趣组织或结构的对比度

79. 以下哪项应做增强扫描

    A. 颅内肿瘤   B. 脑萎缩   C. 颅脑外伤

    D. 急性脑出血   E. 颅颌面畸形

80. 下列哪项反映的是兴趣结构内碘对比剂的动态廓清趋势和过程

    A. MTF   B. DQE   C. TDC

    D. TTP   E. MTT

81. 对比剂峰值高度与注射对比剂的浓度呈

    A. 正比   B. 负比   C. 负相关

    D. 正相关   E. 对数关系

82. **不需要**进行 CT 增强扫描的是

    A. 肺栓塞   B. 夹层动脉瘤   C. 冠状动脉狭窄

    D. 肺纤维化   E. 肝脏肿瘤

83. 下列哪项能直接显示脏器功能,特别是代谢方面的问题

    A. DSA   B. 核医学   C. MRI

    D. CT   E. 超声

84. X 线球管固定不动的 CT 扫描方式是

    A. 容积扫描   B. 螺旋扫描   C. 薄层扫描

D. 定位扫描   E. 多期扫描

85. 下列哪项**不能降低** CT 检查的辐射剂量

    A. 自动千伏调节技术   B. 自动毫安调节技术   C. 迭代算法

    D. 高千伏曝光   E. 四维实时剂量调节技术

86. 仰卧位病人欲获得正位定位像时,其球管应在几点钟位置

    A. 1 点钟   B. 3 点钟   C. 6 点钟

    D. 9 点钟   E. 12 点钟

87. 对某一层面按一定时间间隔进行重复扫描的 CT 扫描方式是

    A. 多期扫描   B. 目标扫描   C. 重叠扫描

    D. 动态多层扫描   E. 动态序列扫描

88. 动态扫描的作用是

    A. 能获得对比剂的时间增强曲线,有助于某些疾病的诊断

    B. 提高图像的空间分辨力

    C. 提高图像的密度分辨力

    D. 减少病人辐射剂量

    E. 减少部分容积效应

89. 一般所说的空间分辨力是指

    A. X 轴空间分辨力   B. Y 轴空间分辨力   C. Z 轴空间分辨力

    D. 横向空间分辨力   E. 以上都不对

90. 为重建图像而进行数据采集所使用的物理技术

    A. 投影   B. 扫描   C. 算法

    D. 卷积   E. 插值

(二)多项选择题

1. 关于 CT 发展的说法,正确的有

    A. 从单层螺旋 CT 到多层螺旋 CT

    B. 从多层螺旋 CT 到双源 CT、能谱 CT

    C. 由单层扫描发展到多层容积扫描

    D. 由普通的平扫和增强扫描发展到动态增强、灌注 CT 和能谱成像

    E. 丰富的 CT 后处理技术使临床应用范围进一步扩大

2. 关于 CT 检查技术岗位重要性的说法,正确的有

    A. CT 技师要有技术、有知识、有修养、有形象

    B. CT 技师要用安慰、鼓励的语言,争取其配合检查

    C. CT 技师不包容受检者的过激言行

    D. CT 技师充分发挥 CT 设备性能和自身技术优势,满足整个医疗团队的需要

    E. CT 技师要理解受检者的心情、尊重受检者隐私

3. CT 检查技术的岗位职责主要是

    A. CT 技师维护保养好 CT 设备

    B. CT 技师充分发挥 CT 设备功能和性能

    C. CT 技师最大限度地提取人体解剖结构、病理学、生理生化信息

    D. CT 技师维持好受检者检查秩序

    E. CT 技师得到真实、满足临床诊断和治疗要求的影像佐证

4. 鉴于对 CT 的贡献,下列哪些人获得了 1979 年诺贝尔生理学或医学奖
   A. 贝克勒尔   B. 考迈克   C. 安普鲁斯
   D. 雷登   E. 豪斯菲尔德

5. 能谱 CT 在以下哪些方面具有一定的临床价值
   A. 增强组织对比度   B. 去金属伪影
   C. 物质定性分离和定量测定   D. 提高病灶检出率和疾病鉴别能力
   E. 能量去骨质和碘无机物

6. 超高端 CT 应具备
   A. 高能量   B. 能谱   C. 宽体
   D. 高时间分辨力   E. 低剂量

7. 关于 CT 成像特点的说法,**错误**的是
   A. 目前的 CT 图像主要反映的还是解剖学的结构
   B. 可获得诊断所需的矢状、冠状等各种断面图像
   C. 在空腔性脏器胃肠道检查中,CT 可以替代常规的 X 线检查
   D. CT 螺旋扫描可获得高质量的三维图像
   E. CT 血管造影的图像质量要好于 DSA

8. 关于体素与像素的说法,**错误**的有
   A. 体素是一个二维的概念   B. 像素是组成数字图像矩阵的基本面积单元
   C. 像素是构成 CT 图像的最小单位   D. 像素是 CT 容积数据采集中最小的体积单位
   E. 体素是重建三维立体图像的基本单元

9. 关于 CT 值的说法,正确的是
   A. CT 值与人体内在因素如呼吸、血流等有关
   B. CT 值与 X 射线管电压、CT 装置、室内温度等外界因素有关
   C. CT 值是 CT 影像中每个像素所对应的物质对 X 线线性平均衰减量大小
   D. CT 值是人体被检组织的衰减系数与水的衰减系数的相对差值
   E. CT 值是恒定数值

10. 重建算法又称为
    A. 卷积   B. 重建函数   C. 滤波器
    D. 滤波函数   E. 重建类型

模拟试题二

(一)单项选择题

1. CT 设备硬件的基本结构**不包括**
   A. 扫描机架系统   B. 扫描检查床   C. X 射线管及数据收集系统
   D. 计算机及阵列处理机   E. 自动冲洗机

2. **不包括**在 CT 机采样系统内的部件是
   A. 扫描机架   B. 探测器   C. X 射线管
   D. 数模转换器   E. 模数转换器

3. CT 数据采集系统的主要组成部分是
   A. 模数转换器   B. 高压发生器   C. 准直器

D. 扫描机架　　　　　　　　　E. 存储器

4. 关于 CT 机使用的 X 射线管,**错误**的叙述是

    A. 与一般 X 线机使用的 X 射线管结构基本相同

    B. 有固定阳极 X 射线管和旋转阳极 X 射线管两种

    C. 安装时固定阳极 X 射线管的长轴与探测器垂直

    D. 固定阳极 X 射线管主要用于单束和多束形扫描机中

    E. 旋转阳极 X 射线管主要用于扇束旋转扫描机中

5. 关于 CT 机旋转阳极 X 射线管的叙述,**错误**的是

    A. 主要用于第三、四代 CT 机　　　B. 扫描时间短,管电流小　　　C. 有效焦点较小

    D. 阳极转速快　　　　　　　　　E. 阳极靶面材质多为钨铼合金

6. 下列 CT 机 X 射线管的最新改进,与增加 X 射线管热容量**无关**的是

    A. 缩小焦点面积　　　　　　　　B. 液态金属轴承　　　　　　　C. 加大阳极靶直径

    D. "飞焦点"设计　　　　　　　　E. 采用金属管壳陶瓷绝缘

7. 关于 CT 扫描 X 线束的特点的叙述,**不妥**的是

    A. 使用窄束 X 射线,相对散射线少　　　　　　B. 射线能量较高,人体吸收少

    C. 探测器转换效率高,射线损失少　　　　　　D. 目前射线束多为笔形线束

    E. 射线滤过要求高,相对软射线成分少

8. 第二代 CT 扫描机的扇形束角度为

    A. $1°\sim2°$　　　　　　　　　　B. $3°\sim4°$　　　　　　　　　C. $5°\sim20°$

    D. $21°\sim25°$　　　　　　　　　E. $26°\sim30°$

9. 第三代 CT 扫描机,由于同步旋转扫描运动,容易产生

    A. 移动条纹伪影　　　　　　　　B. 环形伪影　　　　　　　　　C. 杯状伪影

    D. 模糊伪影　　　　　　　　　　E. 帽状伪影

10. 第三代和第四代 CT 机,在采样方法上的根本区别是

    A. X 射线管　　　　　　　　　　B. DAS 系统　　　　　　　　　C. X 线束

    D. 扫描方式　　　　　　　　　　E. 高压发生器

11. 脉冲式高压发生器主要应用于第几代 CT

    A. 第一代　　　　　　　　　　　B. 第二代　　　　　　　　　　C. 第三代

    D. 第四代　　　　　　　　　　　E. 第五代

12. 低压滑环式螺旋 CT 的高压发生器安装在

    A. 控制台　　　　　　　　　　　B. 电源控制柜　　　　　　　　C. 扫描机架

    D. 稳压电源柜　　　　　　　　　E. 水冷控制柜

13. 关于 CT 机的高压发生器,**错误**的叙述是

    A. 对高压的稳定性要求很高

    B. 需采用高精度的反馈稳压措施

    C. 高压发生器有连续式和脉冲式之分

    D. 连续式高压发生器主要用于第三代 CT 机

    E. 脉冲式应用于 CT 扫描机产生脉冲 X 线

14. 高压滑环技术与低压滑环技术共同具有的特点是

    A. 通过碳刷和滑环的接触导电　　　　　　　B. 易产生高压噪声

    C. 高压发生器装在扫描架内　　　　　　　　D. 通过滑环转递的电压达上万伏

    E. 以上都是

15. 滑环技术的主要特点

    A. 连续曝光   B. 连续数据采集   C. 检查床连续移动

    D. 高压发生器连续旋转   E. 球管沿一个方向连续旋转

16. 与传统 CT 结构比较,滑环式 CT 的**缺点**是

    A. 增加设备操作难度   B. 扫描速度受到限制   C. 电缆容易发生折断

    D. 碳刷容易发生磨损   E. 图像质量下降

17. 滑环式 CT 扫描机与传统 CT 机比较,改变的是

    A. X 线曝光方式   B. 数据采集方式   C. 图像重建方式

    D. 图像显示方式   E. 运动方式

18. 滑环技术应用于

    A. 第一代 CT   B. 第二代 CT   C. 第三代 CT

    D. 第四代 CT   E. 第五代 CT

19. 采用旋转/固定扫描方式的 CT 机属于

    A. 第一代   B. 第二代   C. 第三代

    D. 第四代   E. 第五代

20. 滑环技术的最主要优点是

    A. 连续曝光   B. 连续采集   C. 单向连续旋转

    D. 床面连续移动   E. 高压发生器连续旋转

21. 间断式 CT 扫描与螺旋式 CT 扫描的相同点是

    A. X 射线管连续旋转   B. 连续产生 X 线   C. 连续取样

    D. 曝光时连续动床   E. 以上都不是

22. CT 所用闪烁晶体探测器内加入微量激活物质的目的,**不包括**

    A. 增加探测器的量子检出率   B. 加快探测器的刷新速度

    C. 增加闪烁晶体产生光量   D. 提高 X 线光子转换效率

    E. 减少探测器的余辉

23. 关于 CT 灌注成像的叙述,**错误**的是

    A. 使用等渗对比剂   B. 经静脉滴注对比剂

    C. 在对比剂首过时间窗采集数据   D. 对选定层面进行快速、连续扫描

    E. 利用灌注软件测量像素值的密度变化

24. 采用 360° 固定探测器的是

    A. 第二代 CT   B. 第三代 CT   C. 第四代 CT

    D. 第五代 CT   E. 电子束 CT

25. 固体探测器的主要优点是

    A. 相邻的探测器之间存在有缝隙

    B. 有较高的光子转换效率

    C. 晶体发光后余辉较长

    D. 整个阵列中的各个探测器不易做得完全一致

    E. 对 X 射线的不感应区较大

26. 与固体探测器相比,**不是**气体探测器的优点的是

    A. 光子转换效率高   B. 几何利用率高

C. 总剂量效率约在 50%~70%　　　　　　　　D. 各个电离室相互联通

E. 有较好的一致性

27. 探测器的作用是

A. 探测病人位置是否准确　　　　　　　　　　B. 接受 X 线并将其转换为电信号

C. 探测扫描时有无散射线　　　　　　　　　　D. 将模拟信号转变为数字信号

E. 将微弱的电流进行放大

28. 关于 CT 机内 X 射线探测器必备性能,**错误**的叙述是

A. 体积大,灵敏度高

B. 对 X 射线能量具有良好的吸收能力

C. 对较大范围的 X 射线强度具有良好的反应能力及均匀性

D. 残光少且恢复常态的时间快

E. 工作性能稳定,有良好的再现性且使用寿命长

29. 对 X 线光子的转换效率高,但余辉时间长的探测器闪烁晶体是

A. 碘化钠　　　　　　　　B. 氟化钙　　　　　　　　C. 碘化铋

D. 锗酸铋　　　　　　　　E. 以上都不是

30. 优点较多、应用较广的 CT 机探测器闪烁晶体是

A. 碘化钠　　　　　　　　B. 氟化钙　　　　　　　　C. 碘化铋

D. 锗酸铋　　　　　　　　E. 以上都不是

31. 脑梗死最常见的 CT 增强表现形式为

A. 轻度均匀强化　　　　　　B. 点线样强化　　　　　　C. 团片样强化

D. 环形强化　　　　　　　　E. 脑回状强化

32. 有关脑动静脉畸形的 CT 表现的描述**错误**的是

A. 约 80%平扫无阳性发现　　　　　　　　　　B. 一般无占位表现

C. 一般不出现周围水肿现像　　　　　　　　　D. 表现为高、低密度混合灶

E. 约 50%的动静脉畸形合并出血

33. 支持脑内肿瘤诊断的 CT 定位征象是

A. 肿瘤边缘多不清楚　　　　　B. 与颅内板呈钝角　　　　　C. 易引起骨质改变

D. 局部蛛网膜下腔增宽　　　　E. 脑皮层位置移位

34. 颅脑 CT **没有**病理意义的钙化包括

A. 侧脑室三角区内球形钙化　　B. 额-颞部脑回状钙化　　　C. 室管膜下结节状钙化

D. 灰白质交界小环形钙化　　　E. 松果体直径>10mm 不均匀钙化

35. 以下哪项**不是**结核球的 CT 表现

A. 卫星灶多见　　　　　　　B. 常有钙化　　　　　　　C. 或见长毛刺征

D. 可呈深分叶状　　　　　　E. 可见空洞

36. 小肝癌的 CT 诊断标准是:单个癌结节的最大直径或两个癌结节的最大直径总和小于

A. 1. 5cm　　　　B. 2. 0cm　　　　C. 2. 5cm　　　　D. 3. 0cm　　　　E. 3. 5cm

37. 动态增强 5~10min 后延迟扫描,典型血管瘤的 CT 增强特征是

A. 病灶与正常肝实质呈等密度　　　　　　　　B. 病灶比正常肝实质密度低

C. 病灶密度仍明显高于肝实质　　　　　　　　D. 病灶密度曲线呈明显快速下降

E. 病灶逐渐轻度强化

38. CT 扫描显示胰腺弥漫性肿大,边缘模糊,胰内少许低密度影,肾前筋膜增厚,提示最可能诊断为
    A. 急性胰腺炎　　　　　　　　B. 慢性胰腺炎　　　　　　　C. 胰腺癌
    D. 胰腺囊腺瘤　　　　　　　　E. 胰岛细胞瘤

39. 以下 CT 征象,哪一组**不能**作为诊断中晚期直肠癌的依据
    A. 肠壁全周增厚　　　　　　　　　　　　B. 病变与周围盆腔结构分界不清
    C. 盆腔内淋巴结直径大于 1.5cm　　　　　D. 病灶扁平无蒂,有完整的轮廓
    E. 骶骨或尾骨显示骨破坏

40. CT 扫描发现第 10 胸椎体骨小梁稀少、粗大、低密度背景中有圆点状致密影,附件也受累,骨皮质尚完整,应考虑的诊断为
    A. 血管瘤　　　　　　　　　　B. 转移瘤　　　　　　　　　C. 多发性骨髓瘤
    D. 骨质疏松　　　　　　　　　E. 嗜酸性肉芽肿

41. **不是** CT 灌注成像需计算的参数是
    A. 灌注量　　　　　　　　　　B. 相对组织血容量　　　　　C. 相对组织血流量
    D. 组织总容量　　　　　　　　E. 平均通过时间

42. 关于 CT 心脏门控成像的叙述,**错误**的是
    A. 专用的心脏门控装置　　　　　　　　　B. 采用非螺旋扫描技术
    C. 对比剂采用静脉团注法　　　　　　　　D. 专用心脏门控的图像重建方法
    E. 可分为前瞻性和回顾性心电门控技术

43. C/N 提示
    A. 对比噪声比　　　　　　　　B. 对比度　　　　　　　　　C. 图像均匀度
    D. 空间分辨力　　　　　　　　E. 信噪比

44. 下列关于前列腺癌 CT 检查的正确说法是
    A. 前列腺内密度稍低的结节为癌结节
    B. 前列腺外形轻度隆起是癌肿外侵的征象
    C. 增强扫描可以确诊前列腺癌
    D. CT 扫描仅可以肯定晚期病变的受侵范围
    E. 以上都不对

45. CT 扫描发现在心后区类圆形"肿块"影,内含少量气体,与横膈关系密切。下述疾病中可能性最大的是
    A. 心包囊肿　　　　　　　　　B. 淋巴管瘤　　　　　　　　C. 膈疝
    D. 肺隔离症　　　　　　　　　E. 神经源性肿瘤

46. 存储图像和保存系统操作及故障诊断软件的部件是
    A. 磁盘机　　　　　　　　　　B. 磁带机　　　　　　　　　C. 视频显示系统
    D. 运算放大器　　　　　　　　E. 模数转换器

47. CT 机主控计算机的功能**不包括**
    A. 进行 CT 值校正及差值处理　　　　　　B. 控制和监视扫描过程
    C. 进行故障诊断和分析　　　　　　　　　D. 控制自动冲洗机程序
    E. 控制图像重建程序

48. CT 扫描机中实现人机对话的系统是
    A. 扫描系统　　　　　　　　　B. 图像处理系统　　　　　　C. 视频显示系统
    D. 电视组件系统　　　　　　　E. 软盘系统

49. 操作台视频显示系统的组成中**不包括**
    A. 字符显示器及调节器　　　B. 窗口处理的电子线路　　　C. 视频控制器
    D. 视频接口　　　　　　　　E. 键盘

50. CT 机中软件的最主要功能是
    A. 将收集到的投影资料进行图像重建　　　　　B. 控制 X 线剂量
    C. 采集扫描数据　　　　　　　　　　　　　D. 进行故障诊断
    E. 三维图像重建

51. 对基本功能软件的概念的正确解释是
    A. 各型 CT 机均具备的功能软件　　　　　　B. CT 机的扫描功能软件
    C. CT 机的诊断功能软件　　　　　　　　　D. CT 机的图像处理功能软件
    E. CT 机的故障诊断功能软件

52. **不属于** CT 机特殊功能软件的是
    A. 动态扫描功能软件　　　B. 故障诊断功能软件　　　C. 三维图像重建功能软件
    D. 定量骨密度测定功能软件　　E. 目标扫描功能软件

53. 对 Z 轴空间分辨力影响最大的是
    A. 扫描视野　　　　　　　B. 扫描范围　　　　　　　C. 扫描层厚
    D. 图像矩阵　　　　　　　E. 重建算法

54. 以下关于 CT 血管造影的叙述,**错误**的是
    A. 属于无创或少创检查
    B. 检查无任何禁忌证
    C. 由于受部分容积效应的影响,易使血管边缘模糊
    D. 在一定范围内能替代常规血管造影
    E. 当血管走行与扫描平面平行时,血管显示较差

55. 关于 CT 透视的叙述,**错误**的是
    A. 以滑环技术为基础　　　　　　　　　　　B. 快速图像重建
    C. 连续图像显示　　　　　　　　　　　　　D. 采集速率大于 20 幅/s
    E. 应用专用图像重建处理硬件

56. 为减少辐射剂量,CT 透视时应严格控制
    A. 曝光时间　　　　　　　B. 管电压　　　　　　　　C. 扫描层厚
    D. 扫描视野　　　　　　　E. 球管旋转速度

57. 以下关于曲面重组的描述,**错误**的是
    A. 曲面重组是多平面重组的特殊形式
    B. 该方法可使弯曲器官拉直、展开,显示在一个平面上
    C. 有时会造成人为的伪影
    D. 获得的是三维图像
    E. 不能真实反映被显示器官的空间位置和相互关系

58. 能将 CT 图像直接影印在白纸上的设备是
    A. 小型打印机　　　　　　B. 干式激光打印机　　　　C. CT 图像拷贝机
    D. CRT 多幅照相机　　　　E. 以上都不是

59. CT 机房的设计与布局**不必**考虑的要求是
    A. 能充分发挥 CT 机各部件的功能　　　　　B. 日常工作便于进行
    C. 选择避风向阳的房间　　　　　　　　　　D. 充分利用有效的空间
    E. 射线的严格防护

60. CT 机房和计算机房的适宜温度为
    A. 15~25℃　　　　　　　　B. 16~22℃　　　　　　　　C. 18~22℃
    D. 18~26℃　　　　　　　　E. 20~26℃

61. CT 机房的相对湿度应保持在
    A. 20%以下　　　　　　　　B. 20%~35%　　　　　　　C. 40%~65%
    D. 70%~80%　　　　　　　E. 80%以上

62. 为保持 CT 机正常工作,通常 CT 机房温度应控制在
    A. 16℃　　　　　　　　　　B. 12~14℃　　　　　　　　C. 26~30℃
    D. 24℃　　　　　　　　　　E. 18~22℃

63. CT 机的运行环境要求是
    A. 温度:26℃±1℃,湿度:40%~60%　　　　B. 温度:22℃±3℃,湿度:40%~65%
    C. 温度:22℃±5℃,湿度:30%~50%　　　　D. 温度:20℃±2℃,湿度:40%~60%
    E. 温度:20℃±5℃,湿度:60%~85%

64. 关于 CT 机的安装与调试,**错误**的叙述是
    A. CT 机的安装首先必须注意开箱检查
    B. 各部件的放置应事先安排,尽量一次到位
    C. 要检查电源、电压、频率、功率是否符合设备的要求
    D. CT 机的调试工作基本上都由硬件来完成
    E. 水模测试主要是测试照射野范围内射线剂量的均匀一致性和 CT 值的准确性

65. 关于 CT 机的主要的技术性能指标,正确的叙述是
    A. 重建矩阵越大,所需的重建时间越短　　　B. CT 机扫描机架孔径越小越好
    C. 硬盘容量大小决定着对图像数据的存储量　D. 探测器的数目越多,扫描时间越长
    E. X 射线管的热容量越小越好

66. 关于 CT 机中的矩阵,**错误**的说法是
    A. 纵横二维排列的单位容积和像素
    B. 实际上是衰减系数的矩阵
    C. 在相同采样野里,矩阵越大,有效野越大
    D. 在相同采样野里,矩阵越大,空间分辨率越高
    E. 在相同采样野里,矩阵越大,计算机工作量越大

67. 下述关于显示矩阵的叙述,正确的是
    A. 像素的尺寸与重建视野无关　　　　　　　B. 显示像素越小,影像越锐利
    C. 显示器的矩阵是可变的　　　　　　　　　D. 增加矩阵,显示视野不变,像素变大
    E. 接收器分辨率应小于固有分辨率

68. CT 开机后对 X 射线管进行加热训练,其目的是
    A. 保护计算机　　　　　　　B. 保护扫描架　　　　　　　C. 保护 X 射线管
    D. 保护病人　　　　　　　　E. 保护显示器

69. 属于 CT 机准备工作的是
    A. CT 值校准　　　　　　　B. 给予受检者镇静药　　　　C. 审核 CT 检查申请单
    D. 受检者的呼吸训练　　　　E. 去除被检部位金属物

70. 线性衰减系数对 CT 成像特性影响最大的是
    A. CT 值　　　　　　　　　B. 噪声　　　　　　　　　C. 辐射剂量
    D. 空间分辨力　　　　　　　E. 密度分辨力

71. CT 检查时,与 X 线束穿过物质衰减**无关**的是
    A. X 线经过的距离　　　　　B. 物质衰减系数　　　　　C. 物质厚度
    D. 物质面积　　　　　　　　E. X 线强度

72. CT 成像,X 线透过物体组织后的光子与原发射线是
    A. 非线性关系　　　　　　　B. 对数关系　　　　　　　C. 指数关系
    D. 偶整数关系　　　　　　　E. 指数幂关系

73. CT 扫描通常使用较高的千伏值,其主要原因是
    A. 缩短扫描时间　　　　　　B. 减少重建时间　　　　　C. 减少部分容积效应
    D. 减少光电效应吸收衰减系数　E. 增加图像的宽容度

74. CT 成像是利用了衰减后的 X 线射线,并
    A. 间接曝光成像　　　　　　B. 产生荧光成像　　　　　C. 转换成模拟信号成像
    D. 转换成数字信号成像　　　E. 转换成电信号数字成像

75. 关于 CT 检查的辐射特点,正确的叙述是
    A. 在同样的照射条件下,CT 检查比普通 X 线检查的辐射线量少
    B. CT 检查所用的 X 线穿透性小,吸收量大
    C. CT 检查使用的探测器对 X 线能量损失大
    D. CT 机 X 射线管的滤过要求没有普通 X 射线管高
    E. 以上都是错误的

76. 下列关于 CT 成像物体对比度的叙述,正确的是
    A. 两个相邻物体间的 X 线吸收差　　　　B. 相邻物体间组织边缘 CT 值差
    C. 人体长轴方向分辨物体的能力差　　　　D. 原子序数相同的物体对比度大
    E. 物体对比度与 CT 值相关

77. 关于 X 线线吸收衰减系数 μ,**错误**的叙述是
    A. X 线穿过人体某一部位时,其强度按指数规律衰减
    B. X 线衰减系数与物质的原子序数和密度有关
    C. X 线衰减系数与物质的厚度有关
    D. X 线衰减系数与 CT 扫描的时间有关
    E. X 线衰减系数与 CT 扫描时所采用的 X 线能量大小有关

78. CT 扫描成像基本步骤**不包括**
    A. 产生 X 线　　　　　　　　B. 采集数据　　　　　　　C. 重建图像
    D. 图像后处理　　　　　　　　E 显示图像

79. 关于 CT 机的工作原理,**错误**的叙述是
    A. 利用窄束 X 线穿透被检部位
    B. X 线穿透被检部位时,其强度呈负指数关系衰减
    C. 透过被检体的 X 线被探测器接收直接成像

D. A/D 转换是将模拟信号转换为数字信号

E. 计算机将模拟信号变成数字信号,再重建图像

80. 下列**不属于** CT 基本成像步骤的是

    A. 模数转换器将模拟信号转换为数字信号

    B. X 射线管阴极端的电子高速撞击阳极靶面

    C. 图像以数字图像的形式存入硬盘

    D. 阵列处理器重建图像

    E. X 线束经准直器成形

81. 完成 CT 图像显示的设备主要是

    A. 反投影处理器   B. 阵列处理器   C. 中央处理器

    D. 监视器   E. 存储器

82. CT 扫描参数中,**不影响**采集数据量的是

    A. 扫描层厚   B. 扫描层数   C. 焦点尺寸

    D. 图像矩阵   E. 探测器阵列

83. CT 机中用于进行减除空气值和修正零点漂移值的部件是

    A. 积分仪   B. 对数器   C. 卷积器

    D. 反投影器   E. 模数微处理器

84. 对数字数据的线性化处理是指

    A. 对 X 线的线束硬化效应进行校正   B. 对空气值进行减除

    C. 对零点漂移值进行修正   D. 对扫描数据的总和进行检验和校正

    E. 对处理好的数字数据再进行卷积处理

85. 属于 CT 机准备工作的是

    A. 给予受检者镇静剂   B. 准备抢救设备   C. CT 值校准

    D. 被检者呼吸训练   E. 去除被检部位衣物

86. 下述关于重建函数核的叙述,正确的是

    A. 是 X 射线管窗口前的滤过装置   B. 是 kV、mA 参数的组合

    C. 是一种降低噪声算法   D. 是一种图像重建算法函数

    E. 是螺旋扫描的成像参数

87. "部分容积效应"中的"部分容积"的含义是

    A. 被成像组织的面积   B. 图像中所显示的像素数   C. 相应大小的矩阵尺寸

    D. 该扫描层所包含的体素   E. 包含所有体素的乘积

88. 下列必须采用原始数据内插滤波反投影的 CT 扫描方法是

    A. 横断面扫描   B. 重叠扫描   C. 螺旋扫描

    D. 冠状面扫描   E. 高分辨力扫描

89. CT 图像重建采用的基本方法是

    A. 迭代重建   B. 傅里叶变换   C. 滤波反投影

    D. 重复反投影   E. 二维傅里叶变换

90. 关于 CT 扫描投影数据重建图像,**错误**的叙述是

    A. CT 图像的形成方式是数据重建

    B. 对采集到的数字数据要通过复杂运算,求得各坐标点的 μ 值后再重建出图像

    C. 不同的扫描方式将引起图像重建方法的某些改变

D. 不同的重建方法,重建后的图像质量不一样

E. 迭代法是目前 CT 图像重建技术中应用最广泛的方法

(二)多项选择题

1. 关于 CT 的叙述,正确的是

   A. CT 图像是一种数字图像　　　　B. CT 成像仍使用 X 线　　　　C. CT 是多参数成像

   D. CT 扫描层是二维体积　　　　E. CT 可以进行薄层扫描

2. CT 重建的方法有

   A. 反投影法　　　　B. 迭代法　　　　C. 滤波反投影法

   D. 傅里叶重建法　　　　E. 扫场法

3. 有关窗口技术的叙述,正确的是

   A. 利用窗口技术可将任一范围的 CT 值调到人眼可识别的 16 个灰阶

   B. 窗位是指窗宽上限与下限 CT 值的平均值(中点)

   C. 窗位与窗中心指是同一个概念

   D. 调窗目的是为了适应胶片的感光度

   E. 视不同组织影像,应适当地调整窗宽、窗位

4. 多层螺旋 CT 重建预处理方法有

   A. 360°线性内插　　　　B. 扫描交叠采样的修正　　　　C. Z 轴滤过长轴内插法

   D. 扇形束重建法　　　　E. 多层锥形束体层重建法

5. 多层螺旋 CT 的特点有

   A. 扫描速度快　　　　B. 图像分辨率高　　　　C. 可进行多参数成像

   D. 提高了 X 线利用率　　　　E. 可以进行更薄层扫描

6. 关于 CT 噪声的叙述,**错误**的是

   A. 噪声的大小与扫描层厚有关　　　　B. CT 图像质量与噪声无关

   C. 噪声不受 X 线照射剂量的影响　　　　D. 噪声与激光胶片上的曝光量有关

   E. 噪声是一种外界干扰因素

7. CT 滤波函数中关于软组织模式的叙述,正确的是

   A. 是一种平滑、柔和的函数　　　　B. 会提高密度分辨力　　　　C. 会降低噪声

   D. 会降低对比度　　　　E. 会强化边缘轮廓

8. CT 滤波函数中关于高分辨力滤波模式的叙述,正确的是

   A. 是一种强化边缘轮廓的函数　　　　B. 会提高空间分辨力　　　　C. 会增加噪声

   D. 会平滑图像　　　　E. 会增加对比

9. 关于 CT 探测器作用的叙述,**错误**的是

   A. 探测病人位置是否准确　　　　B. 接收 X 线并将其转换成电信号

   C. 探测扫描时有无散射线　　　　D. 将模拟信号转变为数字信号

   E. 接受 X 线并检测有无散射线

10. CT 设备硬件的基本结构包括

    A. 扫描机架系统　　　　B. 扫描检查床

    C. X 射线管及数据采集系统　　　　D. 计算机及阵列处理机

    E. 激光打印机

模拟试题三

（一）单项选择题

1. 提高信噪比可通过
   A. 降低信号的强度和提高噪声的强度
   B. 保持信号强度不变、提高噪声强度
   C. 提高信号的强度和降低噪声的强度
   D. 保持噪声强度不变,降低信号强度
   E. 以上都不是

2. 信号噪声比是指
   A. 信号强度与噪声的差值
   B. 信号强度与噪声强度的比值
   C. 信号强度与噪声强度的比值乘以固定的系数
   D. 信号强度与噪声的和
   E. 信号强度与噪声的积

3. 螺旋 CT 与传统 CT 的本质区别在于
   A. 加快扫描速度
   B. 改变机架内重复旋转运动
   C. 获得的是三维检查信息
   D. 提高病人检查的效率
   E. 克服呼吸运动差异使检查层面的丢失

4. 颅脑外伤,CT 示大脑脚、胼胝体压部呈斑点样高和低密度,诊断为
   A. 脑震荡
   B. 脑挫裂伤
   C. 脑出血
   D. 脑剪切伤
   E. 脑白质出血

5. 病人男,32 岁,反复咳嗽咳痰多年,加重 3 个月,伴咯血 10d,CT 示左下肺串珠状软组织结节影,可见一处小液平,诊断为
   A. 支气管肺癌
   B. 癌性淋巴管炎
   C. 支气管扩张症
   D. 肺支气管动静脉瘘
   E. 肺转移癌

6. 下列关于肝癌 CT 平扫检查的叙述,**错误**的是
   A. 大多数病灶为较低密度
   B. 脂肪肝或肝硬化时,肝与病灶间密度差缩小
   C. 肿瘤细胞分化越好,其密度与正常肝差异越大
   D. 可发生坏死、出血和钙化
   E. 脂肪肝特别显著时病灶成为较高密度

7. 男,30 岁,腰骶部疼痛 2 年,CT 示骶 1、2 骨破坏伴肿块,斑片状钙化,诊断为
   A. 骨巨细胞瘤
   B. 棘球蚴病
   C. 转移瘤
   D. 肉瘤
   E. 脊索瘤

8. 脑梗死 2 周后,病变区 CT 可表现为
   A. 高密度
   B. 低密度
   C. 等密度边界清楚
   D. 低密度边界模糊
   E. 等密度

9. CT 显示颈前三角区囊性占位,可见钙化,囊壁有轻度增强,颈动脉受压与颈内静脉分离,最可能的诊断为
   A. 动脉体瘤
   B. 鳃裂囊肿
   C. 神经鞘瘤
   D. 颈淋巴瘤
   E. 颌下腺混合瘤

10. 以下哪项 CT 表现支持视神经脑膜瘤的诊断
    A. 视神经梭形增粗
    B. 肿瘤沿视束向后蔓延
    C. 肿瘤有增强

D. 视神经孔扩大　　　　　　E. 相邻前床突骨质增生

11. 获得性中耳胆脂瘤的特征性 CT 表现为
　　A. 鼓室内软组织占位　　　B. 病变无明显增强　　　　　C. 鼓膜穿孔
　　D. 外耳道棘骨质破坏　　　E. 鼓室腔扩大

12. CT 显示右上肺内 3cm 类圆形软组织密度结节,边缘分叶状,有毛刺,可见胸膜尾征,外侧可见钙化斑,病灶周围数个软组织密度小结节影,诊断为
　　A. 周围型肺癌　　　　　　B. 结核球　　　　　　　　　C. 炎性假瘤
　　D. 球形肺不张　　　　　　E. 非典型病原体肺炎

13. 以下哪一项 CT 表现最支持侵袭性胸腺瘤的诊断
　　A. 肿瘤与大血管间脂肪间隔不清　　　　　　B. 肿瘤增强明显
　　C. 肿瘤边缘不清　　　　　　　　　　　　　D. 肿瘤相邻前胸壁胸膜结节状增厚
　　E. 肿瘤分叶状

14. 男性,40 岁,CT 平扫肝脏密度大片减低,肝内血管清晰呈较高密度,其分布走行规则,多考虑
　　A. 肝癌　　　　　　　　　　B. 重度脂肪肝　　　　　　C. 肝硬化
　　D. 肝血管瘤　　　　　　　　E. 不能做出初步诊断

15. 下列哪一项**不符合**胆管结石的 CT 表现
　　A. 胆管内环行或圆形致密影　　　　　　　　B. 中心密度高,周围低密度形成"靶征"
　　C. 梗阻上方胆总管扩张　　　　　　　　　　D. 增强扫描见胆总管强化影
　　E. 可伴有肝内胆管和胆囊结石

16. 下列哪一项**不是**典型肝血管瘤的 CT 表现
　　A. 平扫呈圆形或卵圆形低密度　　　　　　　B. 增强早期病灶边缘强化
　　C. 强化区域逐渐向中心扩散　　　　　　　　D. 增强病灶的密度快速减退至低密度
　　E. 延迟扫描病灶的密度呈等密度充填

17. CT 诊断慢性骨髓炎优于 X 线平片是
　　A. 检出骨膜反应　　　　　B. 空间分辨力高　　　　　　C. 检出骨质增生
　　D. 检出细小死骨　　　　　E. 检出血管增生

18. CT 示股骨近端呈蜂窝样膨胀性改变,骨皮质呈蛋壳样改变,常见于
　　A. 软骨瘤　　　　　　　　B. 软骨肉瘤　　　　　　　　C. 骨囊肿
　　D. 骨巨细胞瘤　　　　　　E. 成骨肉瘤

19. 探测器排列成圆环且是固定的,仅 X 射线管旋转,此种 CT 结构属于
　　A. 第一代 CT 机　　　　　B. 第二代 CT 机　　　　　　C. 第三代 CT 机
　　D. 第四代 CT 机　　　　　E. 第五代 CT 机

20. 以下关于空间分辨力的表述哪一项是**错误**的
　　A. CT 的空间分辨力是指 CT 鉴别物体空间大小的能力
　　B. 不同图像重建算法可影响 CT 的空间分辨力
　　C. 通常以百分比来表示 CT 的空间分辨力
　　D. 空间分辨力高,CT 显示的线对数也多
　　E. CT 的空间分辨力与被测物体的密度有关

21. 当窗宽为 80Hu、窗位为 40Hu 时,其 CT 值(Hu)显示范围为
　　A. 40~80　　　　　　　　　B. 0~80　　　　　　　　　C. 0~40
　　D. 40~120　　　　　　　　E. 80~120

22. 腮腺混合瘤 CT 常见增强表现是
    A. 明显增强　　　　　　　B. 均匀增强　　　　　　　　　C. 不均匀增强
    D. 延迟增强　　　　　　　E. 不增强

23. 以下关于 CT 值的表述哪一项**不正确**
    A. CT 值是指物质密度的绝对值　　　　　　　B. 与探测器有关
    C. CT 值与物质的 X 线衰减系数相关　　　　　D. CT 值是物质相对于水的 X 线衰减值
    E. CT 值与 X 线至物质间的距离无关

24. 以下哪一项**不是** CT 增强检查的目的
    A. 观察病变的血液灌注　　　　　　　　　　B. 显示病变血脑屏障的状态
    C. 提高病变与正常组织的对比　　　　　　　D. 确定病变内是否有钙化
    E. 区别血管与淋巴结

25. CT 血管内对比剂主要有哪两种类型
    A. 脂溶性与水溶性对比剂　　　　　　　　　B. 单体型与双体型对比剂
    C. 硫酸钡与碘化合物对比剂　　　　　　　　D. 离子型与非离子型对比剂
    E. 混悬液型与水溶性对比剂

26. 以下哪种病变增强 CT 检查对诊断有帮助
    A. 胆囊结石　　　　　　　B. 肺间质纤维化　　　　　　　C. 泌尿系结石
    D. 肝内占位　　　　　　　E. 腰椎间盘突出

27. 多层螺旋 CT 是指
    A. 可同时重建多个层面图像的 CT 设备
    B. 可同时采集多个层面的数据的 CT 设备
    C. 可同时显示多个层面的 CT 设备
    D. 可同时存储多个层面影像数据的 CT 设备
    E. 可同时处理多个层面影像数据的 CT 设备

28. 常用 CT 影像后处理(三维重建)的方法是
    A. 最大密度投影、曲面重组、骨算法重建
    B. 曲面重组、骨算法重建、双相增强 CT 扫描
    C. 最大密度投影、双相增强 CT 扫描、表面阴影显示
    D. 表面阴影显示、骨算法重建、曲面重组
    E. 曲面重组、表面阴影显示、最大密度投影

29. 新生儿头颅 CT 平扫示"矢状窦旁征",提示
    A. 额叶脑出血　　　　　　B. 顶叶脑出血　　　　　　　　C. 脑室内出血
    D. 硬膜下出血　　　　　　E. 蛛网膜下腔出血

30. 以下哪一项 CT 表现**不支持**硬膜外血肿的诊断
    A. 相邻颅骨线形骨折　　　B. 血肿呈新月形　　　　　　　C. 相邻脑组织受压移位
    D. 血肿内缘光滑　　　　　E. 血肿内密度均匀

31. 扫描时,探测器不动,只有球管旋转的 CT 机属于
    A. 第一代 CT 机　　　　　B. 第二代 CT 机　　　　　　　C. 第三代 CT 机
    D. 第四代 CT 机　　　　　E. 第五代 CT 机

32. 关于准直器的作用,**错误**的叙述是
    A. 大幅度减少散射线的干扰　　　　　　　　B. 决定扫描层的厚度

C. 减少病人的辐射剂量 D. 提高图像质量

E. 决定像素的长和宽

33. 关于楔形补偿器(或称滤过器)的作用,**错误**的叙述是

A. 吸收低能量 X 射线 B. 优化射线的能谱

C. 减少病人的 X 射线剂量 D. 使滤过后的 X 射线束成为软射线束

E. 使滤过后的 X 射线束能量分布均匀

34. CT 机中过滤器的作用**不包括**

A. 使 X 射线成扇形束 B. 吸收长波 X 射线 C. 优化射线能谱

D. 减少病人辐射剂量 E. 射线能量分布均匀

35. 属于采样系统的关键部件是

A. 电子计算机 B. 模数转换器 C. 图像显示器

D. 探测器 E. 多幅照相机

36. 模数转换器的作用是

A. 实现模拟信号到数字信号的转换 B. 实现数字信号到模拟信号的转换

C. 实现软射线到硬射线的转换 D. 存储图像及故障诊断软件

E. 以上都不是

37. CT 成像过程中,将模拟信号变为数字信号的部件是

A. 探测器 B. 放大器 C. 计算机

D. 阵列处理器 E. 模数转换器

38. 能够完成电信号-数字信号转换的部件是

A. 滤过器 B. 探测器 C. 数模转换器

D. 模数转换器 E. 对数放大器

39. 数模转换器的主要作用

A. 将二进制数字信号转换为模拟信号 B. 将二进制数字信号转换为数字信号

C. 将模拟电信号转换为数字化信号 D. 进行电信号放大倍增

E. 向计算机输入电信号

40. 有关模数转换过程的描述,正确的是

A. 将模拟信号转换成连续信号的过程 B. 将模拟信号转换成密度信号的过程

C. 将模拟信号转换成亮度信号的过程 D. 将模拟信号转换成光学信号的过程

E. 将模拟信号转换成离散信号的过程

41. 计算机接受外界信息必须经过

A. 运算放大器 B. 模数转换器 C. 数模转换器

D. 积分仪 E. 脉冲发生器

42. 关于 CT 扫描检查床,**错误**的叙述是

A. 把被检部位正确地固定在 X 线束入射的位置上

B. 不仅能做病人轴位向 CT 检查,而且还具有倾斜功能

C. 移动精度要求高,绝对误差不允许超过±0.5cm

D. 还有一种附加机构可使检查床左右运动

E. 有的检查床配有冠状位头托架、座位架及腰部扫描垫等

43. 高档 CT 扫描床定位精度是

A. 0.25cm B. 0.5mm C. 0.385mm

D. 0.25mm E. 0.15mm

44. 体位确定后,扫描各层面准确与否主要取决于
    A. 扫描机架　　　　　　　　B. 准直器　　　　　　　　C. 高压发生器
    D. 操作台　　　　　　　　　E. 扫描检查床

45. 以下关于表面阴影显示法的描述,**错误**的是
    A. 可逼真显示骨骼系统的空间解剖结构　　　B. 能正确地测量距离和角度
    C. 能清楚显示物体内部结构　　　　　　　　D. 不能提供物体的密度信息
    E. 有时不能区分血管钙化和对比剂

46. 以下关于最大密度投影法的描述,**错误**的是
    A. 是一种常用的三维成像显示方法　　　　　B. 其投影的方向可以是任意的
    C. 有很高的密度分辨力　　　　　　　　　　D. 不能区分血管钙化和对比剂
    E. 主要用于具有相对高密度的组织和器官

47. 图像后处理方法中,数据处理量最大的是
    A. 多平面重组　　　　　　　　B. 仿真内镜　　　　　　　C. 容积再现成像
    D. 最大密度投影法　　　　　　E. 表面阴影显示法

48. 器官的空间位置和相互关系显示效果最好的图像后处理方法是
    A. 多平面重组　　　　　　　　B. 仿真内镜　　　　　　　C. 容积再现成像
    D. 最大密度投影法　　　　　　E. 表面阴影显示法

49. 属于离子型对比剂的是
    A. 碘普罗胺注射液　　　　　　B. 碘帕醇注射液　　　　　C. 碘佛醇注射液
    D. 碘海醇注射液　　　　　　　E. 泛影葡胺注射液

50. 离子型对比剂引起低血钙的原因是
    A. 弱亲水性　　　　　　　　　B. 存在羧基　　　　　　　C. 高离子性
    D. 高渗透性　　　　　　　　　E. 化学毒性

51. 螺旋 CT 与传统 CT 的本质区别是
    A. 扫描速度更快　　　　　　　B. 改变机架内重复旋转运动　　C. 可获得容积数据
    D. 提高病人检查效率　　　　　E. 减少运动模糊

52. 下列有关肝病病人 CT 平扫表述**错误**的是
    A. 大多数病灶为较低密度
    B. 脂肪肝或肝硬化时,肝与病灶间密度差缩小
    C. 肿瘤细胞分化越好,其密度与正常肝差异越大
    D. 可发生坏死、出血和钙化
    E. 脂肪肝特别显著时病灶成为较高密度

53. 急性脑梗死脑细胞水肿期,病变区 CT 表现为
    A. 高密度　　　　　　　　　　B. 低密度　　　　　　　　C. 等密度边界清楚
    D. 低密度边界模糊　　　　　　E. 等密度

54. CT 诊断慢性骨髓炎优于 DR 平片是
    A. 检出骨膜反应　　　　　　　B. 空间分辨力高　　　　　C. 检出骨质增生
    D. 检出细小死骨　　　　　　　E. 检出血管增生

55. 当窗宽为 80Hu、窗位为 40Hu 时,其 CT 值(Hu)显示范围为
    A. 40~80　　　　　　　　　　B. 0~80　　　　　　　　　C. 0~40
    D. 40~120　　　　　　　　　 E. 80~120

56. CT 增强检查**不利于**

    A. 观察病变的血液灌注　　　　　　　B. 显示病变血脑屏障状态

    C. 提高病变与正常组织对比　　　　　D. 确定病变内有否钙化

    E. 区别血管与淋巴结

57. 有关胸部低剂量扫描技术叙述，**不正确**的是

    A. 适应证为健康检查和肺结核、炎症治疗后的复查

    B. 扫描范围一般从胸廓入口到膈面水平

    C. 扫描参数为 120kV、100mA、螺距大于 1.0

    D. 扫描延迟时间为 40~50s

    E. 骨窗取窗宽 900~2 000Hu

58. 多层螺旋 CT 是指

    A. 可同时重建多个层面图像的 CT 设备　　B. 可同时采集多个层面数据的 CT 设备

    C. 可同时显示多个层面的 CT 设备　　　　D. 可同时存储多个层面影像数据的 CT 设备

    E. 可同时处理多个层面影像数据的 CT 设备

59. 动态增强 5~10min 后延迟扫描，典型血管瘤的 CT 增强特征是

    A. 病灶与正常肝实质呈等密度　　　　B. 病灶比正常肝实质密度低

    C. 病灶密度仍明显高于肝实质　　　　D. 病灶密度曲线呈明显快速下降

    E. 病灶逐渐轻度强化

60. 某台 CT 空间分辨力为 0.25mm，用 LP/cm 表示为

    A. 10LP/cm　　　　　　　B. 15LP/cm　　　　　　　C. 20LP/cm

    D. 24LP/cm　　　　　　　E. 30LP/cm

61. 眼及眼眶 CT 扫描技术适应证**不包括**

    A. 球内和眶内肿物　　　　B. 炎性假瘤　　　　　　C. 血管疾病

    D. 结膜炎　　　　　　　　E. 眼外伤

62. 眼及眼眶 CT 扫描技术**不包括**

    A. 横断位扫描，听眶线与床面垂直

    B. 横断位扫描，扫描基线为听眶线或听眦线

    C. 冠状位扫描，扫描体位可用颌顶位或顶颌位

    D. 冠状位扫描，听眶线与床面垂直

    E. 冠状位扫描，扫描范围从眼球前部至海绵窦

63. 耳部 CT 扫描的适应证**不包括**

    A. 先天性小耳畸形　　　　B. 听神经瘤　　　　　　C. 老年性耳聋

    D. 化脓性中耳炎　　　　　E. 听小骨骨折

64. 耳部 CT 横断位扫描技术**不包括**

    A. 病人的体位成标准的头颅前后位

    B. 颞骨横断位扫描常用 0°和 30°断面

    C. 0°轴位扫描时，头稍仰，使听眶线与床面垂直

    D. 30°轴位扫描时，头稍前屈，使听眉线与床面垂直

    E. 30°轴位扫描时，扫描基线为听眦线

65. 冠状位 CT 扫描鼻窦技术中**错误**的是

    A. 扫描体位为头部颌顶位或顶颌位

B. 扫描层面平行于上颌窦上缘或与听眦线垂直

C. 扫描范围从蝶窦后壁起至额窦前壁止

D. 层厚 5mm,层间距 5mm

E. 用非螺旋扫描方式即可

66. 颌面部 CT 扫描技术的适应证**不包括**

A. 腮腺肿瘤　　　　　　B. 甲状腺癌　　　　　　C. 颌面部骨折

D. 美容整形　　　　　　E. 化脓性腮腺炎

67. 颌面部 CT 扫描技术**不包括**

A. 受检者仰卧,头部正中矢状面与床面中线垂直

B. 定位像为头部侧位定位像

C. 腮腺,以听眉线为扫描基线

D. 鼻咽部,从蝶鞍床突上扫描至硬腭上缘

E. 腮腺,扫描层厚 2~3mm,层间距 2~3mm

68. 颌面部 CT 增强扫描技术**不包括**

A. 静脉注射对比剂 50~60ml

B. 流速 2.5~3.0ml/s

C. 延迟扫描时间 20~25s

D. 扫描范围、层厚及层间距同颌面部平扫

E. 扫描方式可用连续扫描或螺距为 1.5 的螺旋扫描

69. 下面哪一项**不是**咽喉部 CT 扫描技术

A. 病人仰卧,使颈部与床面平行

B. 咽喉部正位定位像

C. 咽喉部常规检查,一般以横断位、非螺旋扫描为主

D. 层厚与层间距用 5mm,小病灶可用 2~3mm

E. 咽部检查从口咽下 1cm 向上至颅底

70. **不是**颈部 CT 扫描适应证的是

A. 颈总动脉狭窄或扩张　　B. 气管炎　　　　　　C. 甲状腺肿瘤

D. 舌骨骨折　　　　　　E. 淋巴结肿大

71. CT 的高分辨力算法扫描常用于

A. 肌肉　　　　　　　　B. 肝脏　　　　　　　C. 肺

D. 颅脑　　　　　　　　E. 肾脏

72. 下列 CT 扫描中,经常采用大窗宽显示的部位是

A. 肝脏　　　　　　　　B. 脾脏　　　　　　　C. 肾脏

D. 肺　　　　　　　　　E. 前列腺

73. 下列哪种情况可采用侧卧位或俯卧位

A. 鉴别肺内良恶性肿瘤　　　　　　B. 鉴别结核与肿瘤

C. 了解肺内间质性病变　　　　　　D. 鉴别少量胸腔积液和胸膜增厚

E. 确诊肺气肿

74. 胸部健康检查的 CT 扫描,最好采用

A. 胸部 CT 平扫　　　　B. 胸部高分辨力扫描　　C. 胸部增强扫描

D. 胸部低剂量扫描　　　E. 胸部 CT 血管成像

75. 胸部 CT 扫描的一般顺序为
    A. 常规扫描—增强扫描—定位扫描   B. 定位扫描—常规扫描—增强扫描
    C. 常规扫描—定位扫描—增强扫描   D. 定位扫描—增强扫推—常规扫描
    E. 增强扫描—常规扫描—定位扫描

76. 弥漫性、间质性病变诊断最有价值的 CT 扫描方法是
    A. 常规 CT 扫描   B. 增强 CT 扫描   C. 高分辨力 CT 扫描
    D. 低剂量扫描   E. 常规扫描和图像重建

77. 下列病变中须做 CT 增强扫描确诊的是
    A. 周围型肺癌   B. 肺结核   C. 气胸
    D. 肺气肿   E. 大叶性肺炎

78. 胸部 CT 扫描骨窗窗宽、窗位的常规范围是
    A. 窗宽 600~800Hu,窗位 100~150Hu   B. 窗宽 800~1 000Hu,窗位 150~200Hu
    C. 窗宽 1 000~1 500Hu,窗位 200~250Hu   D. 窗宽 1 000~1 500Hu,窗位 250~350Hu
    E. 窗宽 1 000~1 500Hu,窗位 350~400Hu

79. CT 高分辨力扫描的优点是
    A. 辐射剂量低   B. 可以做 0.1mm 的超薄层重建
    C. 用于冠状动脉等小血管成像   D. 病灶内部显示清晰,部分容积影响小
    E. 后处理图像不会产生阶梯伪影

80. 关于常规胸部 CT 扫描叙述**不正确**的是
    A. 采用螺旋扫描   B. 扫描范围为肺尖至肺底   C. 呼吸方式为深吸气屏气
    D. 定位像为侧位像   E. 受检者取仰卧位

81. 有关矩阵概念的叙述,**错误**的是
    A. 矩阵是构成图像的像素阵列   B. 矩阵决定图像的像素大小和数目
    C. 矩阵相同,FOV 小,像素小   D. 矩阵大,像素大,图像分辨力高
    E. 矩阵大小应适应诊断图像细节的显示

82. 胸部 CT 导向穿刺体位要求是
    A. 仰卧正位   B. 俯卧正位   C. 侧位
    D. 斜位   E. 任选合适体位

83. 窗宽、窗位均选为 200,则 CT 值的显示范围是多少 Hu
    A. -150~-50   B. -100~100   C. 100~200
    D. 100~300   E. 150~300

84. 胸部 CT 增强扫描的禁忌证**不包括**
    A. 碘过敏   B. 严重甲亢   C. 脑卒中
    D. 严重肾衰竭   E. 良恶性肿瘤鉴别

85. 胸部增强扫描静脉期延迟时间为
    A. 20~25s   B. 25~35s   C. 35~45s   D. 45~50s   E. 55~65s

86. 胸部增强扫描动脉期延迟时间为
    A. 20~25s   B. 25~30s   C. 35~45s   D. 45~50s   E. 55~65s

87. 与胸部图像显示上下位置偏移有关的操作是
    A. 扫描机架倾角过大   B. 扫描机架倾角过小   C. 病人摆位向左或向右偏移
    D. 床面进出调节有误   E. 床面升降调节有误

88. 胸部常规 CT 扫描中,基线确定的范围是
    A. 胸锁关节至肺底   B. 胸骨颈静脉切迹至肺底   C. 胸骨角至肺底
    D. 肺尖至肺底   E. 肺尖至剑突

89. 关于胸部 CT 图像后处理**不正确**的是
    A. 利于病变准确定位
    B. 改善图像质量
    C. 增加图像信息量
    D. 不利于鉴别诊断
    E. 根据病变部位、性质及临床要求选择后处理方法

90. 与胸部 X 线平片相比,**不是**胸部 CT 优势的是
    A. 密度分辨力增高   B. 空间分辨力增高   C. 可做图像后处理
    D. 病变显示更清晰   E. 可做定量分析

(二)多项选择题

1. 通过是否注射对比剂来划分 CT 检查方法可以分为
    A. 平扫   B. 增强扫描   C. 螺旋扫描
    D. 高分辨力扫描   E. 造影 CT

2. 关于视野的叙述,正确的是
    A. 视野即扫描视野   B. 视野指扫描架的扫描孔的大小
    C. 视野为正方形   D. 视野是重建参数之一
    E. 视野可用 SFOV 表示

3. 对断面内的图像空间分辨力有影响的参数是
    A. 扫描层厚   B. 重建滤过算法   C. 重建矩阵
    D. 视野   E. 扫描范围

4. 对断面内的图像密度分辨力有影响的参数是
    A. 扫描层厚   B. 管电压   C. 管电流
    D. 重建滤过算法   E. 视野和矩阵

5. 防止产生 CT 图像伪影的准备工作是
    A. 换鞋或穿鞋套
    B. 保持身体或被检查部位固定不动
    C. 胸腹部被检查者,必须做好呼吸训练
    D. 使用快速扫描,缩短扫描时间
    E. 腹部、盆腔被检查者,检查前一周内应未做过食管、胃肠钡餐的检查

6. 应用对比剂后的增强扫描可以产生下列效果中的
    A. 使病变和正常组织之间的密度对比加大   B. 提高了病变的检出率
    C. 使 CT 扫描的层厚变薄   D. 病变更加明显
    E. 可以较好地显示图像细微结构

7. 对定位像扫描叙述正确的是
    A. 扫描时球管和探测器连续旋转
    B. 扫描时被检查者随着检查床在扫描孔内匀速移动
    C. 有正位定位像和侧位定位像两种方式
    D. 扫描时球管和探测器静止不动

E. 扫描时床和被检查者静止不动

8. 下列属于增强扫描的有

　　A. 灌注扫描　　　　　　　　B. 动脉扫描　　　　　　　　C. 肾动脉血管成像

　　D. 肺部高分辨力 CT 扫描　　E. 冠状动脉钙化积分扫描

9. CT 增强常用的对比剂是

　　A. 泛影葡胺　　　　　　　　B. 碘苯六醇　　　　　　　　C. 胆影葡胺

　　D. 碘化油　　　　　　　　　E. 碘化钠

10. 进行双期或多期扫描的增强部位或器官是

　　A. 颅脑　　　　　B. 肺部　　　　　C. 肝脏　　　　　D. 肾脏　　　　　E. 胰腺

模拟试题四

（一）单项选择题

1. 当窗宽选 200Hu，窗位选+40Hu 时，则表现为全黑的 CT 值限界为

　　A. 大于+140Hu　　　　　　　B. 大于+100Hu　　　　　　C. 小于-100Hu

　　D. 小于-40Hu　　　　　　　 E. 小于-60Hu

2. 下列与重建时间**无关**的是

　　A. 检查效率　　　　　　　　B. 运动伪影　　　　　　　　C. 内存容量

　　D. 重建图像矩阵　　　　　　E. 阵列处理器速度

3. CT 值测量时，同一扫描层面，不同 CT 值的组织被平均计算，这种现象被称为

　　A. CT 值同化　　　　　　　　B. CT 值的衰减　　　　　　C. 部分容积效应

　　D. 体积同一性现象　　　　　E. 射线能量均衡分配

4. 关于高分辨力 CT 扫描的叙述，**错误**的是

　　A. 采用较薄扫描层厚　　　　B. 采用高分辨力算法　　　　C. 减少图像噪声

　　D. 提高空间分辨力　　　　　E. 减少部分容积效应

5. 以下须采用高分辨力 CT 扫描的是

　　A. 心包囊肿　　　　　　　　B. 孤立性肺结节　　　　　　C. 脑梗死病灶

　　D. 腹膜后血肿　　　　　　　E. 多发性肝囊肿

6. 下述 CT 图像重建术语中，属于螺旋扫描的方法是

　　A. 算法　　　　　　　　　　B. 线性内插　　　　　　　　C. 卷积

　　D. 重建函数核　　　　　　　E. 滤过反投影

7. **不属于**图像后处理方法的是

　　A. 容积再现　　　　　　　　B. 反投影重建　　　　　　　C. 多平面重组

　　D. 仿真内镜　　　　　　　　E. 最大密度投影

8. 冠状动脉 CT 血管成像横断图像重建的常规算法是

　　A. 骨算法　　　　　　　　　B. 标准算法　　　　　　　　C. 平滑算法

　　D. 锐利算法　　　　　　　　E. 边像增强算法

9. CT 影像诊断中"灌注"的定义是

　　A. 单位体积的含血量　　　　　　　　B. 某一体积组织内血液的含量

　　C. 单位时间内流经单位体积的血容量　D. 单位时间内流经某一体积组织的血容量

　　E. 血液流过毛细血管床所需的时间

10. 下列参数中,与 CT 血管成像图像分辨力**无关**的是
    A. 重建算法　　　　　　B. 重建速度　　　　　　C. 扫描层厚
    D. 扫描螺距　　　　　　E. 扫描延迟时间

11. 在 CT 成像中,**不是**与辐射剂量直接相关的影响因素有
    A. 管电压　　　　　　　B. 管电流　　　　　　　C. 进床方向
    D. 螺距　　　　　　　　E. 扫描时间

12. 管电压和管电流等扫描技术因素对辐射剂量的影响哪项是**错误**的
    A. 增加管电压,辐射剂量也相应增加,但呈非线性增加
    B. 增加管电流量,辐射剂量增加,与辐射剂量线性成正相关
    C. 扫描时间与辐射剂量线性成正相关
    D. 螺距与辐射剂量成正比,选择小螺距(螺距小于 1),辐射剂量低,选择大螺距(螺距大于 1),辐射剂量高
    E. 多层螺旋 CT,增加螺距并不能减少受检者的辐射剂量

13. 辐射防护的主要目的是
    A. 防止有害的确定性效应,将随机性效应的发生率降至可接受的水平
    B. 保障从事放射工作的人员的安全,免受辐射照射的危害
    C. 保障受检者及公众的安全,免受辐射照射的危害
    D. 保护环境免受辐射污染,又要促进放射学、同位素、核技术等必要的辐射实践,使之造福人类
    E. 以上都不正确

14. 辐射防护必须遵循的基本原则是
    A. 辐射实践正当性、辐射剂量最小化、防护最优化
    B. 辐射实践正当性、个人剂量限值、防护最优化
    C. 辐射影像最优化、辐射剂量最小化、防护最优化
    D. 辐射剂量最小化、防护最优化、个人剂量限值
    E. 辐射影像最优化、辐射剂量最小化、个人剂量限值

15. 下列关于重建间隔的概念,**错误**的是
    A. 重建间隔即为重建的相邻两层横断面之间长轴方向的距离
    B. 当重建间隔小于重建层厚时,采集数据将被重复利用
    C. 当重建间隔大于重建层厚时,部分采集数据将被丢失
    D. 采用较小的重建间隔,可以获得好的图像质量
    E. MPR 图像质量主要决定于重建间隔,与采集层厚设置无关

16. 降低辐射剂量可以从多方面入手,采取多种有效措施,下列哪项**不是**有效措施
    A. 嘱病人屏气　　　　　B. 硬件的改进　　　　　C. 软件的完善
    D. 扫描参数的优化　　　E. 屏蔽防护

17. 为了降低 CT 辐射剂量,**不属于**扫描方式优化有效措施的是
    A. 降低管电压　　　　　B. 降低管电流　　　　　C. 增加探测器数量
    D. 增大螺距　　　　　　E. 降低管电流量

18. 受检者所接受的剂量较常规剂量降低多少以上才能确认为低剂量
    A. 10%　　　　B. 20%　　　　C. 30%　　　　D. 40%　　　　E. 5%

19. 职业照射的剂量限值,任何一年的最高有效剂量不得超过
    A. 5mSv　　　　B. 20mSv　　　　C. 40mSv　　　　D. 50mSv　　　　E. 50Sv

20. 下列关于 CT 层厚敏感曲线的叙述,**错误**的是
    A. 层厚敏感曲线影响 Z 轴空间分辨力
    B. 非螺旋 CT 层厚敏感曲线接近矩形
    C. 螺旋 CT 层厚敏感曲线呈铃形分布
    D. 采用 180°线性内插可明显改善曲线
    E. 加大螺距可以改善层厚敏感曲线形状

21. CT 扫描中理想的层厚敏感曲线(SSP)应该是
    A. 矩形
    B. 方形
    C. 梭形
    D. 椭圆形
    E. 圆形

22. **不属于**螺旋 CT 扫描基本概念的是
    A. 扫描范围逐层数据采集
    B. 没有明确的层厚概念
    C. 非平面的层厚数据
    D. 有效扫描层厚增宽
    E. 容积数据内插预处理

23. 图像显示技术中,应用最多而且最重要的是
    A. 窗口技术
    B. 放大技术
    C. 黑白反转技术
    D. 三维图像重建技术
    E. 图像方向旋转技术

24. 关于窗口技术,**错误**的叙述是
    A. 根据诊断需要调节图像的对比度和亮度的调节技术
    B. 窗口技术包括窗宽、窗位的选择
    C. 窗宽指显示图像时所选用的 CT 值的范围
    D. 窗位指窗宽上、下限 CT 值的平均数
    E. 如窗位和窗宽均调节至 80Hu,显示 CT 值的范围是 80~160Hu

25. 对"等宽型"多排探测器的叙述,**错误**的是
    A. 探测器的排列是对称的
    B. 探测器排列的层厚组合较灵活
    C. 等宽型探测器的排列亦呈对称型
    D. 与不等宽型相比,射线利用率高
    E. 过多的排间隔会造成有效信息的丢失

26. 4 层螺旋 CT 的出现年代
    A. 1989 年
    B. 1990 年
    C. 1992 年
    D. 1995 年
    E. 1998 年

27. 多层螺旋 CT 主要采用的技术是
    A. 增加扫描射线的剂量
    B. 增加探测器的排数
    C. 采用多滑环技术
    D. 改进碳刷与滑环接触的方式
    E. 采用射线的动态分布技术

28. **不属于** 4 层螺旋 CT 扫描图像重建预处理的方法是
    A. Z 轴滤过长轴内插
    B. 交叠采样修正
    C. 优化采样扫描
    D. 锥形束投影
    E. 扇形束重建

29. 多层螺旋 CT 采用的重建预处理方法中,**不正确**的是
    A. 扫描交叠采样的修正
    B. Z 轴滤过长轴内插法
    C. 扇形束重建
    D. 多层锥形束体层重建
    E. 逐层扫描重建

30. 16 层螺旋 CT 机,一次旋转能同时得到的图像数和旋转一圈时间分别是
    A. 8,0.4s
    B. 8,0.5s
    C. 16,0.5s
    D. 16,0.2s
    E. 32,0.4s

31. 多层螺旋 CT 扫描的"各向同性",是指空间分辨力像素的哪个方向大致相同
    A. *AB* 方向
    B. *CD* 方向
    C. *XY* 方向

D. *YZ* 方向　　　　　　　　E. *XYZ* 方向

32. 多层螺旋 CT 纵向分辨力改善,成像质量改变最明显的是
　　A. 密度分辨力　　　　　　B. 图像噪声　　　　　　　C. 平面内空间分辨力
　　D. 多平面重组　　　　　　E. 图像对比度

33. 关于 4 层螺旋 CT 的叙述,正确的是
　　A. 实时 CT 扫描的简称　　　　　　　　B. 电子束发射架上由 8 个靶面构成
　　C. 属于动态空间成像技术　　　　　　　D. 属于多排探测器成像技术
　　E. 诞生于上世纪 80 年代末

34. 缩写词 MSCT 的中文含义是
　　A. 常规 CT　　　　　　　　B. 螺旋 CT　　　　　　　C. 滑环 CT
　　D. 多层 CT　　　　　　　　E. 高分辨力 CT

35. 下述与 CT 扫描图像分辨力**无关**的是
　　A. 层厚　　　　　　　　　B. 层间距　　　　　　　　C. 螺距
　　D. 矩阵大小　　　　　　　E. 焦点尺寸

36. CT 机的密度分辨力范围,通常是
　　A. 0.1%~0.2%　　　　　　B. 0.15%~0.25%　　　　C. 0.25%~0.50%
　　D. 1%~3%　　　　　　　　E. 5%~10%

37. CT 机的密度分辨力通常以一组参数表示,下列正确的是
　　A. 剂量:mGy;密度差:%浓度;分辨率:mm 直径
　　B. 剂量:mGy;对比度:‰比值;分辨率:mm 直径
　　C. 剂量:mGy;密度差:%浓度;分辨率:LP/cm 直径
　　D. 剂量:μGy;密度差:%浓度;分辨率:mm 直径
　　E. 剂量:μGy;密度差:‰浓度;分辨率:mm 直径

38. 影响密度分辨力的主要因素
　　A. 像素噪声　　　　　　　B. 物体大小　　　　　　　C. 扫描层厚
　　D. 重建算法　　　　　　　E. 光子数量

39. CT 空间分辨力衰退是由于
　　A. 扫描剂量不够
　　B. 成像系统中探测器,放大电路和模数转换器的老化
　　C. X 射线管焦点变大,机架内的机械结构磨损、颤动及探测器老化
　　D. 扫描层厚过薄
　　E. 显示器老化

40. 有关 CT 机极限空间分辨力,正确的是
　　A. 极限空间分辨力高于常规 X 线检查
　　B. 极限空间分辨力等于常规 X 线检查
　　C. 极限空间分辨力低于常规 X 线检查
　　D. 高档 CT 机极限空间分辨力等于常规 X 线检查
　　E. 螺旋 CT 机极限空间分辨力高于常规 X 线检查

41. 关于 CT 的空间分辨力,**错误**的叙述是
　　A. 是指在高对比的情况下鉴别细微结构的能力
　　B. 可通过选择不同的卷积滤波器而改变
　　C. 由 X 线束的几何尺寸所决定
　　D. 高于普通 X 线检查的空间分辨力

E. 受到探测器的大小、采样间隔等因素的限制

42. 正确的对比度分辨力的概念是
    A. 对比度分辨力就是影像的对比度
    B. 对比度分辨力就是空间分辨力
    C. 单位长度内能观察到的线对数
    D. 能分辨最低密度差别的能力
    E. 对于物体空间大小的鉴别能力

43. CT 的高分辨力算法扫描常用于
    A. 肌肉 脂肪
    B. 肝脏 脾脏
    C. 肺 骨骼
    D. 颅脑
    E. 肾脏

44. 高分辨力 CT 扫描的特点是
    A. 黑白更为分明
    B. 图像噪声相对较低
    C. 密度分辨力相对较高
    D. 空间分辨力相对较高
    E. 图像显示相对较为柔和

45. 纵向分辨力的含义是
    A. 图像平面内的分辨力
    B. 等同于空间分辨力
    C. 人体长轴方向的分辨力
    D. 探测器的固有分辨力
    E. 被扫描物体的分辨力

46. CT 机高对比度分辨力衰退的主要原因**不包括**
    A. X 射线管焦点变大
    B. 机械结构磨损严重
    C. 机械结构颤动
    D. 碳刷老化
    E. 探测器老化

47. 关于高分辨力 CT 扫描的叙述,**错误**的是
    A. 采用较薄的扫描层厚
    B. 采用高分辨力算法
    C. 减少图像噪声
    D. 提高空间分辨力
    E. 减少部分容积效应

48. 关于高分辨力 CT 扫描技术特点,**错误**的叙述是
    A. 具有极好的空间分辨力
    B. 完全可替代常规 CT
    C. 与肺功能检查有更好的相关性
    D. 扫描层多、层薄、条件大
    E. 扫描时不需造影增强

49. 关于 CT 图像空间分辨力的说法,正确的是
    A. 空间分辨力与螺距无关
    B. 不同的重建方法得到的图像空间分辨力不同
    C. 空间分辨力与成像矩阵大小无关
    D. 空间分辨力与探测器数目成反比
    E. 空间分辨力与所扫描物体密度有关

50. 关于 CT 图像空间分辨力的说法,**错误**的是
    A. 空间分辨力即数字图像的高频响应
    B. 数字图像的空间分辨力是由像素大小决定的
    C. 当视野大小固定时,矩阵越大,像素尺寸越小
    D. 像素尺寸越大,图像分辨力越高
    E. 当视野大小固定时,矩阵越小,空间分辨力越低

51. 关于 CT 扫描胸部体表定位的叙述,正确的是
    A. 胸骨切迹平面:相当于第三胸椎平面
    B. 胸锁关节平面:相当于第二胸椎平面
    C. 主动脉弓平面:相当于第四胸椎下缘平面
    D. 左肺动脉平面:相当于第六胸椎下缘平面
    E. 心室层面:相当于第八胸椎平面

52. 关于 CT 血管成像技术的叙述,**错误**的是
    A. SSD、MIP 常用于各种 CT 血管成像的成像
    B. 必要时应做冠状面三维图像重组

C. 颅内动脉 CT 血管成像重建间隔为 1mm

D. 冠状动脉 CT 血管成像应做容积再现成像(VR)

E. 横断面扫描按高分辨力算法重建图像

53. 当窗宽选 200Hu,窗位选+40Hu 时,则表现为全黑的 CT 值限界为

A. 大于+140Hu　　　　　B. 大于+100Hu　　　　　C. 小于-100Hu

D. 小于-40Hu　　　　　E. 小于-60Hu

54. CT 值测量时,同一扫描层面,不同 CT 值的组织被平均计算,这种现象被称为

A. CT 值同化　　　　　B. CT 值的衰减　　　　　C. 部分容积效应

D. 体积同一性现象　　　E. 射线能量均衡分配

55. 下列组合,**错误**的是

A. CT 血管造影——DSA　　B. 多平面重组——MPR　　C. 层厚敏感曲线——SSP

D. 表面阴影显示——SSD　　E. 最大密度投影——MIP

56. 与 CT 剂量指数**无关**的是

A. 扫描层厚　　　　　B. 床移动指数　　　　　C. 病人 Z 向距离

D. 球管功率　　　　　E. 一次扫描射线分配剂量

57. 平片不显示,而 CT 扫描可显示的病变是

A. 副鼻窦炎　　　　　B. 上颌窦囊肿　　　　　C. 鼻窦壁骨折

D. 翼腭窝内病变　　　E. 窦腔内黏膜增厚

58. 英文缩写"CTVE"表示的是

A. 多平面重组　　　　B. 仿真内镜　　　　　C. 最大密度投影

D. 容积再现成像　　　E. 表面阴影显示

59. 唾液腺 CT 扫描基线常规采用

A. 听眶线　　　　　　B. 听眉线　　　　　　C. 听鼻线

D. 眉间线　　　　　　E. 听眦线

60. CT 检查肺窗的窗宽和窗位分别是多少 Hu

A. W 1 500~2 000,C -500~-350　　　　B. W 1 350~1 500,C -500~-350

C. W 1 000~1 500,C -800~-600　　　　D. W 600~800,C -600

E. W 350~500,C 35~50

61. 胸部 CT 增强扫描动脉期延迟时间为

A. 10~15s　　　　　B. 20~25s　　　　　C. 25~30s

D. 40~50s　　　　　E. 60s

62. 成人上腹部 CT 检查前 30min 口服阳性对比剂的量是

A. 50~80ml　　　　　B. 100~150ml　　　　　C. 200~250ml

D. 300~500ml　　　　E. 600~800ml

63. 常规胰腺 CT 扫描时,其层厚和层间距分别为

A. 5mm,5mm　　　　　B. 5mm,10mm　　　　　C. 10mm,10mm

D. 10mm,5mm　　　　　E. 15mm,20mm

64. 肾上腺常规 CT 扫描采用的层厚、层间距分别为

A. 3mm,3mm　　　　　B. 5mm,10mm　　　　　C. 10mm,10mm

D. 10mm,5mm　　　　　E. 15mm,20mm

65. 冠状动脉 CT 血管成像扫描开始时间为肘静脉注射对比剂后

A. 5s　　　　　　　　B. 10s　　　　　　　　C. 12~35s

D. 40~45s E. 50s

66. 主动脉 CT 血管成像检查时对比剂的常用注射流率是
    A. 1.0ml/s B. 1.5ml/s C. 2.0ml/s
    D. 3.0ml/s E. 6.0ml/s

67. 关于冠状动脉 CT 血管成像检查技术的叙述,**错误**的是
    A. 扫描范围从气管隆嵴下 1cm 至心脏膈面下方
    B. 采用前瞻性心电信号触发容积扫描
    C. 扫描机架的旋转时间应与心率匹配
    D. 对比剂的用量和注射速率应根据体重调整
    E. 扫描延迟时间的设定是检查成功的关键因素

68. 上腹部 CT 扫描确定扫描范围的标准是
    A. 脾脏的上下界 B. 肝脏的上下界 C. 胰腺的上下界
    D. 肝脏上界和肾脏下界 E. 肝脏上界和胰腺下界

69. 关于 CT 增强扫描的叙述,**错误**的是
    A. 增强体内需观察物体的对比度 B. 对比剂可通过不同方式注入
    C. 增强组织的辐射衰减差异 D. 扫描方式与平扫不同
    E. 提高病变的检出率

70. CT 增强扫描的最终目的是
    A. 增强组织的辐射衰减差异 B. 增强体内物体对比差异
    C. 提高病变的检出率 D. 增加 CT 信号的信噪比
    E. 增加 CT 图像对比

71. 可用于比较两侧肾实质对比剂灌注曲线的 CT 扫描方式是
    A. 目标扫描 B. 多期扫描 C. 动态序列扫描
    D. 高分辨力扫描 E. 等距间隔扫描

72. CT 检查时,采用靶扫描方式可
    A. 减轻工作量 B. 减少环状伪影 C. 提高密度分辨力
    D. 提高空间分辨力 E. 减少病人的 X 线剂量

73. 关于目标扫描的叙述,正确的是
    A. 层厚小于层间距 B. 层厚大于层间距 C. 采用不同层厚层间距
    D. 又称几何放大扫描 E. 必须采用小扫描视野

74. 关于高分辨力 CT 扫描的叙述,**错误**的是
    A. 采用较薄扫描层厚 B. 采用高分辨力算法 C. 减少图像噪声
    D. 提高空间分辨力 E. 减少部分容积效应

75. 以下需采用高分辨力 CT 扫描的是
    A. 心包囊肿 B. 孤立性肺结节 C. 脑梗死病灶
    D. 腹膜后血肿 E. 多发肝囊肿

76. 关于 CT 透视装置性能的叙述,**错误**的是
    A. 采用连续扫描 B. 快速图像重建 C. 实时显示图像
    D. 采集速率要求 15 幅/s E. 专用图像重建处理设备

77. 离子型碘对比剂引起低血钙导致心功能紊乱的原因是
    A. 弱亲水性 B. 存在羧基 C. 高离子性

D. 高渗透性　　　　　　　　　E. 化学毒性

78. 头颅 CT 增强扫描的对比剂常规注射方法是
    A. 静脉团注法　　　　　　　B. 静脉滴注法　　　　　　　C. 静脉团注滴注法
    D. 静脉多次团注法　　　　　E. 静脉滴注团注法

79. CT 检查对不合作病人,肌注安定镇静剂的成人常用剂量为
    A. 2mg　　　　B. 10mg　　　　C. 50mg　　　　D. 1g　　　　E. 2g

80. 属于 CT 机的准备工作是
    A. CT 值校准　　　　　　　　B. 给予镇静剂　　　　　　　C. 审核 CT 检查申请单
    D. 受检者的呼吸训练　　　　E. 去除被检部位金属物

81. 光盘容量 700M,可存储 CT 图像(0.5M/幅)的幅数是
    A. 1 000　　　B. 1 200　　　C. 1 400　　　D. 1 600　　　E. 1 750

82. 增加 CT 图像对比度最有效的方法是
    A. 增加 kVp　　　　　　　　B. 增加 mA　　　　　　　　C. 采用窄窗宽
    D. 使用小焦点　　　　　　　E. 改变图像重建算法

83. Hounsfield 获得诺贝尔生理学或医学奖的年份是
    A. 1973 年　　　B. 1974 年　　　C. 1976 年　　　D. 1978 年　　　E. 1979 年

84. CT 机问世后大致可以分为
    A. 三代　　　B. 四代　　　C. 五代　　　D. 六代　　　E. 七代

85. 与普通 X 线检查相比较,**不属于** CT 特点的是
    A. 真正的断面图像　　　　　B. 图像的密度分辨力高　　　C. X 线散射少
    D. 空间分辨力高　　　　　　E. 可进行各种图像重建

86. 有关 CT 辐射防护措施的叙述,**错误**的是
    A. CT 检查应实践正当性　　　　　　　　　B. 尽量避免不必要的重复扫描
    C. 扫描时尽可能增大扫描视野　　　　　　D. 做好扫描区以外部位的遮盖防护
    E. 家属或陪伴人员尽可能在检查室外

87. 唾液腺 CT 扫描图像的显示窗位应根据
    A. 腮腺 CT 值调整　　　　　B. 嚼肌 CT 值调整　　　　　C. 下颌支 CT 值调整
    D. 软组织 CT 值调整　　　　E. 颌下腺 CT 值调整

88. 关于喉咽部 CT 扫描技术的描述,**错误**的是
    A. 采用软组织模式连续扫描
    B. 采用侧向定位片,层厚、层间距 5mm
    C. 仰卧,头后仰使颈部与床面保持平行
    D. 扫描范围从舌骨平面至主动脉弓上缘
    E. 扫描基线与喉室平行,使扫描线与椎间隙平行

89. 喉部 CT 检查,欲观察声带活动和梨状窝状况时,扫描期间病人应
    A. 平静呼吸　　　　　　　　B. 平静屏气　　　　　　　　C. 持续呼气
    D. Valsalva 呼吸屏气　　　　E. 持续发"啊"声

90. 关于甲状腺 CT 图像的描述,**错误**的是
    A. 位于气管两侧及前缘　　　B. 上极平甲状软骨中点　　　C. 下极至第 6 气管环水平
    D. 通常密度低于周围组织　　E. 注射对比剂后密度增高

（二）多项选择题

1. CT 重组优质立体图像的必备条件是
    A. 图像的层厚越薄,重组效果越好
    B. 对比剂浓度越高,重组效果越好
    C. 扫描毫安秒越低,重组效果越好
    D. 图像的数目越多,重组效果越好
    E. 阈值设定越精确,重组效果越好

2. 颅脑灌注 CT 在单位时间内扫描次数越多,则
    A. 时间分辨力提高
    B. 密度分辨力提高
    C. 灌注曲线精度提高
    D. 病人辐射剂量增加
    E. 图像噪声越低

3. CT 的定量测定常用的方法有
    A. 定量骨密度测定
    B. 心脏冠状动脉的钙化含量测定
    C. 肺组织密度测量
    D. 病变位置测量
    E. 病变大小测量

4. 进行胃 CT 扫描时,注意事项包括
    A. 检查前一天晚饭后开始禁食,检查当天清晨空腹
    B. 先详细询问过敏史,必要时做增强扫描
    C. 查前肌注山莨菪碱 10mg
    D. 需口服产气剂时,应嘱病人快速吞下
    E. 扫描时病人不需要屏气

5. 冠状动脉 CT 血管成像检查,注射对比剂后加注生理盐水的目的是
    A. 预防过敏反应
    B. 增加物体对比
    C. 减少对比剂用量
    D. 降低对比剂黏滞度
    E. 避免上腔静脉内高密度对比剂伪影的干扰

6. 颅脑灌注 CT 在单位时间内扫描次数越高,则
    A. 时间分辨力提高
    B. 密度分辨力提高
    C. 灌注曲线精度提高
    D. 病人辐射剂量增加
    E. 图像噪声相应降低

7. 腹主动脉 CT 血管成像能显示的血管是
    A. 肾动脉
    B. 脾动脉
    C. 无名动脉
    D. 腹腔动脉
    E. 肠系膜下动脉

8. 关于颈部淋巴结的描述,正确的是
    A. 大小在 2~5mm
    B. 大小在 3~10mm
    C. CT 值为 10~20Hu
    D. CT 值为 20~30Hu
    E. 通常不被对比剂增强

9. 影响 CT 扫描时间分辨力的因素是
    A. 探测器宽度
    B. 重建矩阵大小
    C. 机架旋转速度
    D. 扫描螺距
    E. 重建增量

10. 多层螺旋 CT 的优势是
    A. X 线利用率高
    B. 扫描覆盖范围广
    C. 扫描时间短
    D. 图像质量高
    E. 利于病灶筛选

第一章　CT 检查技术概论

一、选择题

（一）单项选择题

1. C	2. E	3. A	4. B	5. D	6. C	7. E	8. E	9. B	10. D
11. A	12. C	13. B	14. E	15. D	16. C	17. B	18. B	19. D	20. B
21. E	22. D	23. D	24. B	25. A	26. E	27. C	28. D	29. D	30. A
31. A	32. D	33. B	34. B	35. D	36. E	37. C	38. C	39. B	40. E
41. A	42. E	43. E	44. D	45. C	46. C	47. B	48. A	49. B	50. E
51. C	52. D	53. B	54. C	55. D	56. A	57. B	58. E	59. D	60. C
61. B	62. D	63. A	64. E	65. D	66. E	67. D	68. C	69. B	70. D
71. C	72. B	73. E	74. C	75. B	76. C	77. A	78. C	79. D	80. C
81. D	82. E	83. B	84. C	85. D	86. A	87. B	88. D	89. D	90. B

（二）多项选择题

1. ABCDE	2. ABDE	3. ABCDE	4. BE	5. ABCDE	6. BCDE	7. CE
8. AD	9. ABCD	10. BCD				

二、名词解释

1. 时间密度曲线:是指 CT 成像中,以时间值为横坐标、以密度值为纵坐标的坐标图上,反映兴趣结构内碘对比剂的时间依赖性密度变化的曲线。

2. 扫描:是指用近似于单能窄束的 X 线束以不同的方式、按一定的顺序、沿不同的方向对划分好体素编号的受检体层进行投照,并用高灵敏度的探测器接收透过一排排体素后的出射 X 线束的强度(I)。

3. 扫描周期:是指 CT 机完成规定的扫描动作的时间周期,即从开始扫描、图像的重建一直到图像的显示的过程。

4. 原始数据:是指 CT 扫描后由探测器接收到的透过人体后的衰减 X 线信号,经放大与模数转换后传送给计算机,但尚未重建成横断面图像的这部分数据。

5. 扫描视野(SFOV):是由 CT 设备本身设定的扫描时所包括的成像范围。

6. 重建视野:是在扫描视野范围内,通过检查前的设定,重建后图像的显示范围,显示视野一般由显示器显示或拍摄后照片显示的图像区域范围。

7. 螺距(pitch)：是螺旋 CT 的一个重要参数，是指 X 射线管(扫描旋转架)旋转一周检查床移动的距离与扫描层厚(用于单层螺旋 CT)或准直宽度(用于多层螺旋 CT)的比值。

8. CT 图像重建：是指 CT 利用探测器阵列采集的各个方向数据，求解出图像矩阵中各个像素单元的衰减系数 μ 值，然后构建出 μ 的二维分布图像的过程。

9. 体素：也称像体素，是指在受检体内欲成像的层面上按一定的大小和一定的坐标人为划分的小体积元。

10. 像素：又称像元，是组成数字图像矩阵的基本面积单元(一个小方格)，是构成 CT 图像的最小单位。

11. CT 值：是指人体被检组织的衰减系数 μ_x 与水的衰减系数 μ_w 的相对差值。

12. 窗口技术：是指调节数字图像灰阶亮度的一种技术，即通过选择不同的窗宽和窗位来显示成像区域，使之合适地显示图像和病变部位。

13. 窗宽(window width，WW)：表示图像所显示的像素值的范围。窗宽越大，图像层次越丰富，组织对比度相应越小；窗宽越小，图像层次越少，对比度越大。

14. 窗位(window level，WL)：又称窗中心，是指图像显示时图像灰阶的中心值。

15. 矩阵：数字图像中像素的纵横排列阵列。

16. 扫描范围：为检查床每秒移动的距离与 X 射线管连续曝光时间之积，是 CT 扫描受检体的最大区域。

17. 重建算法：是 CT 设备的原始横断层面图像重建中，根据检查目的和拟重点显示的结构所采用的一种数学算法。

18. 周围间隙现象：是指在同一扫描体素内，与层面垂直的两种相邻且密度不同的组织，其界面处的 CT 值不能准确测得，因而在 CT 图像上，其交界处的影像不能清楚分辨的现象。

19. 平均通过时间(mean transit time，MTT)：是指血液流过一定体积组织的毛细血管床所需要的平均时间，即对比剂由供血动脉进入组织并到达引流静脉所需时间的平均值。

20. 灌注：是指单位时间内流经 100g 组织的血容量。如果时间单位用分钟，血容量单位用 ml，那么灌注的单位就是 ml/(min·100g)。但是，由于 CT 检查难以测得人体组织的质量，而测定组织的体积较容易。所以，影像诊断中灌注的另一种定义方法是，单位时间内流经单位体积的血容量，表示方法为%/min。

21. 血流量(blood flow，BF)：单位时间内流经某一体积(V)组织的血容量称为组织血流量，其单位为 ml/min。

22. 血容积(blood volume，BV)：某一体积组织内血液的含量称为组织血容量，单位是 ml。

23. 傅里叶变换：是图像重建运算处理方法的一种，它可把重要的物理量相互联系起来。它的特征是描述正弦曲线幅度和相位的函数，并使该幅度和相位与特定的频率相对应。

24. 对比度：是指在医学影像技术生成的模拟影像上，相邻两点间的光学密度(D_1、D_2)之差，其值等于影像载体上相邻两点的透光强度(I_1、I_2)之比的对数值。

25. 纵向分辨力：也称纵向空间分辨力、Z 轴空间分辨力，是指扫描床移动方向或人体长轴方向的图像分辨力。

三、填空题

1. 越大

2. 重建、显示

3. CT 值

4. 靶扫描或放大扫描

5. 100

6. 100

7. 各向同性

8. 伪影

9. 机架旋转速度

10. 点扩散函数

11. 发射、透射

12. 计算机 X 线体层摄影(CT)

13. 滑环技术、连续进床技术

14. 20

15. Hu

16. 大

17. 窗宽、窗位(或窗水平)

18. 2

19. 平阔

20. 实际(或采集)

21. 空间信号、频率信号

22. 20%

23. 扫描时间

24. 10Hu

25. 伪影

26. 最大响应值、最小可检测值

27. 180、360

28. 组织血流量(或 BF)

29. 大

30. 白、灰、黑

四、简答题

1. 能谱成像技术在增强组织对比度、去金属伪影、物质定性分离和定量测定、提高病灶检出率和疾病鉴别能力方面,以及能量去骨质和碘无机物等临床应用上均具有一定的临床价值。

2. 视野分为扫描视野、重建视野和显示视野。

扫描视野是指医学数字成像方式中依据检查目的设定的采集范围,或 CT 扫描时成像所确定的范围,即在定位像上制订扫描计划时确定的层面视野大小,是决定扫描多少解剖部位的参数。扫描视野是最初探测器的探测视野。

重建视野是指医学数字成像方式中依据检查目的设定的影像重建范围。重建视野通常等于扫描视野。

显示视野是指医学数字成像方式中依据检查目的设定的、在显示终端上显示影像的范围,或数据重建形成图像的范围,是决定将多少扫描视野重建到一幅图像上的参数。显示视野通常等于扫描视野(即显示整幅影像),也可以小于扫描视野,但不能大于扫描视野。

3. 灌注是指单位时间内流经100g组织的血容量。

灌注参数包括组织血流量、组织血容量、平均通过时间、对比剂达峰时间和表面通透性等。

4. CT图像为黑白图像或彩色图像。CT图像以横断层面图像为主,或以冠状位、矢状位及多方位二维图像、三维图像显示人体结构形态,但它们易受部分容积效应、噪声、伪影等因素的干扰。CT图像是以密度的高低反映图像的黑与白,高密度呈白色,中等密度呈灰色,低密度呈黑色;通过窗宽、窗位调节图像的黑白变化观察人体不同层次的影像变化;也可以是功能成像。

5. 重建算法又称为滤波函数或(重建)滤过函数、重建函数、重建算法、滤波器、重建类型等,是CT设备的原始横断层面图像重建中,根据检查目的和拟重点显示的结构所采用的一种数学算法。

常用的重建算法有三种:标准算法、软组织算法、骨算法(即高分辨力算法)。

五、病例分析

1. ①空间分辨力不如常规的X线成像:目前,中档的CT机其极限分辨力约10LP/cm,而高档的CT机其极限分辨力约30LP/cm。常规X线摄影的屏-片组合系统,其分辨力可达10LP/mm,无屏单面乳剂膜片摄影,其极限分辨力可高达30LP/mm以上。②并非对所有脏器都适合:如空腔性脏器胃肠道由于无规则的蠕动,CT还不能替代常规的X线检查。CT血管造影的图像质量也不及DSA。③目前进行功能成像较少:目前的CT图像主要反映的还是解剖学结构,而脏器功能和生物化学方面数据较少。

2. CT技师要在自己所处的岗位上做好两项服务:一是为其他部门的医疗工作者服务好,充分发挥CT设备性能和自身技术优势,满足整个医疗团队的需要;二是要对受检者表示关爱,要理解受检者的心情、尊重受检者隐私,包容其过激言行,用安慰、鼓励的语言,争取其配合检查。使自己的工作成为医疗服务链中可靠的一环,使服务过程和结果成为精品。

第二章　CT设备运行基本条件与成像原理

一、选择题

(一)单项选择题

1. E	2. D	3. A	4. C	5. B	6. A	7. D	8. C	9. B	10. D
11. C	12. C	13. D	14. A	15. E	16. D	17. B	18. C	19. D	20. C
21. E	22. B	23. D	24. C	25. B	26. A	27. D	28. A	29. A	30. D
31. D	32. E	33. D	34. A	35. D	36. A	37. E	38. D	39. A	40. E
41. B	42. D	43. C	44. B	45. C	46. A	47. D	48. C	49. B	50. A
51. A	52. E	53. C	54. C	55. E	56. C	57. E	58. C	59. C	60. C
61. C	62. E	63. D	64. D	65. C	66. C	67. B	68. C	69. B	70. A
71. D	72. C	73. C	74. D	75. E	76. A	77. D	78. D	79. C	80. B
81. D	82. C	83. E	84. A	85. C	86. D	87. C	88. C	89. C	90. E
91. C	92. E	93. D	94. C	95. C	96. C	97. D	98. B	99. C	100. E
101. B	102. E	103. C	104. C	105. A	106. B	107. D	108. B	109. B	110. A
111. B	112. D	113. A	114. B	115. D	116. C	117. C	118. C	119. E	120. E
121. A	122. A	123. A	124. E	125. D	126. E	127. B	128. D	129. E	130. C

131. E　132. D　133. D　134. D　135. B　136. C　137. A　138. A　139. C　140. C
141. D　142. D　143. C　144. D　145. C　146. D　147. C　148. B　149. B　150. D
151. D　152. A　153. E　154. A　155. A　156. A　157. C　158. C　159. A　160. C
161. C　162. D　163. E　164. B　165. A　166. A

（二）多项选择题

1. ABE　2. ABCD　3. ABCE　4. BCDE　5. ABDE　6. BCDE　7. ABCD
8. ABCE　9. ACDE　10. ABCD

二、名词解释

1. 热容量:物体吸收(或降低)1℃所吸收(或放出)的热量,叫该物体的热容量。

2. 散热率:在空气中释放热量的快慢。

3. 有效焦点:实际焦点投射到空间各个方向上所形成的面积。

4. 实际焦点:阴极灯丝发射的自由加速电子,撞击在阳极靶面所形成的面积。

5. 吸收转换效率:指探测器将 X 线光子俘获、吸收和转换成电信号的能力。

6. 动态范围:是指探测器线性段最大响应值与最小可检测值之间的比值,在 CT 中其响应与转换的效率通常与接收器所采用的介质和材料有关。

7. 余辉:由于杂质的存在,使少量受激电子陷入返回基态周期较长的激发态,产生较长的衰减时间常数,称为余辉。

8. 数据采集系统(DAS):主要由信号放大器、模数转换器和数据传送器等共同组成,是位于探测器和计算机之间的电子器件,和探测器一起负责扫描后数据的采集和转换。

9. 响应时间:指探测器能够响应两次 X 线照射的最小时间间隔长度。

10. 重建间隔:被重建图像长轴方向的间距,有时也被称为重建增量。

11. 滑环技术:滑环技术是采用金属滑环和碳刷代替电缆,当电刷沿滑环滑动时,即可实现机架旋转部分与静止部分的馈电和信号传递,从而完全替代以往的电缆连续,使机架实现连续的单向旋转,提高了扫描速度。

12. 滤过板:又称楔形补偿器,安装在 CTX 线管窗口处用来吸收 X 线束中低能 X 线的薄铝板(或薄铜板或铝铜复合板),减少病人的皮肤吸收 X 线剂量。滤过后的 X 线束,变成能量分布相对均匀的硬射线束,优化了射线能谱。

13. 数模转换:又叫模数转换器,是一个将模拟信号转换为数字信号的器件,模数转换器由频率发生器和比较积分仪组成,它是 CT 数据采集系统(DAS)的主要组成部分。

14. 线衰减系数:是指单色 X 线束穿过均匀介质时,射线强度随穿过介质距离的增加而呈线性减弱(衰减)的比例系数,用 μ 表示。假设 X 线束沿水平方向穿过一个厚度为 I 的均匀物质,入射的 X 线强度为 I_0,经物质吸收后射出的 X 线强度为 I,满足称为

$$I = I_0 e^{-\mu l}$$　　　　　式中的 μ 称为线衰减系数。

15. 硬化效应校正:X 线束穿越组织后射线光子平均能量提高了,这种现象称为 X 线束的硬化效应。X 线束的硬化效应,X 线穿过均匀物质时,在单位体积内的衰减系数也会不同,造成图像的不均匀性。因此,加特殊的滤过片(弓形滤过片),或使用特殊的校正因子,或使用射线硬化校正软件,CT 图像重建过程中,必须对 X 线硬化效应进行校正,减小由于 X 线束硬化效应造成 CT 图像不均匀性的影响。

16. 多层螺旋 CT:多层螺旋 CT 是指一次扫描,获得可以重建多层图像的数据(容积数据)的

CT扫描装置。它的基本结构同单层螺旋CT相比,除了在Z轴方向的探测器设置以及数据采集系统不同外,它使用的X射线管、高压发生器等也不同于单层螺旋CT,图像重建算法、计算机系统等多个方面都有较大改进。

17. 滤波反投影法:是一种图像重建方法,通过卷积滤波因子来修正模糊伪影的重建方法,又称卷积反投影法。滤波反投影法只做一维傅里叶变换法,运算量小,重建速度快,精度高,是目前CT图像重建的主要方法之一。

18. 数据预处理内插法:是指数据预处理过程中,对重建图像数据的两端采集数据进行内插值计算,得到内部数据,使数据满足平面成像需要的方法。

三、填空题

1. 信号放大器、模数转换器、数据传送器

2. 探测器中闪烁晶体接收X线后,产生一定强度荧光,通过光电倍增管或高灵敏度光电二极管转变成电信号;半导体探测器、闪烁晶体探测器

3. 主计算机、阵列处理器

4. 易被X线穿透、能承重和易清洗的碳素纤维组成

5. 很短的时间内快速将对比剂集中注入受检者的心血管内,高浓度地充盈受检部位,获得较好对比度的影像

6. 18~22℃

7. 数据采集、数据处理、图像重建、图像显示与存储

8. 一种是图像重建预处理中不考虑锥形束边缘的预处理方法、另一种是图像预处理中,将锥形束边缘部分的射线一起算的预处理方法

9. 沿辐射通路的像素衰减的总和

10. 减少模糊化

11. 使得三维投影技术和三维重建技术的发展成为可能

12. X射线源

13. 增加分辨力

14. 组织的密度

15. 单扇区重建法、多扇区重建法

16. 迭代法、反投影法、解析法

17. 逐层采集法、容积数据采集法

四、简答题

1. CT成像技术优点:①获得断面影像;②影像密度分辨力高;③数字图像,可进行后处理,图像可进行在线传输、管理;④成像速度快,操作简便。

2. 多层螺旋CT硬件特点是沿扫描床长轴(Z轴)方向上采用了多排探测器并采用多通道数据采集系统(DAS),另外,对X射线管、高压发生器、计算机系统及图像处理方法进行了重大改进。

3. 根据放射物理学可知,X线束具有一定的能量和一定的穿透能力,当X线束遇到物体时,物体对X线产生一定的吸收和散射,即物体对X线有一定的衰减作用。物体对X线吸收能力与物质的原子序数、密度、厚度,以及X线本身的能量等因素有关。在CT成像中,物质对X线的吸收系数是CT成像物理基础。

非螺旋 CT 成像过程为选定扫描层后,X 射线管围绕被检者旋转一周(连续曝光),获得该层面组织的信息;其后,检查床带动被检者移动一定距离(移到下一个检查层面),X 射线管再围绕被检者旋转一周(连续曝光),获得第二层面组织的信息;接着,检查床再带动被检者移动一定距离(移到第三个检查层面)后,X 射线管再围绕被检者旋转一周(连续曝光),获得第三层面组织的信息;以此重复进行,直到最后一个层面检查结束。

4. 数据采集就是对被检体内部信息进行摄取,获得重建图像所需的原始数据的过程。数据采集由 X 射线管和探测器等同步扫描来完成,其基本原理是选定某层面后,X 线扫描(曝光),选定层面的人体组织与 X 线作用,穿透人体的 X 线被探测器接收,并经过一系列转换,最后变成计算机能够处理的数字信号。

数据采集是 CT 成像过程中的第一个环节,是一个极其关键的环节。数据采集应遵循以下原则:①投影是 X 线束扫描位置的函数,数据采集必须按照被扫描层面(平面)内的空间位置有规律地进行,图像重建过程也是按数据采集时确定的空间位置来重建 CT 图像。因此,在扫描过程中,受检者要保持相对静止,采用呼吸深度一致、且处于屏气状态下曝光,确保采集到的数据与空间位置相对应。②扫描应对被检区域全覆盖,X 线束的扫描是实现数据采集的途径,先将被检层面平面内"预先划定"各个体素,X 线束的扫描要通过各个体素至少一次以上,才能保证得到各个位置上的投影值,计算出各个体素的衰减系数。否则,未被扫描的体素将不能确定它的衰减系数,在重建图像中该处将是一个空白点,不能保证 CT 图像的完整性和一致性。因此,扫描时应对被检区域毫无空隙地扫描或局部的重叠扫描。③数据采集速度要快,人体正常的生理状态下,一些器官或组织会发生有规律的生理运动(如心脏搏动和胃肠蠕动等),这些运动往往是比较缓慢或有规律的周期变化。只要将扫描速度快于这些器官或组织的运动速度,在某一段时间内,这些器官没有来得及变化,扫描过程就已完成,可近似认为这些器官或组织的空间位置不变或变化很小,使数据采集受被检层面内器官或组织的蠕动干扰影响较小。④采集的数据要精确,CT 成像的图像处理和图像重建等都是以采集的数据为依据,所以提高数据采集过程中的精确度,是保证获取高质量 CT 图像的关键。探测器采集数据后,要进行零点漂移处理、线性化处理等,目的是去除数据采集过程中的一些干扰数据,获得被检体内部的真实数据信息。不过,图像处理和图像重建过程中,也会产生新的误差,例如数据的计算、数据的传递等,这些影响相对较小。

5. CT 图像重建就是利用数据采集过程中采集到的被检体的"数据",再现被检部位某个层面图像的过程,CT 图像重建过程主要是如何求解 $\mu1$、$\mu2$、$\mu3$、$\cdots$、μn 的过程,即为解一个数学问题的程序。根据 CT 发展的历程,CT 图像重建曾经使用过数种方法,主要有迭代法、反投影法、解析法,其中解析法有滤波反投影法、二维傅里叶变换法及卷积反投影法。

(1) 迭代法:又称近似法、代数重建法,将近似重建所得到影像的投影(数据)同实际测得的层面(数据)进行比较,再将比较得到的差值再反向投影到图像(数据)中,每次反投影之后可得到一幅新的近似影像(数据)。通过对所有投影方向都进行上述处理,一次迭代便可完成;再将上一次迭代重建的结果作为下一次迭代的初始值,继续进行迭代。在进行一定次数迭代以后,认为结果已足够精确,重建过程结束。

(2) 反投影法:又称总和法、线性叠加法,是一种应用投影几何原理进行影像重建的方法,即:将测得的投影值按其原扫描路径的反方向进行投影,并将投影值平均分配到每一个体素中(各个方向上投影值反投影放回矩阵),并将它们累加起来并求平均值(累加和除以投影线数目),组成该物体的层面影像。

(3) 滤波反投影法:通过卷积滤波因子来修正模糊伪影的重建方法,故又称卷积反投影法。滤波反投影法只做一维傅里叶变换法,运算量小,重建速度快,精度高,是目前 CT 图像重建的主要方法之一。

（4）傅里叶变换重建法：利用空间和频率的概念表达一幅图像的计算方法。它是基于图像矩阵的求解与图像投影的傅里叶变换间建立确定的关系；或为修正反投影法中模糊因子，从频率域上校正图像模糊部分的图像重建方法。

（5）卷积反投影：利用卷积的方法，先对采样函数值进行修正，然后利用反投影法重建影像，也就是说，在反投影相加之前，先用一个校正函数进行滤波，以修正影像。卷积反投影也叫滤波修正反投影法，卷积反投影，转换简单，转换速度快，图像质量好，也是目前应用最多的方法。

6. 单层螺旋 CT 成像原理包括数据采集、数据处理、图像重建、图像存储与显示。

（1）数据采集：螺旋 CT 的核心技术是滑环技术，以铜制的滑环和导电的碳刷代替传统 CT 装置中的高压电缆，通过碳刷和滑环的接触导电，使机架作单向的连续旋转。数据采集通过扫描实现，螺旋 CT 采集数据的扫描方式为 X 射线管向一个方向连续旋转，且连续曝光，同时，检查床同步匀速移动，连续采集人体的容积数据。扫描轨迹是螺旋线，又称为螺旋扫描。采集的数据是一个连续的螺旋形空间内的容积数据，获得的是三维信息，故称容积 CT（volume CT）扫描。

（2）数据处理：数据采集过程中，模数转换器将模拟信号转换成数字信号，成为原始（图像）数据，供图像重建用。在进行图像重建之前，为了得到准确的原始（图像）数据，要对这些原始（图像）数据进行处理。如探测器零点漂移处理、数据线性化处理、数据正常化处理等。螺旋扫描的覆盖区域和非螺旋扫描的覆盖区域不同，非螺旋扫描针对两平面间一个纯粹圆柱形的层面进行扫描，而螺旋扫描则由于扫描时连续进床产生位移，是对某一区段进行连续采集，对于任一层面，螺旋扫描轨迹仅有一点与该平面相交，其余各点均落在该平面之外，这就需要对原始螺旋投射数据进行插值处理，才能得到足够多的重建平面投射数据。

（3）图像重建：图像重建是 CT 成像过程中重要的环节。CT 机中阵列处理器是专门用来重建图像的计算机，阵列处理器将收集到的原始数据经过复杂的重建运算，得到一个显示数据的矩阵，此过程被称为重建过程。图像重建的数学处理过程是一个相当复杂的数学运算过程，采用的数学运算的方法也很多。不同的运算方法，其重建速度和重建后的图像效果也有很大差别，算法的选择是以不同的扫描方式和诊断的需要而定。单层螺旋 CT 重建图像最常用的数据内插方式是线性内插，有 360°和 180°线性内插两种算法。螺旋 CT 也可进行非螺旋方式扫描，其扫描方式是 X 射线管不停地围绕受检者做圆周运动，连续发出 X 射线，但检查床禁止不动，一层扫描完成后，停止发生 X 线，扫描床移动，再进行下一次扫描。这种非螺旋方式扫描时，数据采集系统获得的扫描数据与非螺旋 CT 扫描一致，为标准的断面数据，经处理后重建的图像为标准的断面图像。其图像重建特点是各扫描层面独立重建，每层层间无图像数据。

（4）图像存储与显示：重建后的数字图像可以记录在磁带、磁盘或光盘上，也可以直接传输到激光相机的存储器中，由激光相机打印出照片。重建后的数字图像也可以通过数模转换后，利用监视器显示出来。监视器上显示的图像可以进行各种后处理，如对比度调整、亮度调整等，获得不同显示效果的影像。

7. 多层螺旋 CT 沿扫描床长轴（Z 轴）方向上采用了多排探测器，并采用多通道数据采集系统，不同厂家设计的探测器排数和宽度组合方式也不尽相同。探测器排列的组合方式分为等宽对称型和非等宽对称型两种，探测器的总数目一般在 5 000～30 000 个。

多层螺旋 CT 优势包括以下几点：

（1）提高了 X 线利用率：多层螺旋 CT 采用锥形 X 线束，一次曝光可获得多层图像数据，重建多层图像，提高了 X 线利用率。例如，4 层螺旋 CT 一次曝光可获得 4 层图像数据，X 线利用率提高到单层扫描的 4 倍。多层螺旋扫描，曝光时间缩短，降低了 X 射线管的热量积累，延长了 X

射线管的使用寿命。由于减少了 X 射线管的散热等待,可以持续检查病人,提高了工作效率。

(2) 加快了扫描速度:一次屏气可完成大范围容积扫描,加快了扫描速度,减少了扫描时间,提高了检查的速度。例如,4 层螺旋 CT 其扫描速度可达单层螺旋 CT 的 4 倍,对相同的曝光时间、螺距和探测器宽度,4 层螺旋 CT 可覆盖的扫描范围可达单层螺旋 CT 的 4 倍。

(3) 提高了时间分辨力:单层螺旋 CT 旋转一周时间通常是 1s,而多层螺旋 CT 可达到 0.5s,是单层螺旋 CT 的 2 倍以上,64 层螺旋 CT 的旋转时间最快可达 0.33s。当旋转速度分别是 1s/周、0.5s/周和 0.33s/周时,则其时间分辨力分别为 0.5s、0.25s、0.165s,旋转时间的缩短,明显提高了时间分辨力。

(4) 提高了图像的空间分辨力:特别是提高了 Z 轴空间分辨力,实现各向同性成像。各向同性成像,即在所有方向上空间分辨力几乎相同的成像。4 层螺旋 CT 的纵向分辨力约 1.0mm,16 层螺旋 CT 的纵向分辨力为 0.75mm,64 层螺旋 CT 的纵向分辨力可达 0.625mm。

(5) 减少了对比剂用量:多层螺旋 CT 扫描速度的提高,使增强扫描的效果明显,相应地减少对比剂的用量。

(6) CT 冠状动脉造影得到广泛应用,三维成像效果好。

8. 临床上使用的双能 CT 扫描仪包括两种,在获得高能和低能 CT 数据集的技术上有所不同:一种是双源双能扫描仪,另一种是具有快速切换开关(也就是说,在高压和低压之间做迅速切换)的单源双能扫描仪。

双源双探测器阵列的扫描仪:在双源扫描仪上,两个分离的探测阵列分别与两个工作在不同电压下的 X 射线球管配合,从而获得两组不同的图像数据集。两个单独的 X 射线源可以各自调整滤波束和管电流(以优化图像质量)。由于高能和低能的数据集的获取存在一定的时间差,双源双能 CT 图像一定程度上受限于时间上的配准。

快速千伏切换单源双能 CT 成像:具有单探测器阵列的单源 CT 扫描仪,依赖于具有快速切换管压能力的单 X 射线源。该射线源以 0.5ms 的间隔在两个电压之间切换,在单臂旋转中生成高能和低能 X 射线谱。快速切换双能 CT 的优势是:在高能和低能数据集之间较好的时间配准。但是,由于只有一个 X 射线源,很难分别对高能和低能 X 射线束修正(所有的在售成像系统都不具备这一功能),并且光谱重叠增大。

9. 第一代扫描仪因使用了辐射平行束而被称为平行束系统。

第二代扫描仪使用扇形辐射束来改进系统,即扇束系统。球管和探测器阵列的移动同时包含横向和旋转运动,但扇形辐射束使得投影能够一次覆盖较大面积。这导致重建图像所需要的投影数量减少。

第三代 CT 扫描仪消除了球管和探测器的横向移动,被称作扇束或持续旋转扫描仪。

第四代是多层螺旋计算机断层扫描仪。辐射束采用圆锥体形状,使得三维投影技术以及三维重建技术成为可能。

第一个螺旋圆锥束 CT 扫描仪在 2001 年被应用。圆锥束和投影系统的螺旋运动的结合使完成扫描所需的时间大幅减少。传统 CT(单能)使用固定的 X 射线球管电压。X 射线的衰减(以 Hu 为单位)用灰色阴影表示。获得的图像仅能表示每种组成材料的线性衰减系数,而与材料密度和质量衰减系数没有直接关系。自 2006 年起,双源 CT 扫描仪被广泛使用。采用两种不同 X 射线源在同一解剖位置获得两组图像数据,这就可以区分不同能量下不同材料的衰减系数。

10. 图像处理与后处理都是对扫描所获得的图像数据进行深加工的过程,利用计算机内的各种处理与后处理软件(应用程序)实现的,运用这些软件,得出处理结果就可以完成图像处理与后处理任务。

但是两者有本质的区别:CT 图像处理通常是通过图像重建技术来完成的,指的是程序根据 CT 采集器扫描的原始数据计算出来具体 CT 的像素值从而转变为横断面图像。

CT 图像后处理是通过图像重组技术来完成的。重组是在先前重建的 CT 像素值的基础上根据需要产生不同的其他角度图像,重组过程无论如何都不改变 CT 的像素值,而是利用这些像素值进行非横断面观察。用三维非横断图像的视角来观察连续 CT 图像的能力是很有用的,有时即使对于经验丰富的放射科医生而言也是如此。

第三章　CT 准备工作与扫描方式

一、选择题

(一)单项选择题

1. A	2. B	3. D	4. D	5. E	6. D	7. E	8. B	9. B	10. D
11. D	12. A	13. A	14. E	15. E	16. C	17. A	18. A	19. D	20. C
21. D	22. C	23. E	24. E	25. E	26. C	27. C	28. D	29. E	30. B
31. E	32. C	33. C	34. E	35. C	36. A	37. D	38. C	39. E	40. B
41. C	42. E	43. D	44. B	45. E	46. C	47. A	48. D	49. C	50. C
51. D	52. E	53. C	54. C	55. D	56. E	57. E	58. B	59. E	60. D
61. A	62. D	63. E	64. A	65. B	66. E	67. C	68. B	69. C	70. E
71. C	72. E	73. D	74. E	75. E	76. C	77. A	78. A	79. E	80. E

(二)多项选择题

1. AB　　2. ADE　　3. ABCD　　4. ABCDE　　5. BCDE　　6. ABD　　7. BCD

8. ABC　　9. AB　　10. ABCDE　11. BD　　12. ABC

二、名词解释

1. 层厚(slice thickness):层厚是指非螺旋扫描时 X 线准直对应的肢体断面厚度,是影响图像分辨力的一个重要因素。

2. 层间距(slice interval):是指非螺旋扫描时,相邻两个层面的中点之间的距离,常简称层距。

3. CT 常规扫描:又称为 CT 平扫,是 CT 检查中用的最多的一种方法,它的含义是按照定位片所定义的扫描范围、不注射对比剂进行的 CT 扫描。

4. 定位扫描(scout scan):是正式扫描前确定扫描范围的一种扫描方法,是为了获得定位像而进行的扫描,便于正式扫描时精准定位。

5. 轴位扫描(axial scan):是一种比较传统的扫描方式,每层扫描曝光时检查床不动,扫描完成,结束曝光,移动扫描床到下一扫描层面,再行曝光,依次逐层扫描,完成该部位检查。

6. 螺旋扫描(sprial scan):又称容积扫描,由于扫描轨迹呈螺旋状而命名,是指 X 线球管和探测器连续旋转,连续产生 X 线,连续采集产生的数据,而受检者随检查床沿纵轴方向匀速移动使扫描轨迹呈螺旋状的扫描方式称为螺旋扫描。

7. 薄层扫描(thin slice scan):是指层厚小于 5mm 的扫描方法。

8. 重叠扫描(overlap scan):是指层间距小于层厚,相邻的扫描层面部分重叠的扫描方法。

9. 靶扫描（target scan）：是对扫描范围中的某一局部感兴趣区进行放大扫描的方法，确切说是靶重建。这种缩小建像视野而使用全部像素矩阵，以提高采集的原始影像的空间分辨力的扫描方式称为靶扫描。

10. 高分辨力 CT（high resolution CT，HRCT）：指通过薄层或超薄层、高的输出量、足够大的矩阵、骨算法和小视野图像重建，获得良好的组织细微结构及极高的图像空间分辨力的 CT 扫描方法，主要用于显示小病灶内部结构的细微变化。

11. 定量 CT（quantitative computed tomography）：指利用 CT 检查来测定某一感兴趣区内特殊组织的某一种化学成分含量的扫描方法。常用的有定量骨密度测定、心脏冠状动脉的钙化含量测定和肺组织密度测量等。

12. 电影扫描（movie scan）：指对同一部位进行多时间点采集，所获得图像能够重建出这个时间段的动态变化图像，类似于电影播放，又称为 4D 扫描。

13. 低剂量 CT：又称低辐射剂量 CT，是指在保证影像诊断的前提下，通过管电流的调节、降噪软件的选用、CT 系统的硬件设计等机制，降低 X 线辐射剂量的一种 CT 技术。它既可以降低病人 X 线吸收剂量，又能减少 X 射线管的损耗。一般认为，被检者所接受的剂量较常规剂量降低 20% 以上才能确认为低剂量扫描。

14. 心脏及冠脉 CT 成像：CT 的心脏检查主要用于心脏冠状动脉的检查。通过外周静脉注射对比剂后，借助心电门控装置短时间内对整个心脏进行扫描采集，然后采用图像后处理工具做多平面、曲面和三维图像显示。

15. CT 透视：是一种连续扫描成像 CT 装置。在第三代滑环式扫描 CT 机的基础上，采用连续扫描、快速图像重建和显示，实现实时 CT 扫描成像的目的。

16. CT 增强扫描（computed tomography enhanced scan）：采用人工方法由静脉血管将对比剂注入人体内，在适当时机进行 CT 扫描检查的方法称为 CT 增强扫描。

17. 多期增强扫描：是指对比剂注入后经血液循环到达扫描靶器官，分别进入动脉、微循环实质期及经静脉循环流出靶器官的时间段时，选择合适的时间点进行扫描，即可获得靶器官的动脉期、实质期及静脉期等不同增强期相图像的扫描方式。

18. 延迟增强扫描（delayed enhanced scan）：是在常规增强扫描后延迟一段时间再行感兴趣区扫描的方法。

19. CT 灌注成像（CT perfusion imaging）：也称为同层动态扫描。CT 灌注成像的原理是经静脉高速率团注对比剂后，在对比剂首次通过受检组织的过程中对选定层面进行快速、连续扫描，而后利用灌注软件测量相关部位的密度变化，并采用灰度或伪彩在图像上表示，最终得到人体器官的灌注图像。

20. 回流法静脉成像：该方法是经静脉注入对比剂后，对比剂经过体循环或肺循环后回流入静脉系统，待预成像的静脉内对比剂浓度达到峰值时进行 CT 扫描，然后经过重组可以得到静脉血管影像，是最常用的静脉成像方法。

21. 首过法静脉成像：用于四肢静脉或锁骨下静脉成像。在预成像的静脉远心端注射稀释后的对比剂，待靶血管内对比剂峰值浓度达到峰值后进行 CT 扫描。

22. 非血管造影 CT：指先对被检器官或结构进行非血管性造影，然后再进行 CT 扫描的检查方法。

23. 胆系造影 CT 扫描：是指先经静脉或口服对比剂，使胆系显影增强后再进行 CT 扫描的一种检查方法。它是一种无创或微创的检查方法，可清楚地显示胆囊内和胆囊壁的病变，根据胆囊和胆管是否显影，还可评价胆囊的功能是否正常。

24. 空气校正(零点漂移校正):对电器设备(特别是探测器)由于环境的变化在扫描时引起的误差所做的修正。

25. 团注法:短时间、大剂量地注射对比剂的方法。

三、填空题

1. 薄、小

2. 扫描范围、螺距、层厚、层间距

3. 定位扫描、轴位扫描、螺旋扫描、低剂量扫描

4. 进床式动态扫描、同层动态扫描、延迟增强扫描、低对比剂用量扫描

5. 动脉 CT 血管成像检查、静脉 CT 血管成像检查

6. 扫描速度、图像质量

7. 回流法成像、首过法成像

四、简答题

1. 扫描前保障机器正常运行的准备、受检者准备、接待工作、技师准备和护理准备等。

2. 预热是为了使球管灯丝逐步加热到工作温度,防止突然加压扫描烧断灯丝。

3. CT 检查前对病人的准备包括以下几个方面:

除去金属物品。受检者应按照预约时间提前到 CT 室,尽量穿戴没有金属饰物的衣服。检查前去除扫描范围内受检者穿戴及携带的金属物品,如钥匙、手机、发卡、耳环、项链、金属拉链、义齿、带金属扣的皮带、硬币、带金属的纽扣等,目的是防止金属放射状伪影的产生。

清除肠道内容物。接受腹部和盆腔 CT 检查的病人应预先进行胃肠道准备,减少胃肠道内容物对胃肠道结构及病变的干扰,防止因胃肠道准备不佳而遗漏或对疾病错误的诊断。

签署知情同意书。对准备增强扫描的病人,应询问有无碘过敏史,了解肾功能情况,明确有无碘对比剂应用的禁忌证。无禁忌者,应请病人签署增强扫描知情同意书。增强检查前应使病人充分水化,并提前建立静脉通道。

固定检查部位。CT 扫描需要一定时间,所以曝光期间应确保检查部位的固定,避免漏扫及减少运动伪影。如胸部、腹部检查前应做好呼吸训练;腹部检查前可口服或肌注盐酸消旋山莨菪碱注射液注射液 20mg 以减少胃肠道蠕动;喉部扫描时嘱受检者不要做吞咽动作;眼部扫描时嘱受检者两眼球向前凝视或闭眼不动;儿童或不合作的受检者可口服催眠剂 10% 水合氯醛。

4. 核对信息、注重检查安全、加强辐射防护、快速确定扫描方案。

5. 录入资料、摆设体位、选择扫描序列、选择扫描参数、启动扫描、图像后处理、照片打印。

6. 管电压(kV)和管电流(mA)是决定图像质量的重要参数。管电压决定 X 线的穿透力,可选择数值范围一般为 80~140kV,一般机器默认设置为 120kV。病人体形大则要增加管电压,体形小或儿童可降低管电压,降低管电压比降低管电流更能降低辐射剂量。但是有一点需要注意,当管电压改变时组织 CT 值发生变化,特别是注入碘对比剂后的血液或脏器尤为明显。管电流在球管热容量许可的情况下可以任意调节,它主要影响图像噪声。管电流的使用原则是:如果扫描范围小,可以采用固定管电流。如果扫描范围很大,一般采用管电流调制技术,此技术是依据定位相,参考设定的噪声指数或参考管电流,系统自动设定管电流,此技术可在保证图像质量的同时降低辐射剂量。但需要注意,影响图像噪声的是有效毫安值,它与球管旋转时间呈正比,与螺距呈反比,须综合考虑。

7. 层厚(slice thickness)是扫描时 X 线准直所对应的肢体断面厚度,是影响图像分辨力的一

个重要因素。层厚薄,图像纵向空间分辨力好,但探测器接受到的 X 线光子数减少,噪声增大。层厚厚,密度分辨力提高,但空间分辨力下降。所以要调整好二者参数值之间的关系。扫描层厚需根据被检肢体大小和病变大小来确定,如检查内耳、内耳道、眼眶、椎间盘等须采取薄层扫描;观察软组织且范围较大时,选择较大的层厚。病变范围过大时,则采用加大层厚、加大层间距的方法。如果需要图像三维重组,一般需要重建薄层图像,以提高重组图像质量。64 层螺旋 CT、双源 CT 等扫描厚度很薄,可达亚毫米级。

8. 用于血管造影和 CT 增强扫描的水溶性碘对比剂与 X 线血管造影用对比剂基本相同,多为三碘苯环的衍生物,根据分子结构在溶液中以离子或分子形式存在分为两类,以离子形式存在的称为离子型对比剂,以分子形式存在的称为非离子型对比剂,两种类型均有单体和二聚体之分。离子单体对比剂渗透压约为 1 500~1 600mOsm/L,非离子型单体对比剂渗透压大约 500~700mOsm/L,二聚体对比剂渗透压均比相应单体减半。对比剂的浓度多为 300~370mgI/ml。

9. 对比剂进入体内可能会出现化学毒性、渗透压毒性及肝肾功能损害等毒性反应。由于对比剂 99%通过肾脏排泄,对肾功能的损伤较大,所以检查前应该了解病人肾功能情况,检查后应检测病人肾功能,如果需要重复使用对比剂,要间隔足够长的时间,具体可以参考对比剂使用指南,并随时监测肾功能。所有碘对比剂都可能发生不良反应或过敏样反应,严重者出现休克、呼吸循环停止等。因此一般须在检查室内配备抢救药品及器材,检查中一旦发生过敏样反应,需要立即采取措施,对症处理。

10. 对于脏器检查,如颅脑、肝脏、肾脏、胃肠道等,对比剂用量一般按体重计算,常用 1.0~1.5ml/kg。根据不同的检查部位、扫描方法、受检者年龄及体质等,其用量、流速略有不同。

对比剂通常通过手背静脉或肘静脉注射。注射方法有两种:一种是静脉团注法,此种方法应用广泛。以 2.0~4.0ml/s 的流速注入对比剂,然后进行扫描,其血管增强效果明显,消失迅速。另一种是快速静脉滴注法,快速静脉滴注对比剂 80ml 左右,滴注约一半时开始扫描。此方法血管内对比剂浓度维持时间较长,但强化效果不如团注法,不利于时相的选择和微小病变的显示,多用于扫描速度慢的 CT 机,现在已很少使用。

CT 增强扫描通常使用高压注射器注入对比剂,准确、匀速、快速注入,达到团注的效果。

11. 基本原理是正常肝细胞具有摄取和排泄有机碘的功能,静脉注入水溶性有机碘对比剂后约有 1%~2%被肝细胞吸收后经胆管系统排泄。静脉注入对比剂数小时后正常肝实质及其周围的微细胆管的 CT 值约提高 10~20Hu,而病变的肝组织不具备这种吸碘和泌碘的功能,其密度低于正常肝组织,从而造成病变与正常肝组织之间的密度差增大,使平扫和常规增强扫描中呈等密度的病灶在延迟增强扫描中表现为相对低密度,因而提高了肝脏小病灶的检出率。而肝癌及肝血管瘤因其各自的供血特点不同,肝癌由肝动脉供血,在增强扫描早期便出现明显强化,门脉期及静脉期时病灶强化退去;而肝血管瘤在强化的早期在病灶周边出现结节状强化,延迟期正常肝实质强化退去后血管瘤内仍可见造影剂充盈,因此通过延迟扫描,可鉴别肝癌与肝血管瘤的强化方式不同,易于鉴别。

12. CT 脑池造影(CTC)、CT 脊髓造影(CTM)和窦道及瘘管造影等。

13. 消除硬化伪影、提高小病灶检出率、提高肿瘤定位、定性准确率、结石分析、肌腱分析、去骨、实现模拟平扫。

五、病例分析

1. CT 设备随时处于备用状态,监控各项指标是否达标,同时技师要熟知即将要进行的扫描操作流程及规范。同时应遵循核对信息、注重检查安全、加强辐射防护、快速确定扫描方案的原则。

2. CT 检查,头部的 CT 平扫、螺旋扫描。

3. 颅脑 CT 血管成像,检查过程包含:检查前准备、造影剂选择(用量、注射速度、延迟时间)、扫描方式、图像后处理技术等。

4. 颅内动脉瘤、动静脉畸形、海绵状血管瘤。

第四章　CT 图像处理与辐射安全

一、单项选择题

1. E　　2. B　　3. C　　4. C　　5. B　　6. B　　7. B　　8. C　　9. C　　10. B
11. C　　12. D　　13. A　　14. B　　15. C　　16. A　　17. C　　18. B　　19. D　　20. D

二、名词解释

1. 重建技术:是指使用原始数据经计算机采用各种特定的重建算法处理得到不同参数图像的一种技术。

2. CT perfusion imaging:是指用 CT 动态增强来分析局部器官或病变的动态血流变化,并以图形和图像的形式将其显示出来的一种功能性成像技术。

3. 重建层厚:即为重建后显示的图像在 Z 轴方向的每层厚度。

4. CTDI:又称为 CT 单层剂量指数,其大小与层厚无关,除非层厚非常薄。

5. Neuro DSA:即神经数字减影血管造影,通过增强扫描图像减去平扫图像,得到去骨的图像,用于脑血管的重建。

6. 重组:是利用横断层面图像数据重新构建图像而不涉及原始数据处理的一种图像处理方法。

7. 重建:是指原始数据经计算机采用特定的算法处理而得到能用于诊断的横断面图像(显示数据)的过程。

8. 重排:是多层螺旋 CT 扫描图像重建阶段,根据锥形束的形状调整线束角度,是适应标准图像重建平行线束的一个中间处理步骤。

9. 各向同性:是指在 CT 成像范围的 3 个方向(X、Y 和 Z)的分辨力接近或一致的现象。

10. 插值:是螺旋 CT 图像重建的一种预处理方法。其基本含义是采用数学方法在已知某函数两端数值,估计一个新的、任一数值的方法。

11. 重建算法:又称为重建函数、重建滤波器或滤波函数,它是一种算法函数。重建函数的选择可影响图像的分辨力及噪声等。在实际使用中,该参数可由操作人员选择。

12. 多平面重组:是指利用 CT 原始断面图像的三维容积数据在任意平面上重组二维图像,该重组层面以外的数据则一概忽略。重组的多平面图像的层数、层厚、层间距也可以自行确定,就好像重新做了一组其他方位的断层扫描。

13. 曲面重组:是指在容积数据的基础上,沿感兴趣器官划一条曲线,计算指定曲面的所有像素的 CT 值,并以二维的图像形式显示出来的一种重组方法。

14. 表面遮盖显示:是指将像素大于某个确定阈值的所有像素连接起来的一个三维的表面数学模型,然后用一个电子模拟光源在三维图像上发光,通过阴影体现深度关系。

15. CT仿真内镜:是通过体数据运算,以内镜形式观察腔体内部的一种显示技术,可满足显示腔内结构的要求。CTVE的原理是将观察点设置在欲观测的腔体内,通过一定的视角范围,对腔体内进行观察。

16. 容积再现三维成像:是将选取的层面容积数据的所有体素加以利用,并通过计算机的重组直接投影以二维图像的形式显示,能同时显示空间结构和密度信息。

17. 最大密度投影法:是通过计算机处理,对被观察的CT扫描体积进行透视投影成像,每一线束高于所选阈值的像素,被投影在与线束垂直的平面上重组成二维图形,其投影方向可任意选择,常用于显示具有相对较高密度的组织结构。

18. 最小密度投影法:显示投影路径上所有像素的最小CT值或阈值以下CT值的一种重组方式。

19. 平均密度投影法:显示投影路径上所有像素CT值的平均值。

20. 投影法:即在一定的投影角度下,将所需观察的区域以平行投射方式至对应的投影平面。

21. 透明曲线:将在一定范围内,由CT值所对应透明度值的映线,称为透明曲线。

22. 心脏图像单扇区重建法和多扇区重建法:如果CT能在心脏相对静止期(如舒张期)一次性采集到完整的180°数据并以之重建,称为单扇区重建。如果CT转速不够,在心脏的相对静止期内采集的数据不够用于图像重建时,只能通过减少每个心动周期(R-R间期)内的成像时间窗(时间分辨力)宽度,然后利用相邻的数个心动周期的采集数据,组合成图像,重建需要180°数据,这种办法称为多扇区重建。

三、填空题

1. 被检体、数据转换、计算机

2. 感兴趣范围、窗口、窗宽、窗位

3. 多平面重组技术、曲面重组技术、最大密度投影、最小密度投影、表面阴影显示、容积再现、仿真内镜

4. 自动曝光控制技术(AEC)、不同组织厚度、管电流、低剂量

5. 时间-密度曲线(time-density curve,TDC)、脑血流量(cerebral blood flow,CBF)、脑血容量(cerebral blood volume,CBV)、对比剂峰值时间(time to peak,TTP)、表面通透性(permeability surface,PS)

四、简答题

1. 人体不同的病变组织需不同的窗口显示技术,所有的CT设备都具备基本的窗口技术,如肺窗、软组织窗、脑窗、骨窗,观察同一个组织器官,根据观察目的的不同,可以选用不同的窗宽和窗位,如颅脑可以分别选用脑组织窗(WL:40,WW:90)和骨窗(WL:700,WW:2 500)分别观察脑组织和骨组织;胸部使用肺窗(WL:-500,WW:1 500)和软组织窗(WL:40,WW:400)分别观察肺组织和纵隔结构。

2. CT的图像重建技术主要有两种,即解析重建法和迭代重建法。解析重建法中滤过反投影(filtered back projection,FBP)是解析法中的一种主要重建算法,优点:FBP重建速度较快,缺点:辐射剂量大,原因:但它要求每次投影测量数据是精确定量的和完全的,因此使用FBP就不能大幅度降低辐射剂量。迭代重建法中代数重建算法(algebraic reconstruction technique)是迭代

重建中常用的算法。缺点:但其运算耗时较长,需要计算机运算能力强,存储能力大,优点:辐射剂量低。原因:由于迭代重建算法所需的投影数少、可在数据不完全和低信噪比条件下成像,从而可以大幅度地降低辐射剂量。

3. 双源CT,顾名思义即装配有2个球管和对应的2个探测器系统的CT,最早关于双源CT的专利构想分别由德国西门子公司、美国GE公司及荷兰飞利浦公司提出。由于工程和技术方面的原因,目前仅西门子一家公司将此构想实现为产品。

传统螺旋CT由于仅有一套X射线发生装置和一套探测器系统,所以在扫描高速运动物体时(比如冠状动脉)将会显得力不从心。通常情况下,工程师通过加快CT的旋转速度来提高CT对运动物体的捕捉能力,但是受限于工业水平和CT旋转时产生的巨大离心力,目前最快的CT也只能达到0.25s旋转一圈。双源CT系统同时使用了2个射线源和2个探测器系统,能够以100ms以内的时间分辨力采集与心电图同步的心脏和冠状动脉图像。该系统能够在不需要控制心率的情况下,对高心率、心率不规则甚至心律不齐的病人进行心脏成像。同时,2个射线源能够输出不同能量的X射线。利用双能曝光技术明显改善CT的组织分辨力。

4. 最大密度投影(MIP)指通过计算机处理,从不同方向对被观察的容积数据进行数学线束透视投影,仅将每一线束所遇密度值高于所选阈值的体素或密度最高的体素投影在与线束垂直的平面上,并可从任意投影方向进行观察。MIP在临床上常用于显示和周围组织对比具有相对较高密度的组织结构,例如注射对比剂后显影的血管、明显强化的软组织肿块、肺小结节等。当组织结构的密度差异较小时,MIP的效果不佳。

5. 职业人员连续5年的年平均有效剂量(但不可作任何追溯性平均)为20mSv;任何一年的最高有效剂量不得超过50mSv;眼晶体的年当量剂量为150mSv;四肢(手和足)或皮肤的年当量剂量为500mSv。

公众人员年有效剂量1mSv;特殊情况下,如果5个连续年的年平均剂量不超过1mSv,则某一单一年份的有效剂量可提高到5mSv;眼晶体的年当量剂量15mSv;皮肤的年当量剂量50mSv。

6. 辐射防护最优化原则,也即ALARA原则(as low as reasonably achievable),该原则在实际辐射防护中占有重要的地位。在实施某项辐射实践的过程中,可能有几个方案供选择,在对几个方案进行选择时,应当运用最优化程序,也就是在考虑了经济和社会等因素后,应当将一切辐射剂量保持在可合理达到的尽可能低的水平。在考虑辐射防护时,并不是要求剂量越低越好,而是通过代价利益分析,在考虑了社会和经济因素后,辐射剂量尽可能保持合理的、较低的水平。

7. 对辐射剂量的影响可归纳如下:

(1)增加管电压,辐射剂量相应增加,但呈非线性增加。

(2)增加管电流量,辐射剂量增加,与辐射剂量线性正相关。

(3)扫描时间与辐射剂量线性正相关。

(4)螺距与辐射剂量成反比,选择小螺距(螺距小于1),辐射剂量高;选择大螺距(螺距大于1),辐射剂量低。

(5)层厚,对于非螺旋扫描,选择薄层扫描时,需要曝光的次数增多,受检者的辐射剂量增加;若扫描层厚增加,受检者的辐射剂量会减少。

(6)扫描长度,辐射剂量与扫描长度线性正相关。

(7)冠脉CT采用回顾性心电门控触发扫描,扫描剂量增加;采用前瞻性心电门控触发扫描,扫描剂量降低。

第五章　CT 检查技术的临床应用

第一节　颅脑 CT 检查技术

一、选择题

（一）单项选择题

1. C　　2. D　　3. C　　4. E　　5. D　　6. E　　7. B　　8. C　　9. D　　10. E

11. B　　12. B　　13. C　　14. D　　15. C　　16. E　　17. D　　18. C　　19. E　　20. D

21. D　　22. D　　23. C　　24. E　　25. D

（二）多项选择题

1. ABC　　　2. BCDE　　　3. ABDE　　　4. ABCDE　　　5. ABCD

二、名词解释

1. 扫描基准线：CT 扫描时，与实际扫描的各层图像相平行的线。

2. 听眦线（OML）：即眼外眦与外耳孔的连线。

3. 听眶线（RBL）：即眶下缘与外耳孔的连线。

4. 眶上线：两眼眶上缘（或眉上缘）连线的中点与外耳门（孔）中心的连线，又称听眉线、上眶耳线。

5. 瞳间线：两瞳孔间的连线。该线与水平面平行，作为基准线，用为头颅 CT 成像检查的体表定位标志。

三、填空题

1. 非螺旋扫描、螺旋扫描

2. 脑出血、脑梗死、脑萎缩、颅脑外伤、颅骨骨源性疾病、颅脑先天性发育异常、脑积水、炎症、寄生虫病、脑实质变性等疾病。（回答出 7 项即可）

3. 脑血管畸形、动脉瘤、脑血管狭窄、血管闭塞性疾病等。（回答出 3 项即可）

4. 平扫后增强、直接增强、平扫后增强、直接增强、50、60、6~8

5. 80~100、35、骨、骨、窗口、软组织

6. 常规平扫、增强扫描、CT 血管造影、脑血流灌注、3D 扫描

7. 对比剂团注速度要快、时间分辨力要高

8. 脑干、间脑、大脑、小脑

9. 脑血流量（CBF）、脑血容量（CBV）、达峰时间（TTP）、平均通过时间

四、简答题

1. ①去除头部饰物及金属异物；②告知受检者扫描过程中应保持头部不动及检查所需时间；对于不配合的受检者或婴幼儿，可以采用外固定或药物镇静；③对眼球、甲状腺、生殖腺等 X 线敏感部位进行辐射防护；④危重病人需临床相关科室的医生陪同检查，对病情的变化进行实时监护和处理。并注意陪检者的防护；⑤阅读 CT 检查申请单，核对信息，了解受检者的基本情况和检查目的。

2. 一共有三种方法。

（1）经验法：推注对比剂后 16~22s 开始扫描。

（2）小剂量预实验法：应用小剂量预实验法测定靶血管 CT 值到达顶峰的时间，以该时间作为延迟时间开始扫描。

（3）对比剂团注跟踪法：将感兴趣区置于颈内动脉第 1 颈椎水平，触发阈值 80~100Hu，达到阈值自动或手动触发扫描。

3. 被检者仰卧于检查床上，头置于头架中，下颌内收，听眦线垂直于床面，两侧外耳孔与台面等距。头部正中矢状面与正中定位线重合，水平定位线齐外耳孔。体位要摆正对称，使每层图像两侧对称，以准确地反映该层面的解剖结构且便于双侧对照。外伤及术后等不易搬动头部的被检者，可根据实际情况，将被检者置于舒适位置，但其头部一定要放置在扫描视野中心。

4. ①普通 X 线检查发现鞍区形态发生改变，需进一步定位和定性诊断者，如鞍区骨质破坏、钙化、蝶鞍扩大等；②临床怀疑垂体肿瘤或与垂体内分泌失调有关的疾病，如垂体泌乳素微腺瘤；③垂体瘤术后复查；④鞍区其他肿瘤，如颅咽管瘤、脑膜瘤等。

5. 病变范围扩大时，要根据需要扩大扫描范围；病变较大时，可以用较大层厚扫描及重建；病变较小时，则需较小层厚扫描和重建；拟扫描后进行重组时，需要用 0.5~2.0mm 的薄层扫描、薄层重叠重建等。病变情况多种多样，需要根据不同情况采用不同的处理方法。

6. 增强扫描使用的碘对比剂量较大，注射速度快，有引起不良反应，甚至过敏样反应的可能，CT 室应常备必需的急救药品、器械，以备抢救之用。注意药品的有效期，定时添补更新。过敏体质的被检者更应谨慎，检查过程中要严密观察，一旦出现不良反应及时处理、抢救，否则可能危及生命。为避免迟发型过敏反应的发生，检查后应让被检者留 CT 室观察 30min 后再离开，观察期间应保留静脉通路。

7. 颅脑 CT 血管成像扫描结束后，可进行 MIP、CPR、SSD、VR 等多种方式的重组，重组时可以通过裁剪去除骨骼的影响。颅脑 CT 血管成像图像一般可以清晰显示四级以上脑血管，并可以旋转图像多角度观察，获得多种二维、三维图像。动脉瘤以 VR 后处理为主，重点显示动脉瘤位置、形态、瘤颈与载瘤动脉的关系等，动脉瘤的大小、瘤颈/瘤体比等径线测量应在 MPR 图像上进行。血管畸形以 MIP 后处理为主，重点显示畸形血管、供血动脉、引流静脉等。了解肿瘤与血管关系时，以 MRP 和层块 MIP 后处理技术为主。

8. 颅脑 3D 扫描后可任意地、回顾性重建，无层间隔大小的约束和重建次数的限制。提高了多方位和三维重建图像的质量。可以清晰、逼真地显示颅骨形态。对颅骨缺损、颅骨外伤及鼻骨外伤的诊断及整体形态的观察有很大帮助。

五、病例分析

病例一

1. 额、颞、枕叶急性硬膜下血肿。

CT 表现：①额、颞、枕叶颅骨内板下方新月形高密度影；②占位效应明显，右侧侧脑室受压变窄，中线结构明显左移；③右侧颞部皮下血肿，颅骨未见明显骨折。

2. 需与硬膜外血肿相鉴别，硬膜外血肿：①外伤后常合并骨折；②呈梭形或双凸透镜形高密度影；③血肿范围局限，不跨骨缝；④占位征象较轻。

病例二

1. 横断位 CT 平扫示右侧中颅凹肿块，内可见多发钙化，占位效应明显，中线结构向左侧移位。

2. 星形细胞瘤:最常见的脑内肿瘤,可见钙化。

脑膜瘤:最常见的脑外肿瘤,常可见钙化。

幕上室管膜瘤:约40%~80%可见钙化。

胶质母细胞瘤。

原始神经外胚层肿瘤(多见于儿童)。

病例三

1. 骨窗、软组织窗。

2. 骨窗(图1、2)示板障内肿块,局部颅骨膨胀、增厚,内外板及板障骨质硬化,内部表面不光整。软组织窗(图3、4)脑实质及脑膜腔未见明显异常。

3. 颅骨原发性骨内脑膜瘤。

第二节　头颈部 CT 检查技术

一、选择题

(一)单项选择题

1. D	2. D	3. C	4. E	5. B	6. B	7. C	8. E	9. B	10. B
11. C	12. E	13. A	14. E	15. B	16. D	17. E	18. C	19. B	20. C
21. C	22. D	23. D	24. D	25. C	26. D	27. A	28. E	29. B	30. B
31. E	32. D	33. C	34. D	35. D	36. D	37. D	38. D	39. B	40. E
41. D	42. C	43. C	44. D	45. B	46. D	47. C	48. B	49. C	50. E
51. E	52. C	53. B	54. E	55. C	56. C	57. E	58. A	59. E	60. B
61. E	62. B	63. C	64. C	65. A	66. C	67. A	68. D	69. B	70. A

(二)多项选择题

1. ABCE　　2. ABCD　　　3. ABDE　　4. ABCDE　　5. ABCD

二、填空题

1. 高分辨 CT 扫描、靶扫描、空间分辨力

2. 下颌骨、肩部、敏感腺体

3. 颞骨岩部上缘、颈静脉切迹(或第1颈椎水平至主动脉弓层面)

4. 舌骨平面、T1 椎体下缘、主动脉弓

5. 仰卧位、俯卧位

6. 外耳孔(眶下缘)、下颌角颞部

7. 外耳、中耳、内耳、耳廓、外耳道、鼓膜、鼓室、咽鼓管、乳突窦、乳突小房、迷路、骨迷路、膜迷路

8. 消化道、呼吸道、鼻咽、口咽、喉咽、会厌上缘、环状软骨下缘

9. 颈前部、"H"、甲状腺峡、上甲状旁腺、下甲状旁腺

10. 软组织算法、骨窗、异物方位

三、简答题

1. ①颈部占位性疾病,如颈部各种包块。②颈部淋巴结肿大,各种原因引起的淋巴结肿大。③颈部血管性病变,如颈动脉狭窄或扩张、颈动脉体瘤、颈动脉畸形及大血管栓塞等。④茎突疾

患,如茎突过长。⑤甲状腺病变,如甲状舌管囊肿、结节性甲状腺肿等,甲状腺良、恶性肿瘤。⑥喉部病变,包括喉部息肉、喉膨出、喉部外伤及异物等。⑦颈部气管病变,可了解颈部肿瘤对气管的压迫情况。⑧颈部外伤,确定颈部外伤后有无血肿与骨折等。

2. 受检者取仰卧位,头部置于头托内,受检者下颌稍上抬,使听眦线垂直于床面,避免受检区域组织重叠;双侧外耳孔与床面等距。扫描基线定于听眦线,以利于受检区域显示,双手交叉置于上腹部,对病人敏感腺体进行防护。

3. 耳部 CT 扫描常规采用高分辨力 CT 扫描(high resolution computed tomography, HRCT)加左右侧靶重建技术,其最大的优点是具有良好的空间分辨力,可清楚显示耳部小病灶细微结构。耳部扫描采用正侧位定位像,在侧位定位像上确定扫描范围,上缘包括颞骨岩部上缘,下缘到颈静脉孔下缘,中心点定于外耳孔水平,利用正位像居中,以确保扫描部位双侧对称;扫描完成后需要左右侧分别进行靶重建。

4. 受检者采用头先进,取仰卧位,头部稍后仰,以减少下颌骨与颈部的重叠,同时两肩放松,两上臂置于身体两侧,以减少肩部骨骼结构对下颈部扫描的影响;听眦线垂直于台面,两外耳孔与床面等距离,对病人敏感腺体进行防护。

5. 扫描范围从主动脉弓上缘至颅底(包括 Willis 环);采用颈部侧位定位像,常规螺旋扫描,管电压 120kV,有效管电流 200mAs,矩阵 512×512,采集层厚 0.6~1.0mm,重建层厚 1.0mm,层间距 0.6~1.0mm;对比剂用量及延迟时间标准为对比剂注射流率 4.0~5.0ml/s,对比剂注射完毕后再以相同流率注射生理盐水 20.0~30.0ml,延迟时间 15~18s 或使用对比剂团注追踪技术自动触发扫描,感兴趣区常置于主动脉弓,设定阈值 80~100Hu。

6. 横断面扫描常规采用仰卧位,受检者仰卧于检查床,头先进,头部置于托架内,嘱受检者下颌尽量内收,使听眦线垂直检查床面,双侧外耳孔与床面等距,双手交叉置于上腹部,对病人敏感腺体进行屏蔽防护。冠状位扫描常规采用仰卧位,头部尽量后伸成标准的颏顶位,或者受检者俯卧位头部尽量后仰成顶颏位,两外耳孔与床面等距,听眦线与床面平行,如受检者颈部较短,后仰有困难,不能做到听眦线与床面平行,可适当倾斜机架角度,对受检者敏感腺体进行防护。

7. 由于眼部组织器官对 X 线非常敏感,尤其是婴幼儿和青少年处于生长发育期,过量的 X 线辐射对其生长发育危害较大,所以眼部 CT 扫描时,在保证图像可用于临床诊断的前提下,尽可能降低扫描参数(低管压、低管电流量),制定精确的扫描范围,避免无效照射和重复扫描。

8. ①去除被检区域异物(如金属异物等)。②严格审核受检者基本信息,包括姓名、性别、年龄、病史、检查部位等。③受检者检查过程中保持静止不动,婴幼儿或者不合作受检者可给予镇静剂。④危重受检者身体各部位引流管保持顺畅,避免检查过程中引流管脱落。⑤增强扫描者,检查前 4h 禁食,了解并签署增强扫描知情同意书。⑥注意对受检者敏感腺体的防护及陪伴家属、育龄妇女、婴幼儿的防护。⑦颌面部 CT 检查后处理过程中需要采用厂家提供的专用口腔软件包。⑧颈部及咽部检查时应嘱受检者避免做吞咽动作。⑨眼部扫描时嘱受检者闭眼并保持眼球固定不动。

9. 颌面部 CT 扫描多用于口腔颌面部病变的检查,如颌面部囊肿、肿瘤、涎腺疾病、颌面部外伤、颌面骨发育不良或畸形、整形或正畸术前检查,疑有颌面深部肿瘤、炎症及复杂的颌面骨多发骨折时,均可行口腔颌面部 CT 扫描。

10. ①眼眶,受检者闭眼并保持眼球不动,以免产生伪影影响诊断;球内异物应标注方位与周围组织关系。由于眼部组织结构对 X 线比较敏感,故不宜短期多次 CT 检查。②耳部,耳部图像采用骨窗重建,打印排版以冠状面、靶重建横断面为主要采集对象;耳部占位性病变部位需标注病变大小、位置、形态、测量相关组织间距离。耳部常规增强扫描时如发现病变累及颅内,应立即进行静脉期的全颅扫描,防止遗漏耳部之外的病变。③鼻与鼻窦,疑脑脊液鼻漏时应薄层扫描,冠、矢状面重建;疑鼻窦外伤受检者需行骨窗重建。④颌面部,行牙齿三维重组时应薄层扫描,疑颌骨外伤受检者需行骨窗重建,必要时行三维 VR 重组。⑤颈部,颈部的图像采用软组织窗重建,排版打印以横断位重建图像及冠状位重建图像为主要采集对象。颈部的占位性病变部位需标注病变大小、位置、形态、测量相关径线。⑥扫描过程中应注意辐射防护,尤其注意对育龄妇女,婴幼儿的防护。⑦增强扫描时密切观察受检者反应,遇有过敏反应发生立即停止检查。

11. 常规采用仰卧位、头先进,受检者仰卧于检查床,头部置于托架内,嘱受检者下颌尽量内收,使听眦线垂直检查床面,必要时咬合纱布卷以避免上下牙重叠;双侧外耳孔与床面等距,正中矢状面垂直并居中于检查床,冠状线与外耳孔上缘齐平,双手交叉置于上腹部,对敏感腺体进行防护。

12. 眼部扫描采用正侧位定位像。首先行定位像扫描,在侧位定位像上确定扫描范围,利用正位像使扫描中心点位于鼻根部,由眶下缘至眶上缘逐层扫描;由于听眶线与视神经走向大体一致,使用该线扫描显示视神经和眼外肌较好,故常用听眶线为扫描基线,扫描范围从眶底至眶顶;另嘱受检者在扫描时闭眼并保持眼球固定不动。

四、病例分析

1. 甲状腺增强扫描。

2. 受检者采用头先进,取仰卧位,头部稍后仰,以减少下颌骨与颈部的重叠,同时两肩放松,两上臂置于身体两侧,以减少肩部骨骼结构对下颈部扫描的影响;听眶线垂直于台面,两外耳孔与床面等距离,对病人敏感腺体进行防护。甲状腺增强扫描通常是在平扫检查发现病变的基础上进行的。对比剂用量成人 60.0~80.0ml,儿童为 2.0ml/kg。注射流率 2.5~3.0ml/s,延迟扫描时间 35~40s。颈部软组织,如肌肉、筋膜、淋巴结及血管等,在 CT 平扫中多呈现为中等密度,不易区别。而增强扫描则可区分颈部淋巴结与丰富的颈部血管,能了解病变的侵犯范围,帮助对占位性病变的定位和定性诊断。

第三节　胸部 CT 检查技术

一、选择题

（一）单项选择题

1. C　　2. D　　3. D　　4. D　　5. B　　6. C　　7. A　　8. D　　9. D　　10. D
11. D　　12. E　　13. D　　14. E　　15. E　　16. B　　17. E　　18. D　　19. D　　20. B
21. D　　22. A　　23. D　　24. D　　25. E

（二）多项选择题

1. AB　　　2. ACD　　　3. DE　　　4. ABDE　　　5. ABCE

二、名词解释

1. HRCT:是高分辨力 CT 扫描的英文缩写,指通过薄层或超薄层、高的输出量足够大的矩阵、骨算法和小视野图像重建,获得良好的组织细微结构极高的图像空间分辨力的 CT 扫描方法。主要用于小病灶内部结构的细微变化。

2. 空气支气管征:当实变扩展至肺门附近,较大的含气支气管与实变的肺组织形成对比,在实变区中可见到含气的支气管分支影,称为空气支气管征或支气管气像。

3. 空洞:是肺内病变组织发生坏死液化后,经引流支气管排出并吸入气体后形成的透亮区。

4. 空腔:是指肺内生理性腔隙的病理性扩大。

5. 中央型肺癌:发生在肺段及其以上支气管的肺癌。

6. 周围型肺癌:发生在肺段以下支气管的肺癌。

7. 哑铃征:原发综合征典型者表现为肺内原发灶、淋巴管炎与肿大的肺门淋巴结连接在一起形成的征象叫哑铃征。

三、填空题

1. 100~300Hu

2. 呼吸运动

3. 肺尖至肺底(具体可自肺尖至正位定位像上较低侧肋膈角下 2~3cm)

4. 25~30s

5. 任选合适体位

6. 右下肺动脉

7. 1 000~1 500Hu,350~400Hu

8. 高分辨力 CT 扫描

9. 胸部低剂量扫描

10. 侧卧位、俯卧位

11. 真正的横断面图像、密度分辨力高、可做定量分析、可做图像后处理

12. 肺、纵隔

13. 适当加大管电流、增加螺距、缩短扫描时间

14. 高管电压、高管电流

15. 肺窗、纵隔窗、骨窗

四、简答题

1. 肺部 HRCT 扫描适应证为肺部弥漫性网状病变、肺囊性病变、结节状病变、气道病变及胸膜病变的诊断和鉴别诊断;支气管扩张、硅沉着病等。

2. ①注意对扫描部位之外的区域进行必要防护,尤其应注意对婴幼儿、少年儿童、育龄期妇女的防护。②对呼吸困难不能屏气者或婴幼儿,扫描中应适当加大管电流,增加螺距,缩短扫描时间,以减少运动伪影。③增强扫描时密切观察受检者反应,如出现过敏反应者应立即停止检查,并按照对比剂过敏反应处理原则积极配合医护人员进行抢救。

3. 受检者常规取仰卧位,头先进,胸部正中矢状面垂直于扫描床平面并与床面长轴中线重合,双上肢自然上举抱头,若受检者上肢上举困难可自然置于身体两侧。

4. ①选择合适的窗宽窗位,常规需打印肺窗和纵隔窗两套图像。②对于一些小的病灶可进行局部放大或进行各种重组,以便进行定位描述及病变位置及结构细节的观察。③图像排版时根据图像总数计算窗格(行×列),先将定位像输入打印窗格,然后按照人体的解剖顺序从上到下,依次输入平扫图像、增强图像和/或后处理图像。④利用影像存储与传输系统(PACS)进行数字化存储和管理,来实现影像信息本地及远程查询、浏览、打印等功能。

5. ①有严重的心、肝、肾衰竭的受检者不宜进行 CT 增强检查。②对碘对比剂过敏的受检者不宜进行 CT 增强检查。③重症甲状腺疾病及哮喘的受检者不宜进行 CT 增强检查。④妊娠妇女应慎行 CT 检查。

五、病例分析

病例一

1. 中央型肺癌。因为病灶的位置靠近肺门,发生于肺段或肺段以上支气管的肺癌称为中央型肺癌,发生于肺段以下支气管的肺癌称为周围型肺癌。

2. 胸部 CT 检查。因为 X 线检查和 CT 检查是肺癌获得临床诊断的重要手段。而且 CT 检查可以明确显示出病灶的位置、大小、形态及与周围组织器官的关系。

病例二

1. 慢性纤维空洞型肺结核。空洞病灶周围有较多的索条状致密影,常见钙化、肺纹理增粗、支气管扩张症状,健侧肺可出现代偿性肺过度充气。病变同侧和对侧肺内可见新旧不一的结节状影,内见钙化灶。纵隔向健侧移位,常伴有患侧胸膜增厚粘连,邻近胸廓塌陷,肋间隙变窄表现。

2. 结核菌培养是结核病诊断的金标准。

3. 早期、联合、适量、规律、全程是肺结核的治疗原则。

第四节　腹部 CT 检查技术

一、选择题

(一)单项选择题

1. E	2. D	3. C	4. E	5. E	6. B	7. E	8. B	9. E	10. B
11. C	12. B	13. C	14. E	15. E	16. D	17. A	18. C	19. D	20. E
21. A	22. C	23. C	24. B	25. B	26. B	27. E			

(二)多项选择题

1. CDE　　2. ABCDE　　3. ACD　　4. ABCDE　　5. ABCD

二、名词解释

1. "双管征":胰腺癌时,侵犯胰管、胆总管使二者同时不同程度地扩张,表现为"双管征"。

2. "快进快出":肝细胞肝癌三期增强扫描时,动脉期病灶明显强化,门脉期及静脉期强化迅速减退,相较于肝实质呈稍低密度或信号,整个强化过程呈现出"快进快出"的特征。

3. "早出晚归":肝血管瘤三期增强扫描时,动脉期病灶呈边缘结节样强化,门脉期强化向中心填充,平衡期或延迟扫描时病灶呈均匀充满强化,整个强化过程呈现出"早出晚归"或"快进慢出"的特征。

三、填空题

1. 200~250Hu、35~45Hu

2. 1.0~1.5ml/kg

3. 180~300s

4. 排泄期

5. 腹部 CT 检查

6. 动脉期、静脉期、延迟期、30~35s、70~80s、120~150s

7. 急性水肿性胰腺炎、急性出血性坏死性胰腺炎

8. 肝脏 CT 多期扫描

9. 50~60s

10. 自膈顶至肝右叶下缘、自膈肌至耻骨联合、自膈下平面至耻骨联合平面、自第 12 胸椎上缘平面至耻骨联合平面、自膈顶向下至髂嵴水平

11. 腹主动脉分叉处

12. 250~280Hu、40~45Hu

13. 300~350Hu、45~60Hu

14. 300~350Hu、45~55Hu

15. 呼气下屏气

16. 脾静脉

17. 肾盂连接处、越过骨盆边缘处、进入膀胱处

18. 胰头、胰颈、胰体、胰尾

19. 皮质期(动脉期)、髓质期、排泄期(延迟期)

20. 动脉期、门脉期、平衡期

四、简答题

1. 排版时,需调节适合的窗宽窗位,腹部 CT 常规选用软组织窗图像。对于较小器官或小病灶可进行局部放大处理。除了常规横断面图像之外,常还需打印冠状面、矢状面重组或其他重组的图像,以便对病变进行更直观、多维度的观察。必要时在图像上添加标注。图像排版时根据图像总数计算窗格(行×列),先将定位像输入打印窗格,然后按照人体的解剖顺序从上到下,依次输入平扫图像、增强图像和/或后处理图像。使图像位于窗格中间位置。

2. 胰腺增强通常采用"双期扫描":动脉期、实质期。扫描延迟时间从对比剂开始注射开始计时,通常为动脉期 35~40s,实质期 65~70s。

3. 肝脏增强通常采用"三期扫描":动脉期、门脉期、平衡期,扫描延迟时间从对比剂开始注射开始计时,通常为动脉期 25~30s,门脉期 50~60s,平衡期 120~180s。还可根据病变的需要做不同时期的延迟增强扫描,如怀疑为肝血管瘤,延迟扫描时间通常为 3~5min 甚至更长,以利于病灶的检出和鉴别诊断。

4. 肾脏增强通常采用"三期扫描":皮质期(动脉期)、髓质期、排泄期(延迟期),扫描延迟时间从对比剂开始注射开始计时,通常为皮质期 25~30s,髓质期 90~110s,排泄期 3~5min。排泄期同时可观察膀胱病变。

5. 腹部 CT 扫描的适应证包括①先天性变异,腹部实质性脏器(肝脏、脾脏及肾脏)的缺如、异位、畸形等;先天性肝内外胆管的各种变异。②闭合性及开放性外伤,腹部实质脏器的挫伤、挫裂伤及破裂伤;空腔脏器的穿孔及断裂等。③结石及炎性病变,肝内外胆道系统的结石,如胆囊结石、肝总管及胆总管结石等;实质脏器的炎症、脓肿、结核及寄生虫感染,如胆囊炎、胰腺炎、肝脓肿、肝结核及肝棘球蚴病等。④良、恶性肿瘤,胃肠道间质瘤、腺癌及类癌等;肝血管瘤、肝脏局灶性结节增生(hFNH)、腺瘤及腺癌等;胆道系统的胆囊腺肌瘤、胆管癌等;胰腺导管内乳头状黏液性肿瘤、胰岛细胞瘤及腺癌等;脾脏血管瘤、淋巴瘤、网状内皮细胞瘤及转移性肿瘤等。恶性肿瘤淋巴结转移的显示。⑤腹膜后病变,腹膜后纤维化、神经源性肿瘤等。⑥腹主动静脉、门静脉及其动脉壁、脏分支血管壁的斑块及狭窄程度;动脉瘤、主动脉夹层及动静脉畸形;门静脉系统各属支的显示。⑦急腹症,急性阑尾炎、各种类型的肠梗阻、溃疡性胃肠道穿孔等。

五、病例分析

病例一

1. 胰腺癌。黄疸的出现是胰头癌的特征性症状,由于胰腺癌具有浸润的生物学特征,黄疸可早期出现,但不是早期症状,胰腺癌晚期剧烈疼痛尤为明显,持续而不缓解,致不能平卧,是肿瘤侵犯腹腔神经丛的结果。

2. 胰腺 CT 检查。CT 检查可以发现胰腺肿大,轮廓不均匀,胆管扩张及转移灶,也可以了解血管受侵犯的程度。

病例二

1. 肝硬化。

2. 肝硬化的 CT 影像表现,主要包括以下 5 种。

(1) 肝脏大小的改变:早期 CT 检查没有特异性,肝脏可能增大。中晚期可出现肝叶增大和萎缩,或者全肝萎缩,更多为尾叶、左叶外侧段增大,出现肝脏各叶大小比例失常。

(2) 肝脏形态的改变:因为结节再生和纤维化收缩,肝脏边缘可表现凹凸不平,部分肝段正常形态消失等。

(3) 肝脏密度改变:肝脏表现为弥漫性或不均匀性密度减低,也可表现为散在的略高密度影。

(4) 肝裂增宽:纤维组织增生,肝叶萎缩,导致肝裂和肝门增宽。

(5) 继发性改变:①脾大;②门静脉扩张,侧支循环形成,出现海绵样变等;③腹水形成。

第五节　脊柱 CT 检查技术

一、选择题

(一)单项选择题

1. B	2. E	3. E	4. B	5. E	6. C	7. A	8. A	9. D	10. C
11. A	12. C	13. A	14. A	15. E	16. D	17. C	18. C	19. B	20. B
21. B	22. C	23. A	24. D	25. E	26. C	27. A	28. D	29. D	30. E
31. B	32. B	33. D	34. D	35. B	36. C	37. E	38. C	39. B	40. C
41. E	42. D	43. E	44. A	45. B	46. C	47. E	48. B		

(二)多项选择题

1. ABC　　　2. ACE　　　3. ABCDE　　　4. ABCDE　　　5. ABCD　　　6. CD

二、名词解释

1. 脊柱三柱理论:三柱理论是骨伤科专用名词。Denis 于 1983 年在 Holdworth 二柱理论的基础上创立了三柱理论学说,强调韧带对脊柱稳定的作用。三柱结构包括:前柱(前纵韧带、椎体前 1/2 和椎间盘前部)、中柱(后纵韧带、椎体后 1/2 及椎间盘后部)、后柱(椎弓、黄韧带、椎间小关节和棘间韧带)。

2. 椎间盘突出:由于退变或纤维环破裂,部分髓核通过纤维环缺损处突出,称为椎间盘突出。

3. 椎间盘膨出:由于椎间盘发生变性,致使椎间盘变薄并向椎体周围膨隆,称为椎间盘膨出。

4. 许莫氏结节:髓核经软骨盘的受损破裂处突入其上、下椎体的骨松质内,形成椎体边缘黄豆大小的压迹,称之为许莫氏结节。

三、填空题

1. CT 容积扫描、滑环、螺旋
2. 黑、白、增多、减少、减少、增加
3. 像素、灰阶图像
4. 髓核、纤维环、软骨板
5. 标准演算法、软组织演算法、骨演算法
6. 空间分辨力、密度分辨力、时间分辨力
7. 颈椎、胸椎、腰椎、骶椎、尾椎、脊膜、动静脉、脊髓、神经、韧带、肌肉
8. 颈曲、胸曲、腰曲、骶曲
9. 多平面重组、最大密度投影、表面阴影显示、容积再现法、仿真内镜
10. 螺旋、非螺旋
11. 骨、软组织
12. 灰度、吸收衰减

四、简答题

1. 有①多平面重组和曲面重组或 MPR 和 CPR;②容积重组或 VR;③表面遮盖显示或 SSD;④CT 仿真内镜或 CTVE;⑤CT 血管造影或 CT 血管成像;⑥CT 灌注成像或 CT perfusion imaging。

2. ①CT 增强病人应严格掌握适应证;②对比剂依据病人情况及说明书应用;③受检者应去除佩戴的金属饰物;④必要时给予药物镇静;⑤操作者向受检者交代检查须知;⑥做好解释工作,消除病人紧张情绪,取得病人配合;⑦受检者体位保持不动。

3. 病人仰卧于检查床上,身体置于检查床中间。颈椎扫描,病人头部略垫高,使椎体尽可能与床面平行,双臂置于身体两侧,并尽量往下沉肩;胸椎扫描,病人双手抱头;腰椎扫描,最好用一专用的腿垫,把病人的双腿抬高,这样可以使腰椎的生理弧度尽可能与床面平行。

4. 脊柱 CT 检查的适应证有①椎管狭窄的原因查找;②椎间盘病变;③椎管内占位性病变;④椎骨外伤;⑤椎骨骨病;⑥先天性椎管及脊髓异常。

5. 层间距小于层厚,使相邻的扫描层面部分重叠。优点是减少部分容积效应,易于检出小于层厚的小病变;还可以提高 Z 轴空间分辨力,在扫描层厚固定的情况下提高三维重组图像质量。缺点是扫描层面增多致病人的 X 线吸收剂量加大。一般只用于感兴趣区的局部扫描,以提高小病灶检出率,不作为常规的 CT 检查方法。

6. CT 扫描装置为高度精密的仪器设备,其运行对温度、湿度、尘埃、电源均有一定的要求。①要求室内温度在 18～22℃ 为宜;②要求机房相对湿度保持在 40%～65% 为宜;③机房和计算机室可做成封闭式,通过排风扇和空调与室外进行空气交换,病人及家属以及工作人员进出应换鞋,以免灰尘带入;④要求电源功率足够大,而且工作频率稳定。

7. ①射线束宽度越窄,图像空间分辨力越高;②层厚越薄,空间分辨力越高;③高分辨力算法图像的空间分辨力高于标准和软组织算法的图像空间分辨力;④采用大的矩阵一般能使图像的空间分辨力提高。

8. ①较小组织器官如鞍区、颞骨乳突、眼眶、椎间盘肾上腺等,常规用薄层扫描;②检出较小病灶,如肝脏、肾脏等的小病灶,肺内小结节,胆系和泌尿系的梗阻部位等,一般是在普遍扫描的基础上加做薄层扫描;③一些较大的病变,为了观察病变的内部细节,局部可加做薄层扫描;④拟进行图像后处理,最好用薄层螺旋扫描,扫描层面越薄,重组图像的质量越高。

9. 注射对比剂后血液内碘浓度升高,血管和血供丰富的组织器官或病变组织碘含量较高,

而血供少的病灶组织则碘含量较低,使正常组织与病变组织之间碘的浓度产生差别,形成密度差,有利于发现平扫未显示或显示不清楚的病变,同时根据病变的强化特点,有助于病变的定性。

五、病例分析

1. 椎间盘位于相邻椎骨之间,由纤维环、髓核和软骨板构成。椎间盘具有连结椎骨、吸收压力、提供弹性、减小震荡等功能。椎间盘可因变性出现纤维环破裂,髓核突出至椎管或椎间孔,刺激或压迫脊神经根,引起一系列临床症状,形成椎间盘突出症。

2. 脊柱颈区和腰区的椎间盘相对较厚,颈部和腰部的活动范围较大,因此椎间盘突出常发生在颈部或腰部。颈部尤以颈 5~6 和颈 6~7 椎骨间的椎间盘突出为多见。腰部椎间盘突出则多见于第 4~5 腰椎和第 5 腰椎与骶骨之间的椎间盘。

3. 椎间盘突出的病人常处于强迫性脊柱侧弯体位,以减轻椎间盘突出部对脊神经根的压迫。当椎间盘突出从内侧压迫脊神经根时,脊柱弯向患侧;若椎间盘突出从外侧压迫脊神经根时,脊柱就可能弯向健侧。有的病人则会出现左右交替性脊柱侧弯现象,其原因可能是恰好由突出椎间盘的顶点压迫了脊神经根。此时无论脊柱向何方侧弯曲均可缓解对脊神经根的压迫。

4. 该病人的腰部弯向右侧,说明突出的椎间盘从内侧压迫了腰神经根。

5. ①CT 直接征象:椎间盘边缘局限性突出,其密度与相应椎间盘一致,大小、形态不一,多与椎间盘相连;髓核游离:突出部分位于硬膜外腔,与髓核本体脱离,其密度高于硬膜囊。②CT 间接征象:硬膜外脂肪间隙变窄、消失;硬膜囊、脊髓或神经根局限性弧形受压;突出的髓核周围骨质硬化带等。

第六节　盆腔 CT 检查技术

一、选择题

（一）单项选择题

1. E　　2. C　　3. B　　4. E　　5. C　　6. C　　7. B　　8. D　　9. D　　10. B

11. E　　12. D　　13. E　　14. E　　15. A　　16. C　　17. B　　18. A　　19. B　　20. A

（二）多项选择题

1. ABCDE　　2. CD

二、名词解释

1. 膀胱精囊三角区:是指膀胱后壁与双侧精囊腺之间有一充满脂肪的三角区,于仰卧位扫描时常为锐角,平均为 28.8°,若此角减小或消失,常提示受侵表现。

2. 直肠子宫陷凹:又称为道格拉斯陷凹。女性的直肠与子宫相邻,在子宫后面,子宫浆膜层沿子宫壁向下,至子宫颈后方及阴道后穹隆处,再折向直肠,形成直肠子宫陷凹。位于女性盆腔直肠和子宫、阴道之间,两侧界为直肠子宫襞。是盆腔内位置最低、最深的腹膜凹陷。

三、填空题

1. 300~350Hu、40~50Hu、350~450Hu、40~55Hu

2. MRI 检查

3. 1 000~1 500ml

4. 周围带、移行带

5. "病人须知"预约单

6. 定位扫描、容积扫描、薄层扫描、重叠扫描、高分辨力 CT 扫描、定量扫描

7. 自两侧髂嵴至耻骨联合下缘

8. 仰卧位、前后位正位像

9. 50～70ml、80～100ml

10. 30～35s、60～75s、3～5min

11. 肌层内

12. 平静呼吸或屏气

13. 1 200～1 500Hu、500～700Hu

14. 标准算法、软组织算法

15. 三期扫描、动脉期、静脉期、延迟期

16. 移行带、中央带、周围带、前纤维基质

四、简答题

1. 有严重的心、肝、肾衰竭的受检者;对碘对比剂过敏的受检者;重症甲状腺疾患及哮喘的受检者;妊娠期妇女不宜进行 CT 增强检查。

2. 采用非离子型对比剂,浓度 300～370mgI/ml,成人用量 80～100ml,生理盐水 30ml;儿童对比剂用量 50～70ml。

3. 增强扫描前,需了解受检者有无碘对比剂禁忌证,有无其他药物过敏史,肾毒性药物使用情况,哮喘等。嘱受检者签署对比剂过敏反应告知书。需禁食 4h 以上。护士做好对比剂注入前的准备工作,建立外周静脉通道,并与高压注射器连接。

4.

(1) 适应证:①男性生殖系统病变,观察膀胱、前列腺、睾丸的良、恶性肿瘤及其他病变等。②女性生殖系统病变,观察子宫、双侧卵巢的良、恶性肿瘤及其他病变等。③观察骨盆骨质情况,如骨折、良恶性骨肿瘤等。④大血管病变,诊断盆腔髂血管及其分支的病变,包括动脉瘤、动脉夹层、动脉栓塞、动静脉畸形等。

(2) 禁忌证:①有严重的心、肝、肾衰竭的受检者不宜进行 CT 增强检查。②对碘对比剂过敏的受检者不宜进行 CT 增强检查。③重症甲状腺疾患及哮喘的受检者不宜进行 CT 增强检查。④妊娠期妇女慎行 CT 检查。

5. ①认真阅读申请单,明确检查部位,了解检查目的和要求,对检查目的、要求不清的申请单,应与临床医师核准确认。②去除盆腔所有金属物及各种饰物及外敷药物等,防止产生伪影。③扫描中受检者体位须保持不动,婴幼儿及不配合成人应视情况给予药物镇静。④检查前 1 周内禁服原子序数高或者含重金属成分的药物,禁做消化道造影。⑤检查前做好肠道清洁准备,检查前 6～10h 分次口服 1%～2%的含碘对比剂水溶液 1 000～1 500ml,使远、近端小肠和结肠充盈,检查前大量饮水,以保持膀胱充盈。⑥怀疑有直肠或乙状结肠病变,可经直肠注入 1%～2%的含碘对比剂水溶液或空气 300ml。⑦向受检者说明检查床移动和扫描间噪声属于正常情况,并告知扫描所需时间,以消除受检者紧张心理。⑧对眼球、甲状腺、性腺等进行必要的防护,扫描过程需要陪同人员时,同时应注意陪同人员的防护。

五、病例分析

病例一

1. 黏液性囊腺瘤。囊腺瘤多发年龄为 20～50 岁。常无临床症状,少数病人有腹痛或者腹部不适。黏液性囊腺瘤多为单侧,囊性、多房性,体积较大或者巨大。浆液性囊腺瘤可有小的乳头状结节,且壁较厚。

2. 盆腔 CT 增强扫描。MRI 是检查女性生殖系统最佳的影像学方法,但此病人有心脏起搏器植入史,为 MRI 检查的禁忌证。

病例二

1. 盆腔 CT 增强扫描。

2. 子宫肌瘤。

3. 通常超声检查作为子宫肌瘤的筛查手段,能发现大多数的子宫肌瘤,但是不能进行精确定位,有时难以识别较小的肌瘤。盆腔 MRI 检查是发现和诊断子宫肌瘤最敏感的影像检查方法,能检出较小的肌瘤,也能分辨黏膜下、肌层内、浆膜下或宫颈部位的子宫肌瘤。

第七节　四肢骨关节及软组织 CT 检查技术

一、选择题

（一）单项选择题

1. D　2. B　3. A　4. B　5. B　6. D　7. D　8. E　9. B　10. C

（二）多项选择题

1. ABCDE　2. ABC　3. ABCDE　4. ABCDE　5. ABC　6. ABCDE　7. BDE

二、名词解释

1. 骨折:是指骨结构的连续性完全或部分断裂,影像表现为病变处骨皮质不连续或形态发生改变。

2. 关节脱位:也称脱臼,是指构成关节的上下两个骨端失去了正常的位置,发生了错位。

3. 关节退行性改变:关节退行性病变又称骨质增生,即骨的退行性病变,是关节炎的一种表现。本病的致病因素主要是由于机械应力分布失衡或负载过度引起软骨磨损所致。早期阶段,X 线片大多正常,中晚期可见关节间隙不对称性狭窄、关节面下骨硬化和变形、关节边缘骨赘形成,关节面下囊性变和关节腔内有游离气体等。

三、填空题

1. 上臂上部、腋窝、胸前区、肩胛骨

2. 肱尺关节、肱桡关节、桡尺近侧关节

3. 桡腕关节、腕骨间关节、腕掌关节

4. 髂骨的耳状面、骶骨的耳状面

5. 股骨下端、胫骨上端、髌骨

6. 胫骨、腓骨下端关节面、距骨滑车

7. 碎片及移位情况、出血、血肿、异物、三维重建

8. 肩峰上缘、肩胛骨下缘

9. 标准

四、简答题

1. ①骨折及关节脱位,CT 扫描对骨折可以显示碎片及移位情况,同时还能显示出血、血肿、异物以及相邻组织的有关情况,CT 的三维重建可以多方位显示骨折情况。②退行性关节病,CT 扫描可以观察退变关节的骨质及关节间隙,三维重建可以多方位显示关节形态。③骨肿瘤,CT 平扫及增强可观察和显示肿瘤病变的部位、形态、大小、范围及血供等情况,有助于对肿瘤进行定

性诊断。④软组织病变,CT 扫描可以确定病变部位、大小、形态及与周围组织结构的关系。⑤其他病变,如骨髓炎、骨结核、缺血性骨坏死等,CT 扫描可显示骨皮质和骨髓质的形态与密度的改变,同时可观察病变与周围组织的关系。

2. ①CT 检查前,病人需携带相关的检查资料,如以前的影像学资料,近期的化验资料。②检查前去除检查部位的金属异物,如带金属的衣服,金属饰物,防止产生伪影。③不合作的病人,如婴幼儿、昏迷的病人,应事先给予镇静剂。④告知病人检查过程中可能出现的情况或感觉,消除其紧张情绪,取得检查中的配合。

3. 髋关节扫描一般采用螺旋扫描,扫描范围包括全髋关节及病变;管电压一般为 120kV,管电流量 150~200mAs,重建野 20~35cm,采集层厚 0.50~1.25mm,重建层厚 2.5~5.0mm,重建算法采取骨算法及软组织算法。软组织窗,窗宽 350~450Hu,窗位 25~45Hu;骨窗,窗宽 1 500~2 000Hu,窗位 350~700Hu。

4. 踝关节扫描一般采用螺旋扫描,扫描范围包全踝关节及病变;管电压一般为 120kV,管电流 100~150mAs,重建野 12~18cm,采集层厚 0.50~1.25mm,重建层厚 2.0mm,重建算法采取骨算法及软组织算法。软组织窗,窗宽 200~350Hu,窗位 35~45Hu;骨窗,窗宽 1 500~1 800Hu,窗位 400~600Hu。

5. 人体有些组织是基本对称的,如四肢,大脑两侧半球等,对这些组织进行检查时,可以双侧同时扫描,所得图像包括患侧和健侧组织,图像是对称的,双侧对比可以更好地观察患侧的病变。

五、病例分析

病例一

1. 病人应该采用 CT 平扫,骨算法及标准算法重建。后处理应该进行矢状位二维重建及三维立体重建。

2. 检查过程中注意搭抬病人时应该让病人平卧,注意不要让病人坐立及腰部用力。

病例二

1. 病人应该采用 CT 平扫,骨算法及标准算法重建。后处理应该进行矢状位二维重建及三维立体重建。

2. 检查过程中注意患侧肢体的保护,采取自然姿势,避免二次伤害。

3. 一般采用螺旋扫描,扫描范围包括全右肩关节及病变;管电压一般为 120kV,管电流量 100~150mAs,重建野 40~50cm,采集层厚 0.50~1.25mm,重建层厚 2.5~5.0mm,重建算法采取骨算法及软组织算法。软组织窗,窗宽 200~350Hu、窗位 35~45Hu;骨窗,窗宽 1 500~1 800Hu、窗位 350~600Hu。

第八节　心脏与血管 CT 检查技术

一、选择题

（一）单项选择题

1. C　　2. B　　3. A　　4. A　　5. B　　6. A　　7. A　　8. A　　9. C　　10. E

（二）多项选择题

1. ABCDE　　2. ABCD　　3. ABC　　4. AB　　5. AD

二、名词解释

1. CT 血管成像(computed tomography angiography):是经周围静脉快速注入水溶性有机碘对比

剂,在靶血管对比剂充盈的高峰期,用螺旋 CT 对其进行快速容积数据,重建出三维立体的血管图像。

2. 右优势冠脉发育:是指右冠状动脉在膈面除发出后降支外,并有分支分布于左室膈面的部分或全部。

3. 左优势冠脉发育:是指左冠状动脉除发出后降支外,还发出分支供应右室膈面的一部分。

4. 均衡性冠脉发育:是指两侧心室的膈面分别由本侧的冠状动脉供血,它们的分布区域不越过房室交点和后室间沟,后降支为左或右冠状动脉末梢,或同时来自两侧冠状动脉。

三、填空题

1. 回顾性扫描方式、前瞻性扫描方式
2. 右优势型、均衡型、左优势型
3. 狭窄、扩张、发育畸形

四、简答题

1. ①冠状动脉疾患,临床怀疑冠状动脉病变,症状不典型,可在行冠状动脉造影前作为筛查。对冠状动脉发育异常比造影更有优势。②冠脉支架或搭桥术后复查。

2. ①检查前,病人需携带相关的检查资料,如以前的影像学资料,近期的化验资料,便于比较诊断。②因为需要注射碘对比剂,要求病人禁食 4h,但是不禁水,并且为了保护肾功能,应该鼓励病人多饮水。③冠脉检查需要控制心率,一般要求检查时病人心率在 70 次/min 以下,一些高端 CT 由于时间分辨力提高,可以不用控制心率。

3. 这是心脏冠脉扫描特有的图像采集方式。就是把图像数据采集和病人心电图关联起来。数据采集的时间由设备的时间分辨力决定,一般数据采集时间小于一个心动周期时间,所以我们可以选择在心电图的某个阶段进行图像采集。一般把一个心动周期的时间分成一百份,也就是前一个 R 波为 0%,后一个 R 波为 100%。中间这个 R-R 间期为 0% 到 100%。以哪个时间点为采集数据的中心时间,这个点在 R-R 间期的百分数就是采集时相,这就是采集时相的概念。

4. 这种扫描方式是根据既往规律,结合当时病人心电图,假定在一定范围采集数据,可以得到较好的冠脉图像。扫描时根据心电图提前预判扫描时 R 波出现后的心电图规律,然后按照预设扫描时相范围进行数据采集。这种方式的优点就是辐射剂量较低,如果心率比较低,而且规律,甚至可以设定绝对时相进行数据采集,也就是只采集一个时相的数据,扫描完成后不能重建其他时相。辐射剂量超低。缺点是成功率不如回顾性扫描方式,尤其是心律不齐,或者心率突然出现变动。

5. 这种扫描方式采用的是全心动周期数据采集,采用小螺距,采集数据量很大,采集完成后可以任意时相重建,这种采集方式的优点是成功率较高,由于是全时相采集,后期可以任意时相重建,也可以做心功能分析。缺点是辐射剂量较高,因为它是全时相采集,小螺距,所以辐射剂量非常高。早期,由于 CT 机器性能所限,心脏冠脉最初的采集方式均采用这种。现在这种方式也有应用,但针对其辐射剂量较高的缺点,进行了改进,也就是在整个心动周期虽然都进行数据采集,但采用了动态管电流模式,也就是并不是全部采用较高的毫安,而是选择一定的范围使用高毫安,一般为心脏运动幅度较小的时相。其他时相采用低毫安,因为一般很少用到其他时相,这样就可以降低整体的辐射剂量。

6. 除了常规 CT 扫描需要注意的安全注意事项,心血管检查需要注射碘对比剂,而且注射速度相对于增强检查还要高,因此,需要注意碘对比剂使用引起的安全隐患,包括碘对比剂引起的不良反应,告知对比剂注射的外渗风险。

7. 血管图像处理包括测量、标注、CT 值、窗口技术、重组技术等。一般血管检查要求重建 3D 图像,对病变部位进行测量及标注。

8. 对比剂注射方案要与扫描参数匹配,一般随着管电压降低,对比剂注射速率下降。对比剂注射持续时间为扫描曝光时间加 5~8s 见下表。扫描延迟时间可以采用经验法或者智能监控。表中以碘对比剂浓度为 370mgI/ml 为例,其他碘浓度对比剂可以按比例换算。

体重指数/(kg·m⁻²)	管电压(kV)	注射速度
体重指数<20	70	3.0ml/s
20<体重指数<25	70 或 80	3.0~3.5ml/s
25<体重指数<28	80 或 90	3.5~4.0ml/s
体重指数>28	90 到 120	4.0~5.0ml/s

五、病例分析

1. 该病人怀疑心脏冠脉疾病,检查时应该采取心脏冠脉 CT 检查,采取前瞻性扫描模式。采集时相为 75%,后处理采用曲面重建及三维立体重建。

2. 检查过程中应该注意观察病人心率变化情况,随心率变化采取相应的模式,扫描前应对病人进行呼吸训练,而且,因为需要使用碘对比剂,所以应该关注碘对比剂应用的相关注意事项。

第九节 CT 介入检查技术

一、选择题

(一)单项选择题

1. D 2. B 3. C 4. D 5. C 6. C 7. D 8. A 9. A 10. E
11. E 12. B 13. C 14. E 15. A 16. D 17. A 18. C 19. D 20. C
21. C 22. A

(二)多项选择题

1. ABCDE 2. ABCDE

二、名词解释

1. CT 介入检查:非血管性介入的一个重要组成部分,是指在 CT 导引下经皮穿刺活检,获取细胞学资料和病理诊断的一种检查方式。

2. CT-Pinpoint 系统:激光立体定位设备,由激光三维立体重建定位、机械手、监视器等组成。

三、填空题

1. 直接 X 线透视、DSA、超声波检测器、CT、MR
2. 穿刺针、导管、导丝、导管鞘、支架
3. 气胸、出血、肿瘤种植转移、空气栓塞
4. 抽吸针、切割针、骨钻针

四、问答题

1. CT 导向下进行穿刺活检的适应证和禁忌证是相对的,不是绝对的。扩大活检部位、突破以前部分穿刺禁区是近年来穿刺活检新进展之一,原先认为血管瘤、血管性病变、凝血功能障碍性病变和棘球蚴病等是活检的禁忌证,现已突破此禁区。海绵状血管瘤和有凝血功能障碍者活

检时应用明胶微粒栓塞穿刺行径,可有效地减少出血危险性。

常见的适应证有:①待证实的良恶性病变。②待证实的转移性肿瘤。③疑为无切除指征的恶性肿瘤,但需明确细胞类型以便进行化疗和放疗。④其他检查无法明确诊断时。⑤转移性肿瘤的分期和分类。⑥纤维支气管镜或者肠镜无法明确诊断时。

禁忌证有:①有严重出血倾向的病人。②病人一般状况极差,不能耐受本技术检查者。③疑血管性病变:如动脉、静脉血管畸形,动脉瘤病人。④病人不能保持安静或有无法控制的咳嗽,不宜行经皮穿刺肺活检。⑤严重肺气肿、肺纤维化、肺动脉高压者,肺咯血、严重心功能不全者,不宜行经皮穿刺肺活检。⑥肿块与大血管关系密切,而穿刺又无安全进针途径者。

2. ①取合适的体位,便于穿刺进针取材或穿刺引流,也要考虑病人的舒适性。②靶CT扫描也称目标CT扫描,即针对病灶(感兴趣区)扫描,选择最佳穿刺层面,即便于穿刺进针和最少引起并发症的层面。③确定穿刺层面后,在体表上置放自制的栅格,然后打开指示灯重新扫描该层面,确定穿刺点,用色笔作标记。在CT显示屏上测量穿刺点至病灶中心点的距离和角度,制定穿刺方案,了解进针的方向、角度及深度,做到心中有数。④确认穿刺点后,在相应栅格的点做好标记后,取掉自制栅格。以穿刺点为中心进行常规皮肤消毒、铺单、穿刺点局部麻醉生效后用穿刺针进行病灶穿刺,到达预定深度后,再经CT扫描核准穿刺针尖位于病灶内。⑤根据病变性质采用病灶组织活检或行介入治疗。⑥术后再次行CT扫描,观察有无并发症发生。

第六章　CT图像存储传输与质量控制

一、选择题

(一)单项选择题

1. C　2. B　3. A　4. D　5. C　6. E　7. E　8. C　9. E　10. C
11. E　12. E　13. D　14. B　15. E　16. B　17. E　18. A　19. E　20. E
21. D　22. E　23. C　24. D　25. D　26. D　27. D　28. A　29. B　30. D
31. A　32. B　33. B　34. A

(二)多项选择题

1. ABCDE　2. ABCD　3. ACDE　4. BCDE　5. ABDE　6. ABCE

二、名词解释

1. PACS:picture archiving and communication system 的缩写,影像存储与传输系统。狭义上是指基于医学影像存储与通信系统,从技术上解决图像处理技术的管理系统;在现代医疗行业,PACS是指包含了包括了 RIS,以 DICOM3.0 国际标准设计,以高性能服务器、网络及存储设备构成硬件支持平台,以大型关系型数据库作为数据和图像的存储管理工具,以医疗影像的采集、传输、存储和诊断为核心,是集影像采集传输与存储管理、影像诊断查询与报告管理、综合信息管理等综合应用于一体的综合应用系统,主要的任务就是把医院影像科日常产生的各种医学影像(包括核磁共振、CT、DR、超声、各种X光机等设备产生的图像)通过 DICOM3.0 国际标准接口以数字化的方式海量保存起来,当需要的时候在一定的授权下能够很快的调回使用,同时增加一些辅助诊断管理功能。

2. DICOM:digital imaging and communication in medicine 的缩写,医学数字成像和通信。是医学图像和相关信息的国际标准(ISO 12052)。它定义了质量能满足临床需要的可用于数据交换的医学图像格式。

3. 质量管理:为实现产品质量而制定质量计划,并为实现该计划所开展的一切活动的总和,即在产品质量方面进行的一系列控制活动。

4. 质量保证:为使人们确信产品或服务能满足质量要求而在质量管理体系中实施的,并根据需要进行证实的全部有计划和有系统的活动。

5. 质量控制:指一系列独立的技术步骤,以确保产品质量和技术指标达到一定的要求,即通过特定的方法和手段,对生产产品的设备及各项性能指标进行检测和维修,对产品生产的每一个环节进行监控的一系列工作,保证获得高质量的产品。

6. 空间分辨力:在 CT 成像中又称高对比度分辨力(high contrast resolution),是指在高对比度(ΔCT 值>100Hu,或密度分辨力大于 10%)的情况下,区分相邻两个最小物体的能力(鉴别细微结构的能力);空间分辨力的定义有时简述为从影像中能辨认的组织几何尺寸的最小极限,用每厘米内的线对数(LP/cm)表示。

7. 密度分辨力又称低对比(度)分辨力或对比度分辨力,当图像中组织细节与背景之间具有低对比度(ΔCT 值<10Hu)时,将一定大小组织细节的影像从背景影像中鉴别出来的能力。密度分辨力也是评价 CT 图像质量的一个重要参数。

8. 时间分辨力:指的是 CT 设备从采集数据到重建出一层完整图像数据所需要的时间。时间分辨力越高,同样的检查所需的时间就越短,对运动器官及不能很好合作受检者的 CT 图像就越清晰。

9. 噪声:是指一均匀物质扫描图像中各点之间 CT 值的上下波动,也可解释为是图像矩阵中像素值的标准偏差。噪声水平是对比度或 CT 值的百分比,在实际使用中,通常是以一划定大小的兴趣区来表示,以平均值和标准偏差的方式在图像上显示。

10. 噪声水平:是指 CT 值总数的百分比,如±1 000 CT 值的标准偏差是 3,那么噪声水平可由下式求得。

$$噪声水平(\%) = \frac{3}{1\,000} \times 100 = 3/10 = 0.3\%$$

即 3 个单位的噪声相当于 0.3% 的噪声水平。

11. 信噪比:图像信号与噪声之间的比值。

12. 纵向分辨力:在 Z 轴(或人体长轴)方向上,区分相应小目标之间距离的能力。

13. 层厚敏感曲线:是指机架扫描孔中心处点扩散函数的纵向 Z 轴分布曲线。

14. 重建算法:用于对 CT 原始图像(数据)进行特定的算法处理的数学程序。

15. 伪影:又称伪像,是由于设备会病人原因所造成的、CT 图像中与被扫描组织结构无关的异常影像,即正常 CT 图像以外的非正常的影像。根据产生的原因不同,伪影可以分成两大类:病人造成的伪影和设备引起的伪影。

16. 射线硬化效应伪影:是指 X 线透过物体后射线束平均能的增加。当被扫描物体的尺寸由小变大时,通过物体的低能射线被吸收,平均射线能由左边移向右边(高能端),使某些结构的 CT 值改变并产生伪影。此外,射线束硬化也与射线通过的路径长短有关。

17. 混叠伪影:在扇形束扫描方式中,两个物体或结构间的间距小于到达该物体的扫描束,无法由射线束分辨,可产生采样误差,因此引起的伪影又称为"混叠伪影"(aliasing artifact)。

18. 部分容积效应:是指在一个层面一体素中,如有不同衰减系数的物质时,其所测得的 CT 值是这些组织衰减系数的平均值。换言之,在同一扫描层面的体素内,含有两种或两种以上的不同密度的组织时,其所测得的 CT 值是取层面内所有组织的平均值。

三、填空题

1. 图像缓存与处理、图像显示、图像存储

2. 硬盘、磁盘阵列、光盘与光盘库、磁带与磁带库

3. 集线器、网络交换机、路由器

4. 双绞线、同轴电缆、光导纤维

5. 管电压、管电流、扫描时间、螺距、扫描长度

6. 实践正当性、防护最优化、个人剂量限值

7. 层厚、层间距、视野(FOV)、曝光参数、检查容积、机架倾斜角度、重建算法、窗宽、窗位

8. 运动伪影、细线状伪影、放射样条状伪影、射线硬化效应伪影、环形条状伪影、指纹状伪影、假皮层灰质伪影、模糊伪影、噪声引起的伪影、部分容积伪影等。(答出其中 4 个答案即可)

9. 设备级、部门级、院级、区域级

四、简答题

1. PACS 由影像、通信、网络、计算机等多学科、多领域的技术集合而成。PACS 包括不同种类的成像设备的集成,所有病人相关信息的数据库管理以及对显示、分析、归档诊断结果提供有效的方法。PACS 的底层结构包括基本的硬件部分(影像设备接口、主机、存储设备、网络通讯、显示系统等),用符合标准的软件系统将其集成,用于通讯、数据库管理、存储管理、工作流程优化及网络监控等,实现系统的完整功能。PACS 分类:设备级 PACS、部门级 PACS、院级 PACS 和区域级 PACS。

2. 远程放射学(teleradiology)是利用计算机通讯网络技术把医学影像及文字会诊资料从属地输送至权威医疗机构,供临床和医学影像诊断。远程放射学提供更方便、更及时、更精准的医学影像学诊断意见;提供组织和实施跨地域的医学影像会诊平台,它在改善和提高医学影像学诊断水平上发挥了巨大的作用,对改善医学影像诊断服务质量,尤其是提高边远及不发达地区的医学影像学服务和保障能力,都具有重要的意义。远程放射学系统涉及的医学影像学技术包括影像采集、影像压缩操作、后处理及构成远程放射学基本框架结构的通讯网络技术。

3. 提高空间分辨力的方法:①条件允许情况下尽可能选择探测器数目多的 CT 设备如使用多层螺旋 CT,多层螺旋 CT 大多采用固态稀土陶瓷探测器,在 Z 轴方向上多排分布,空间分辨力明显提高,且实现了各向同性体素;②探测器的孔径要尽量小,孔径越窄,孔径转移函数越宽,空间分辨力越高;③探测器之间距离要尽量小,探测器间距决定了采样间隔,间隔越小,空间分辨力越高;④采样率要高,采样率越高,空间分辨力越高;⑤采用较小的焦点尺寸,产生的 X 射线束窄,图像的空间分辨力较高;⑥采用骨算法,重建图像的空间分辨力高,HRCT 采用骨算法,CT 图像组织边缘清晰锐利;⑦在 FOV 一定情况下,矩阵越大,像素数目就越多,像素尺寸就越小,则空间分辨力越高;但矩阵大,数据多,对设备存储空间要求高,运算速度受影响;⑧在 FOV 不变的情况下,减小层厚,体素变小,图像像素尺寸变小,图像空间分辨力提高;但层厚越薄,噪声就越大,低对比度分辨力就会降低;⑨CT 设备本身的机械精度高、设备噪声小、空间分辨力高。

4. 提高 CT 密度分辨力的方法:①增加 X 线剂量,X 线剂量加大,CT 探测器吸收的光子增加,量子噪声下降,信噪比上升,密度分辨力提高;②降低噪声,信噪比提高,密度分辨力提高,图像中的颗粒度小,显示的影像"细腻"。

5. 去除或减少伪影的方法:①受检者不自主的运动产生的运动伪影,通过屏气、提高管电流、缩短曝光时间等手段减少其伪影;对于受检者自主运动产生的伪影,利用固定肢体的方法减小其伪影;②受检者引起的细线状伪影,可通过加大扫描剂量,去除或减少其伪影;观察图像时,通过加大窗宽来改善显示效果;③放射样条状伪影,受检者携带的金属物可在扫描前去除,无法取下的义齿可设法采用倾斜机架角度避开,去除或减少其伪影;也可利用某些型号 CT 机上的金

属伪影抑制软件改善图像质量;④射线硬化效应伪影,增加滤过板的厚度,可减少射线束硬化效应现象,即减小射线硬化效应伪影;也通过调节窗宽、窗位,使射线硬化效应伪影得到改善;使用射线硬化效应校正软件,也可减少伪影对图像的影响;⑤扫描时尽量避开骨性结构,避免条状伪影的发生;⑥定期进行设备校准,定期进行专业的维护保养,CT机房的温度和湿度保持在稳定、符合设备要求的水平,保证探测器及电路的稳定性,减少环形条状伪影。

降低噪声的方法:①增加X线曝光量(mAs),随着mAs的增加,探测器接受的有效光子数增加,图像噪声降低;②增大像素尺寸,在FOV一定时,若减小矩阵,像素尺寸变大,每个像素内所包含的光子数增加,降低图像噪声;③增加扫描层厚,可增大光通量,降低噪声,但空间分辨力亦相应下降;④采用合适的滤波函数(重建算法),重建算法的选择对CT图像噪声影响较大,高空间分辨力算法会引起较大的噪声,密度分辨力降低。因此不同检查部位应选用不同的重建算法;⑤尽可能采用高性能的探测器,降低电子噪声(探测器等系统噪声);⑥减小物体厚度,随着被检体厚度的变小,被检体对X线衰减量减少,到达探测器的光子数越多,噪声随之下降。但对于肥胖的受检者,厚度大,产生的噪声大,检查时要适当地增大扫描条件,提高信噪比,提高图像质量;⑦螺旋CT可采用螺旋360°线性内插方式,降低噪声水平;曝光量及像素尺寸与噪声水平成反比例关系;平滑算法噪声水平低,高分辨力算法噪声水平高。

6. CT辐射剂量管理的原则是在保证图像质量、满足诊断要求的前提下,尽量减少病人的辐射剂量。CT技师可以通过调节扫描参数(如管电压、管电流和螺距等)或修改扫描方案(如减少扫描范围等)来调控辐射剂量。

7. ①管电压,主要影响X线穿透力,同时管电压增加,辐射剂量也相应增加,但呈非线性增加。②管电流,与辐射剂量线性正相关。③扫描时间,与辐射剂量线性正相关。④螺距,与辐射剂量成反比。小螺距(<1),剂量高;大螺距(>1),剂量低。⑤薄层,层厚增加,辐射剂量减少(非螺旋扫描)。⑥扫描长度,辐射剂量与扫描长度线性正相关。⑦冠脉CT,回顾性心电门控螺旋,螺旋扫描剂量高;前瞻性心电门控触发,轴扫剂量低。

8. 连续5年的年平均有效剂量(但不可作任何追溯性平均),20mSv;任何一年的最高有效剂量不得超过50mSv;眼晶体的年当量剂量,150mSv;四肢(手和足)或皮肤的年当量剂量,500mSv。

9. 年有效剂量,1mSv;特殊情况下,如果5个连续年的年平均剂量不超过1mSv,则某一单一年份的有效剂量可提高到5mSv;眼晶体的年当量剂量,15mSv;皮肤的年当量剂量,50mSv。

10. PACS在CT技术方面的应用有①预约登记功能(登记受检者信息,并进行预约);②分诊功能(病人的基本信息、检查设备、检查部位、检查方法、划价收费);③诊断报告功能(生成检查报告,支持二级医生审核,支持典型病例管理);④模板功能(用户可以方便灵活的定义模板,提高报告生成速度);⑤查询功能(支持姓名、影像号等多种形式的组合查询);⑥统计功能(可以统计用户工作量、门诊量、胶片量以及费用信息)。

11. ①X线剂量,如果X线剂量不足,穿透被检体被探测器接收的光子数受限,会造成矩阵内各像素上的分布不均,量子噪声增大;②层厚,扫描层厚越薄,作用的X线光子数越少,噪声越大;③像素尺寸大小,像素尺寸越小,接受的X线光子越少,噪声越大;④重建算法,高分辨力算法,噪声较大;⑤探测器及电子元件的性能,其性能下降,噪声增大;⑥物体厚度,物体厚度厚,吸收X线多,穿透被检体的X线少,到达探测器上的光子数越少,量子噪声增加,同时,产生的散射线增多。

模拟试题一

（一）单项选择题

1. C	2. E	3. A	4. B	5. D	6. C	7. E	8. D	9. B	10. D
11. A	12. C	13. B	14. E	15. D	16. C	17. B	18. B	19. D	20. A
21. E	22. A	23. D	24. B	25. A	26. E	27. C	28. D	29. D	30. A
31. A	32. D	33. B	34. B	35. D	36. E	37. C	38. B	39. C	40. E
41. A	42. D	43. E	44. D	45. C	46. C	47. B	48. A	49. B	50. E
51. C	52. D	53. B	54. C	55. D	56. A	57. B	58. E	59. D	60. C
61. B	62. D	63. A	64. E	65. D	66. E	67. D	68. C	69. B	70. D
71. C	72. A	73. B	74. D	75. C	76. E	77. C	78. E	79. A	80. C
81. D	82. D	83. B	84. D	85. D	86. E	87. E	88. A	89. D	90. B

（二）多项选择题

1. ABCDE	2. ABDE	3. ABCDE	4. BE	5. ABCDE	6. BCDE	7. CE
8. AD	9. ABCD	10. BCD				

模拟试题二

（一）单项选择题

1. E	2. D	3. A	4. C	5. B	6. A	7. D	8. C	9. B	10. D
11. C	12. C	13. D	14. A	15. E	16. D	17. B	18. C	19. D	20. B
21. E	22. C	23. B	24. C	25. B	26. A	27. B	28. A	29. A	30. D
31. E	32. A	33. A	34. A	35. D	36. D	37. A	38. A	39. D	40. D
41. D	42. B	43. A	44. E	45. C	46. A	47. D	48. C	49. B	50. A
51. A	52. B	53. C	54. B	55. D	56. A	57. D	58. C	59. C	60. C
61. C	62. E	63. D	64. D	65. C	66. C	67. B	68. C	69. A	70. A
71. D	72. C	73. D	74. D	75. E	76. A	77. D	78. D	79. C	80. B
81. D	82. C	83. E	84. A	85. C	86. D	87. D	88. C	89. C	90. E

（二）多项选择题

1. ABDE　2. ABCD　3. ABCE　4. BCDE　5. ABDE　6. BCDE　7. ABCD
8. ABCE　9. ACDE　10. ABCD

模拟试题三

（一）单项选择题

1. C	2. B	3. C	4. D	5. C	6. C	7. E	8. E	9. C	10. E
11. D	12. B	13. D	14. B	15. D	16. D	17. D	18. C	19. D	20. C
21. B	22. B	23. E	24. D	25. D	26. D	27. B	28. E	29. E	30. B
31. D	32. E	33. D	34. A	35. B	36. A	37. E	38. D	39. A	40. E
41. B	42. C	43. D	44. E	45. C	46. D	47. B	48. E	49. E	50. C
51. C	52. C	53. D	54. D	55. B	56. D	57. D	58. B	59. A	60. D
61. D	62. D	63. C	64. E	65. B	66. B	67. C	68. E	69. B	70. B
71. C	72. D	73. D	74. D	75. B	76. C	77. A	78. D	79. D	80. D
81. D	82. E	83. D	84. E	85. E	86. B	87. E	88. D	89. D	90. B

（二）多项选择题

1. ABE　2. ACDE　3. ABCD　4. ABCDE　5. BCDE　6. ABD　7. BCD
8. ABC　9. AB　10. ABCDE

模拟试题四

（一）单项选择题

1. E	2. B	3. C	4. C	5. B	6. B	7. B	8. C	9. C	10. B
11. C	12. D	13. A	14. B	15. E	16. A	17. C	18. B	19. D	20. E
21. A	22. A	23. A	24. E	25. D	26. E	27. B	28. D	29. E	30. C
31. E	32. C	33. D	34. D	35. B	36. C	37. A	38. A	39. C	40. C
41. D	42. D	43. D	44. D	45. C	46. D	47. C	48. B	49. B	50. D
51. E	52. E	53. E	54. C	55. A	56. D	57. D	58. B	59. E	60. C
61. C	62. D	63. A	64. A	65. C	66. D	67. B	68. B	69. D	70. C
71. C	72. D	73. C	74. C	75. B	76. D	77. C	78. A	79. B	80. A
81. C	82. C	83. E	84. C	85. D	86. C	87. A	88. D	89. D	90. D

（二）多项选择题

1. AD　2. BCDE　3. ABC　4. ABD　5. CE　6. BCDE　7. ABDE
8. BDE　9. ABCDE　10. ABCD

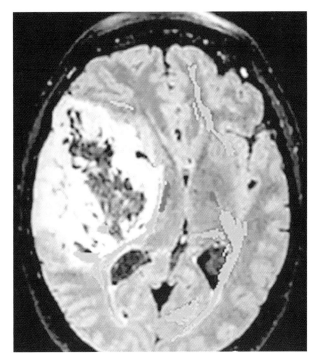

彩图 4